Die wechselseitigen Beziehungen zwischen psychischem Geschehen und Blutkreislauf

mit besonderer Berücksichtigung der Psychosen

von

Dr. Heinrich Bickel
Privatdozent für Psychiatrie und Neurologie,
Assistenzarzt der Kgl. Psych. u. Nervenklinik
zu Bonn a. Rh.

Mit 76 Figuren im Text

Leipzig ◦ Verlag von Veit & Comp. ◦ 1916

Druck von Metzger & Wittig in Leipzig.

Meinen Eltern

in Dankbarkeit zugeeignet

Vorwort.

Die vorliegende Abhandlung beschäftigt sich mit den vasomotorischen Begleiterscheinungen der Bewußtseinsvorgänge. Hauptsächlich wurde der Einfluß psychischer Vorgänge auf den allgemeinen Blutdruck und das Blutvolumen untersucht. Zur Aufzeichnung kontinuierlicher Blutdruckkurven diente hierbei der Sphygmotonograph nach Uskoff. Gegenstand der Betrachtung waren teils lust- und unlustbetonte Empfindungen und Vorstellungen, teils sollte die intellektuelle und sensorielle Tätigkeit als solche untersucht werden, ohne daß die gleichzeitige Auslösung bestimmter Gefühlstöne beabsichtigt war.

Die Untersuchungen wurden in erster Linie bei krankhaften psychischen Zuständen, außerdem aber auch bei Gesunden vorgenommen. Von den psychiatrischen Krankheitsbildern wurden nur die wichtigsten eingehender berücksichtigt. Anknüpfend an die Analyse der experimentellen Ergebnisse wurde weiterhin die Frage aufgeworfen, welchen rückwirkenden Einfluß die Störung der vasomotorischen Ausdrucksbewegungen auf den Ablauf der Bewußtseinsvorgänge auszuüben vermag.

Das psychiatrische Untersuchungsmaterial stammt aus der Prov.-Heil- und Pflegeanstalt und der Kgl. Psychiatrischen und Nervenklinik zu Bonn. Es wurde mir ebenso, wie das zur Untersuchung nötige Instrumentarium, von meinem hochverehrten Chef, Herrn Geh. Medizinalrat Professor Dr. A. Westphal in entgegenkommendster Weise zur Verfügung gestellt. Hinsichtlich der Untersuchungstechnik gab mir Herr Geh. Medizinalrat Professor Dr. Ziehen manche Hinweise, die mir von großem Nutzen waren. Bei der Auswahl der Kranken waren mir die Herren Ärzte der Prov.-Heilanstalt mehrfach behilflich.

Allen, die mein Werk irgendwie gefördert haben, so auch denjenigen, die als Versuchsperson ihre Zeit opferten, sage ich nochmals an dieser Stelle aufrichtigsten Dank.

Das Manuskript der Arbeit war bereits im Juli 1914 vollendet. Die Drucklegung verzögerte sich durch den Krieg, der aus niederen Motiven, Neid und Mißgunst anderer Nationen, unserem Vaterlande aufgezwungen wurde. Unsere Waffen haben inzwischen gewaltige Siege gegen die Übermacht der Feinde davongetragen und sich als ebenso mächtig erwiesen, wie die deutsche Kultur.

Metz, im Dezember 1915.

H. Bickel.

Inhaltsübersicht.

Verzeichnis der Abbildungen.

Einleitung. Ergebnisse der bisherigen Untersuchungen.

Wenngleich die Sprache das vollkommenste Ausdrucksmittel ist, durch welches wir unsere eigenen Gedanken nach außen kundgeben und die Gedanken unserer Mitmenschen erfahren, so ist sie doch nicht das zuverlässigste. Denn es gibt manches, was man nicht sagen will, und die Lüge eines Menschen ist sogar das Gegenteil von dem, was er denkt. Da, wo das Instrument der Sprache im Stiche läßt, gibt es noch andere Ausdrucksbewegungen, welche teils mit, teils ohne, teils sogar gegen den Willen des Denkenden dessen Gedanken verraten können. Die geläufigste Art, die Gedanken unserer Mitmenschen ohne sprachliche Verständigung zu erraten, ist die Beobachtung ihres Antlitzes. In der Innervation der Gesichtsmuskeln zeigen sich die seelischen Regungen oft am auffälligsten, und es ist oft schwer und erfordert große Willenskraft, diese Ausdrucksbewegungen zu unterdrücken. Es gibt aber auch noch solche Ausdrucksbewegungen des Bewußtseins, welche der willkürlichen Beeinflussung so gut wie vollständig entzogen sind, und zu diesen letzteren gehören die Vorgänge am Blutkreislauf.

Infolge ihrer Unabhängigkeit von der Willkür der Versuchsperson sind die vasomotorischen Ausdrucksbewegungen der Bewußtseinsvorgänge zum experimentellen Studium ganz besonders geeignet. Dazu kommt noch der andere Vorteil, daß die psychisch bedingten Veränderungen des Blutkreislaufes unter normalen und noch mehr unter pathologischen Bedingungen im einzelnen eine große Mannigfaltigkeit darbieten, wie sich eine solche weder an den psychisch bedingten und ebenfalls dem Willen entzogenen Veränderungen der Pupillenweite, noch auch an sonstigen Ausdrucksbewegungen, auch nicht am psychogalvanischen Reflexphänomen, nachweisen läßt. Endlich scheint es, wie wir im Verlaufe dieser Untersuchungen nachzuweisen versuchen werden, daß die normale Funktion der vasomotorischen Erscheinungen auch von unmittelbarerer Bedeutung für den geordneten Ablauf der Bewußtseinsvorgänge ist. Wie auf anderen Gebieten der Psychologie die Heranziehung der Psychopathologie bereits fördernd gewesen ist und in Zukunft wahrscheinlich noch mehr als bisher sein wird, so erbringen auch die hier vorliegenden Untersuchungen, wie ich glaube, den Beweis, daß manche Probleme der normalen Psychologie im Lichte der Pathologie eine andere Gestalt annehmen und unter Umständen viel klarer erscheinen, als sich dies vorher je erhoffen ließ.

Zu den variablen Faktoren der Blutzirkulation, welche nachgewiesenermaßen der Beeinflussung durch psychische Vorgänge unterliegen, gehören hauptsächlich die Pulszahl oder Pulslänge, die Pulsform oder das Sphygmogramm, der Blutdruck und die Weite der Blutgefäße. Die Beobachtung aller dieser Faktoren ist bis zu einem gewissen Grade unter günstigen Bedingungen auch ohne besonderes Instrumentarium möglich. Daß sich Affekte in beschleunigter und verstärkter Herztätigkeit und in der Farbe des Gesichtes, welche ihrerseits von der Weite der Blutgefäße abhängt, kundgeben, ist schon dem Laien geläufig. Durch Betastung der Radialarterie festzustellen ist oft die Blutdrucksteigerung und der Gefäßspasmus im Angstanfall der Melancholie. Etwas mehr Übung verlangt bereits die palpatorische Analyse der Form der Pulswelle, die Erkennung der dikroten Pulswelle.

Schon früher hatte man für die Psychiatrie eine Zeitlang große Fortschritte von der Untersuchung des Blutkreislaufes erwartet. B. Wolff glaubte in seinen in den Jahren 1867—1869 erschienenen Untersuchungen über den Arterienpuls unter anderem gefunden zu haben, daß der Grundtypus für die Pulsform der unheilbaren Psychosen der Pulsus tardus sei; durch die Erregung würden die tarden Pulsformen umgewandelt in die mannigfachsten Modifikationen des entgegengesetzten Typus, des Pulsus celer. In der Folgezeit stellte sich jedoch heraus, daß der Arterienpuls diese von Wolff behauptete prognostische Bedeutung nicht besitzt. Eine genaue Nachprüfung und Berichtigung erfuhr die Pulslehre in der Psychiatrie durch die Monographie Th. Ziehens. Die Untersuchungen Ziehens führten zunächst zu dem negativen Ergebnis, daß es eine bestimmte Pulsform für diese oder jene Psychose oder für die Psychosen in ihrer Gesamtheit nicht gibt, daß das Sphygmogramm differentialdiagnostisch also nicht verwertet werden kann. Die jeweilige Form der Pulswelle suchte Ziehen aus drei verschiedenen Faktoren zu erklären: 1. aus der Wirkung der begleitenden Affekte, 2. aus Paresen und 3. aus Spasmen der feinsten arteriellen Gefäße. Diese drei Faktoren sollten einzeln, oder der erste mit dem zweiten oder dritten kombiniert, die Pulsform beeinflussen. Was die spezielleren Ergebnisse der Arbeit Ziehens anbetrifft, so fand er noch, daß manische und melancholische Affekte die Pulsform in gleichem Sinne beeinflussen, indem sie beide die systolische Nebenwelle hinaufrücken und den Kurvendikrotismus vermindern; ferner, daß die intellektuelle Tätigkeit, je mehr sie der begleitenden Affekte beraubt wird, um so weniger die Pulsform beeinflußt. Die Wirkung der Affekte auf die Pulskurve sucht Ziehen damit zu erklären, daß es sich um einen zentral bedingten, vermehrten Tonus der feineren arteriellen Gefäße handelt. Fast gleichzeitig mit der Abhandlung Ziehens erschien eine Arbeit von Greenlees, welcher ebenfalls das Verhalten des Sphygmogrammes bei den einzelnen Psychosen untersuchte. Auf die spezielleren Ergebnisse, zu denen Ziehen und Greenlees bei den einzelnen Psychosen kamen, werden wir zum Teil noch weiter unten eingehen.

Die sphygmographische Kurve wurde bei psychologischen Untersuchungen an Geistesgesunden weniger dazu verwandt, um die Einzelheiten der Pulsform zu studieren, als vielmehr, um das Verhalten der Pulsfrequenz und Pulshöhe unter dem Einfluß kurzdauernder psychischer Vorgänge kennen zu lernen. Gleichzeitig wurde hierbei auch die Atmung untersucht. Sofern sich die Ergebnisse derartiger Untersuchungen mit meinen Versuchsergebnissen enger berühren, werde ich sie im Zusammenhang mit diesen letzteren erwähnen; die hier folgenden Zeilen sollen mehr zur allgemeinen Orientierung über die bisherige Literatur dienen.

Unter Anwendung akustischer Sinnesreize konstatierte P. Mentz bei willkürlicher Anspannung der Aufmerksamkeit Pulsverkürzung, bei unwillkürlicher Aufmerksamkeitskonzentration Pulsverlängerung. Bei Konsonanzen, d. h. also bei sensorieller Lust, fand er Pulsverlängerung, bei Dissonanzen, sensorieller Unlust, Pulsverkürzung. Was die Gefühlsreaktionen anbetrifft, so gab Mentz der Versuchsperson die Anweisung, zunächst auf die Empfindung zu achten und sich dann dem Gefühlston hinzugeben. Gegen dieses Verfahren läßt sich wohl einwenden, daß eine derartige willkürliche Trennung der psychischen Komponenten, welche zu einer einzigen Wahrnehmung gehören, nicht durchführbar ist, daß dabei sehr leicht autosuggerierte Gefühle von unklarer Beschaffenheit auftreten.

Gegenstand sehr zahlreicher experimenteller Untersuchungen wurde die Gefühlstheorie Wundts. Nach Wundt soll es bekanntlich außer den gegensätzlichen Gefühlen der Lust und Unlust noch zwei weitere Gefühlspaare geben, nämlich die Gefühle der Spannung und Lösung, der Erregung und Beruhigung. Für diese sechs verschiedenen Gefühle oder Gefühlsrichtungen wurde nun nach entsprechenden Ausdrucksbewegungen gesucht, um auf diese Weise eine objektive Grundlage für jene Theorie zu schaffen.

M. Brahn beobachtete bei dem Gefühl der Spannung Pulsbeschleunigung und gleichzeitig hiermit Verstärkung und Hinabrücken der dikroten Welle. In dem ersteren Befund sieht er eine Übereinstimmung mit Mentz, welcher bei willkürlicher Anspannung der Aufmerksamkeit ebenfalls Pulsverkürzung fand. Dem Gefühl der Lösung entspricht nach Brahn Pulsverlangsamung mit Verkleinerung und Hinaufrücken der dikroten Welle, während die Pulshöhe weder bei der Spannung noch bei der Lösung konstante Veränderungen darbietet. Hinsichtlich der Gefühle der Lust und Unlust stimmt Brahn ebenfalls mit Mentz überein: Bei der Lust wird der Puls länger und höher, bei Unlust kürzer und niedriger. Während die Pulsveränderungen bei Lust und Unlust schon schneller auftreten als bei Spannung und Lösung, sollen sie sich am schnellsten bei den Gefühlen der Erregung und Beruhigung einstellen. Und zwar soll bei der Erregung nach Brahn der Puls höher, bei Beruhigung niedriger werden. Charakteristische Veränderungen der Pulslänge und Pulsform sollen bei den letzteren beiden Gefühlen fehlen.

Zoneff und Meumann richteten ihr Augenmerk besonders auf die Atmung, wobei sie gleichzeitig eine thorakale und eine abdominale Atemkurve registrierten. Sie kamen unter anderem zu dem Ergebnis, daß die thorakale Atmung namentlich für Gefühle die ausdrucksvollere ist. Die Aufmerksamkeit untersuchten sie an Sinneseindrücken, Aufgaben, Mitteilungen, Erkennen von kleinen Raumdistanzen usw., trennten aber leider hierbei nicht die sinnliche von der intellektuellen Aufmerksamkeit. Fraglich erscheint es auch, ob man die Verflachung der Atmung analog dem Atemstillstand als „Hemmung" auffassen darf. Aus der gleichzeitigen Betrachtung der thorakalen und abdominalen Atmungskurve erhielten Zoneff und Meumann ein relatives Maß der „Atmungsgröße", worunter sie das Quantum der ein- und ausgeatmeten Luft verstehen.[1]

Die Untersuchungen von Zoneff und Meumann wurden von M. Kelchner fortgesetzt, wobei diese Autorin zu manchen abweichenden Resultaten gelangte und besonders individuelle Differenzen der Reaktionsweise fand. M. Kelchner untersuchte auch die Gefühle der Spannung und Lösung und fand als Ausdruck des ersteren Gefühls Pulsbeschleunigung bei individuell verschiedener Atmung, als Ausdruck der Lösung Pulsverlangsamung. Sobald auf den Zustand der Spannung ein lust- oder unlustbetonter Sinnesreiz folgt, machte sich dennoch nur die Lösung und nicht das die Wahrnehmung begleitende Gefühl bemerkbar. Zu dieser Angabe ist jedoch zu bemerken, daß als Gefühlsreize Farben verwandt wurden und in dieser Eigenschaft wohl zu schwach wirkten, um ein wirklich dominierendes Gefühl auszulösen.

[1] Nicht zu verwechseln mit derjenigen „Atmungsgröße", unter welcher die Physiologen (Rosenthal) die Ventilationsgröße der Lungen während einer Minute verstehen.

Boggs kam bei seinen sphygmographischen Untersuchungen zu ähnlichen Resultaten wie Brahn. Bei den Gefühlen der Erregung und Beruhigung erhielt er weniger konstante Veränderungen als bei den Gefühlen der Spannung und Lösung, Lust und Unlust.

G. Martius untersuchte den Einfluß der absichtlich veränderten Atmung auf den Puls, vernachlässigte aber hierbei das psychische Verhalten der Versuchsperson, namentlich den Einfluß der Aufmerksamkeitsanspannung, welche mit diesen Versuchen verknüpft ist. Bei körperlicher und geistiger Arbeit erhielt Martius Beschleunigung des Pulses und der Atmung. Minnemann setzte die Untersuchungen von Martius fort und glaubt, bei dem Einfluß von Affekten an den Kurven im wesentlichen unterscheiden zu können, ob Erregung oder Hemmung vorliegt.

Im Sinne der Wundtschen Gefühlstheorie hat auch Alechsieff seine Untersuchungen angestellt. Alechsieff legt besonderes Gewicht auf die subjektiven Angaben der Versuchsperson. Er hält die Verbindung der Eindrucksmethode, welche auf den Resultaten der Selbstbeobachtung bei planmäßiger Variation der Reize beruht, mit der Ausdrucksmethode, welche vorwiegend die körperlichen Äußerungen der seelischen Erlebnisse beachtet, für das Richtige; bisher seien diese beiden Methoden auf dem vorliegenden Gebiet zu einseitig angewandt worden. Das Gefühl der Spannung untersuchte Alechsieff, indem er die Versuchsperson auf Metronomschläge achten ließ. Am charakteristischsten findet er dabei die Veränderungen der Atemkurve; und zwar war die Atmung gehemmt, oberflächlich, manchmal auch verlangsamt. Weniger deutlich zeigt sich die Spannung an der Pulskurve; der Herzschlag ist etwas verlangsamt, während die Pulshöhe durch reines Spannungsgefühl keine regelmäßige Veränderung erleidet. Bei dem Gefühl der Lösung beobachtete Alechsieff die entgegengesetzten Erscheinungen wie bei der Spannung, nämlich vertiefte Atmung und kürzere Pulsschläge. Das Gefühl der Erregung, welches er nach dem Vorbild Gents auf suggestivem Wege auslöste, äußerte sich am charakteristischsten an der Pulskurve, indem die Pulse stets kürzer und höher wurden. An der Atmung war bei dem Erregungsgefühl fast immer eine Beschleunigung und eine gewisse Unregelmäßigkeit wahrzunehmen. Bei der Beruhigung war die Atmung sehr regelmäßig, verlangsamt und oberflächlich. Die Pulse waren bei der Beruhigung vor allem verlängert und, sofern die Beruhigung nicht von Lustgefühl begleitet war, etwas niedriger. Als eine Kombination hauptsächlich der Gefühle der Spannung und der Erregung faßt Alechsieff den Zustand des „Tätigseins“, der „geistigen Aktivität“, oder „Konzentration der Aufmerksamkeit“ auf. In diesem Zustand soll subjektiv gewöhnlich die Erregung dominieren und ihm seinen eigentümlichen Charakter aufprägen. Die

Atmung soll indessen während des Tätigkeitszustandes mehr von der Spannung beeinflußt sein; sie wird oberflächlicher, manchmal unregelmäßig und gedehnt. Die Pulse sind im ganzen verkürzt, besonders in denjenigen Phasen, in denen die Erregung vorherrscht. Mit Recht beachtet Alechsieff den Einfluß, den die Konzentration der Aufmerksamkeit hinsichtlich der Begleiterscheinungen der Lust und Unlust ausübt: Die Ausdruckssymptome dieser letzteren Gefühle treten nur dann deutlich hervor, wenn die Lust bzw. Unlust in den gegebenen Komplexen von psychischen Vorgängen vorherrscht. Bei dem Lustgefühl, welches durch Sinnesreize ausgelöst wird, sind im allgemeinen die Pulse erhöht und verlängert, gleichzeitig mit oberflächlicher und beschleunigter Atmung. Bei sensorieller Unlust sind die Pulse im Gegensatz zur Lust kürzer und niedriger; die Atmung ist meistens verlangsamt. Bei gleichzeitiger Einwirkung von lust- und unlustbetonten Sinnesreizen sieht Alechsieff an den Ausdruckskurven ein Hin- und Herschwanken zwischen diesen beiden Gefühlen, und er erblickt darin einen Beweis dafür, daß die Gefühle der Lust und Unlust nie gleichzeitig apperzipiert werden könnten. Unseres Erachtens trifft die Behauptung, daß Lust und Unlust nicht gleichzeitig apperzipiert werden, nur für den Fall zu, daß es sich um den psychologischen Vorgang des Vergleichens zweier Sinnesreize oder, allgemeiner gesagt, zweier Bewußtseinsinhalte handelt. Auf der anderen Seite wird man aber Ebbinghaus zustimmen müssen, daß man die Lust einer wohlschmeckenden Speise und die Unlust heftiger Kopfschmerzen sehr wohl nebeneinander erleben kann. Die Art und Weise, wie Alechsieff die Frage nach dem Nebeneinander von Lust und Unlust experimentell zu klären versucht, leidet — abgesehen davon, daß die Atem- und Pulskurven nicht so sichere Rückschlüsse erlauben — an dem Fehler, daß die Versuchsperson zu einem Vergleich der auf sie einwirkenden Reize veranlaßt wird. Bei einem Vergleich werden aber die Bewußtseinsinhalte, die sonst annähernd gleichwertig nebeneinander existieren können, einzeln in den Vordergrund des Bewußtseins gerückt, und die von Alechsieff geübte Selbstbeobachtung trägt hierzu noch das Ihrige bei.

Rehwoldt untersuchte den Einfluß von Affekten auf Atmung und Puls und kam zu dem Ergebnis, daß sich in den Kurven nur die Gefühle der Beruhigung, Erregung und Spannung scharf voneinander unterscheiden lassen. Die Unterschiede, die den Gegensätzen der Lust und Unlust entsprechen, sollen nicht in der Stärke existieren, daß sie in der Form der Kurven zum Ausdruck kämen. —

So exakt auch im einzelnen die Untersuchungen durchgeführt sein mögen, in denen das Sphygmogramm zur Klärung psychologischer Fragen, insbesondere zur Fundierung der Wundtschen Gefühlstheorie, herangezogen wurde, so wurde doch zu wenig beachtet, daß die Pulsveränderungen, welche die psychologischen Vorgänge begleiten, zum Teil nicht psychisch, sondern physiologisch bedingt sind. So ist zu bedenken, daß die Veränderungen des Kreislaufes, welche durch eine vorübergehende intensivere psychische Tätigkeit ausgelöst werden, oft erst sehr allmählich zum Zustand der Ruhe zurückkehren, wenn der Bewußtseinsvorgang, der sie hervorgerufen hat, bereits längst abgeklungen ist. In diesem Sinne sind z. B. die Pulsveränderungen, welche die Gefühle der Lösung und Beruhigung charakterisieren, auf die vorangehenden Gefühle der Spannung und Erregung zu beziehen, indem die Symptome dieser letzteren Bewußtseinszustände allmählich abklingen. Auf die Existenz selbständiger Gefühle ist aber daraus nicht zu schließen. Sodann finden aber auch während des Fortbestehens eines psychischen Vorganges bereits physiologische Wechselwirkungen zwischen den psychisch bedingten Veränderungen der Herztätigkeit und des Gefäßsystemes statt, die sich ebenfalls in Veränderungen der Pulszahl und Pulshöhe äußern. Den Komplex von Veränderungen, der hier in Pulsfrequenz, Pulshöhe und Pulsform zum Ausdruck kommt, zu analysieren und die physiologisch bedingten Kreislaufveränderungen von den psychisch bedingten zu unterscheiden, ist mit Hilfe der Atemkurve und des Sphygmogrammes allein nicht möglich. Einen viel tieferen Einblick in den Mechanismus der Kreislaufveränderungen gewährt erst das Plethysmogramm in Verbindung mit der kontinuierlichen Blutdruckkurve, und wir wenden uns nunmehr der Besprechung derjenigen Versuchsresultate zu, welche die plethysmographische Methode bisher ergeben hat.

Mosso konstruierte einen Apparat, den er Plethysmograph nannte, und mit dessen Hilfe es ihm gelang, die Volumschwankungen des Vorderarmes oder Unterschenkels als Kurve fortlaufend aufzuzeichnen.[1] Dieser Apparat bestand für den Arm im wesentlichen aus einer breiten, am einen Ende verschlossenen Röhre. In das offene Ende dieser Röhre wurde der Vorderarm geschoben und mittels eines Gummiärmels nach außen abgedichtet. Nunmehr wurde der Raum, den der Arm in der Röhre übriggelassen hatte, mit Wasser ausgefüllt. An der oberen Peripherie der breiten Röhre war eine kleine Steigröhre, und der Wasserspiegel in dieser Steigröhre wurde durch einen Gummischlauch mit

[1] Das Prinzip, welches der plethysmographischen Methode zugrunde liegt, hat schon vor Mosso in der Physiologie Anwendung gefunden. Vgl. hierüber die Arbeiten von Mosso oder auch R. Müller, „Zur Kritik der Verwendbarkeit der plethysmographischen Kurve usw.“, Zeitschr. f. Psychol. u. Physiol. d. Sinnesorg. Bd. 30, S. 340. 1902.

einer Mareyschen Trommel luftdicht verbunden. Bei jedem Pulsschlag und bei jeder sonstigen Volumveränderung des eingeschlossenen Armes bewegte sich nun der Wasserspiegel, und diese Bewegungen des Wasserspiegels übertrugen sich auf die Schreibfeder und das berußte Papier eines Kymographions. Bei Personen, die einen Defekt des Schädels hatten, zeichnete Mosso auch die Volumschwankungen des Gehirnes auf. Bei diesen Untersuchungen stellte sich nun heraus, daß das Volumen des Gehirnes bei psychischer Tätigkeit zunahm, während am Arm oder Bein eine Volumabnahme zu beobachten war. Mosso schloß hieraus, daß das Blut bei psychischen Vorgängen von den äußeren Körperteilen nach dem Gehirn ströme, und sah hierin eine zweckmäßige Einrichtung des Organismus. Diese grundlegenden Entdeckungen Mossos wurden in der Folgezeit von anderen nachgeprüft und weitere spezielle Untersuchungen angestellt.

Den Einfluß von Klangwahrnehmungen auf das Hirnplethysmogramm untersuchte Patrizi. Er fand dabei, daß das Hirnvolumen sowohl beim Anhören heiterer wie traurig stimmender Musikstücke zunimmt.

Binet und Courtier, die sich des Luftplethysmographen bedienten, stellten Untersuchungen über den Einfluß der veränderten Atmung auf das Plethysmogramm an; ferner untersuchten sie die täglichen Veränderungen des Plethysmogrammes und Sphygmogrammes in Zusammenhang mit den Mahlzeiten. Bezüglich der psychischen Beeinflussung des Kreislaufes kamen sie unter anderem zu dem Ergebnis, daß bei Affekten jeglicher Art meistens eine Verengerung der Armgefäße und eine Beschleunigung des Pulses und der Atmung auftritt.

Angell und Lennan erhielten bei unlustbetonten Sinnesreizen eine Abnahme, bei lustbetonten mit geringerer Regelmäßigkeit eine Zunahme des Armvolumens.

Einen wichtigen Markstein in der Geschichte der Plethysmographie bilden die im Jahre 1899 erschienenen Untersuchungen A. Lehmanns. Lehmann änderte den Plethysmographen von Mosso hinsichtlich seiner Konstruktion ab und gab ihm eine handlichere Form, deren auch wir uns bedienten. Desgleichen verwandten wir auch den von ihm konstruierten Pneumographen. Die exakten, von Lehmann veröffentlichten Kurven sind für spätere Untersuchungen vorbildlich geworden. Auf die einzelnen Untersuchungsergebnisse Lehmanns wird noch mehrfach zurückzukommen sein.

Gent stellte seine plethysmographischen Untersuchungen im Sinne der Gefühlstheorie Wundts an. Bei kurz dauernder Spannung, welche durch die Worte „Passen Sie mal auf!“ oder durch die Darbietung schwacher Sinnesreize hervorgerufen wurde, findet Gent an der Atmung nur geringe Veränderungen. Das Armvolumen sinkt dabei und kehrt schnell zum früheren Niveau zurück. Die Pulse werden niedriger und — was Gent für die wichtigste Veränderung derselben hält — länger. Das Gefühl der Lösung, wie es nach Beendigung einer Rechenaufgabe auftritt, ist nach Gent von einem Wiederanstieg der Volumkurve mit Verkürzung und Höhenzunahme der Pulse und von Atemschwankungen der Volumkurve ohne entsprechend veränderte Atmung begleitet. Die sensorielle Unlust hat eine starke Volumabnahme mit Verkürzung der Pulse und Verkleinerung der Pulshöhe zur Folge; deutliche Respirationswellen weisen auf gleichzeitige Erregung hin. Das Lustgefühl, welches durch Sinnesreize ausgelöst wird, ist nach Gent mit Volumzunahme und Zunahme der Pulshöhe und Respirationsschwankungen verknüpft. Bei lustvollen Affekten ist die Atmung frequenter und flacher, das Armvolumen zeigt bald Zunahme, bald Abnahme, der Puls ist anfangs stets verkürzt. Das Gefühl der Erregung, welches Gent auf suggestivem Wege auszulösen versuchte, ist von einer geringen Volumzunahme und von einer Zunahme der Pulshöhe und Pulsfrequenz begleitet; die Atmung ist abgeflacht, beschleunigt und zeitweise unregelmäßig. Das ebenfalls suggestiv ausgelöste Gefühl der Beruhigung hat Volumabnahme, Pulserniedrigung und Pulsverlängerung zur Folge. Gegen die Art und Weise, wie Gent die Gefühle der Erregung und Beruhigung suggestiv auslöst, kann man schwere Bedenken haben.

Auf die Ermüdbarkeit und abnorme Reaktionsweise des Gefäßsystemes hat, soweit ich sehe, zuerst Bonser besonders aufmerksam gemacht. Geistige Ermüdung bewirkt nach ihm eine Herabsetzung der vasomotorischen Reaktionen. Als Abweichungen von der Norm, ohne jedoch dieselben auf Ermüdung zurückzuführen, giebt er zwei Kurven wieder, in denen die Volumkurve unter dem Einfluß geistiger Arbeit einen ausgesprochenen Anstieg zeigt.

Das Verhalten der Volumkurve des Gehirnes und Armes vor dem Einschlafen, im Schlaf und beim Erwachen hat K. Brodmann untersucht.

Stevens spricht sich gegen die Gefühlstheorie Wundts aus und will in den Veränderungen an Puls und Atmung nicht den Ausdruck von Gefühlserlebnissen erblicken, sondern dieselben auf die Tätigkeit der Sinneszentren beziehen.

Untersuchungen über das Verhalten des Hirnplethysmogrammes bei psychischen Vorgängen veröffentlichte Berger in den Jahren 1904 und 1907. Auf die Ergebnisse dieser Untersuchungen werden wir noch weiter unten eingehen.

Gleichfalls über das Verhalten des Hirnvolumens teilt Shepard Beobachtungen mit. Er kann weder die bisherigen Untersuchungsergebisse über die Gefühlstheorie Wundts noch auch die Angabe Lehmanns über das gegensätzliche Verhalten des Armvolumens bei Lust und Unlust bestätigen. Bei jeder nicht zu lebhaften psychischen Tätigkeit beobachtet Shepard periphere Gefäßkontraktion, Pulsbeschleunigung und ein Ansteigen der Volumkurve und Pulshöhe des Gehirnes.

Einen wesentlichen Fortschritt in der Anwendung der plethysmographischen Methode bedeuten die Untersuchungen E. Webers. Zu den bisher üblichen Registrierapparaten ersann Weber Methoden, mit denen er die Volumkurven des Ohres und der Bauchhöhle registrierte. Von größter Bedeutung ist die Feststellung E. Webers, daß die Volumkurve der äußeren Körperteile unter abnormen und pathologischen Bedingungen auf psychische Vorgänge mit einem Anstieg, statt mit einer Senkung, reagieren kann. In Tierexperimenten suchte Weber die Existenz eines selbständigen Gefäßzentrums des Gehirnes nachzuweisen.

Resnikow und Davidenkow erblicken das Hauptergebnis ihrer hirnplethysmographischen Untersuchungen darin, daß sich die Gefühle und Affekte in einem stärkeren Hervortreten der Respirationsoszillationen und die geistige Arbeit in größerer Deutlichkeit der Mayerschen Wellen kundgeben. Leider haben diese Autoren die Aufnahme des Armplethysmogrammes unterlassen und ihre Versuche in unzweckmäßiger Weise sogleich nach der Mahlzeit angestellt.

Außer den plethysmographischen Apparaten von Mosso, Lehmann und Weber ist noch der Luftplethysmograph von Hallion und Conte zu erwähnen, und der Fingerplethysmograph von Lombard und Pillsbury. Sehr brauchbar und für künftige Untersuchungen an Geisteskranken geeignet scheint der kürzlich von Wiersma angegebene Plethysmograph zu sein, der sich durch große Einfachheit auszeichnet und nur die Luftübertragung zur Anwendung bringt.

Plethysmographische Untersuchungen an Geisteskranken wurden von R. Vogt vorgenommen. Die Abweichungen von der Norm, welche er bei den Volumreaktionen auf kurz dauernde psychische Vorgänge beobachtete, suchte er auf die qualitativ veränderten Bewußtseinsvorgänge zu beziehen. Hirschberg weiß bei seinen Untersuchungen auffallend wenig von abnormen Reaktionen zu berichten; er findet im allgemeinen keine wesentlichen Unterschiede zwischen Gesunden und Kranken. Saiz untersuchte das Plethysmogramm bei affektiven Psychosen und beobachtete bei diesen ein stärkeres Hervortreten der Respirationsoszillationen. Bumke und Kehrer untersuchten die Volumreaktionen bei Stuporzuständen und empfehlen die Methode zur Entlarvung von Simulation. Eingehende plethysmographische Untersuchungen an Dementia praecox-Kranken stammen von Küppers. Ähnlich wie Küppers erblickt Wiersma in den Kurven von stuporösen Katatonikern und ängstlichen Melancholikern eine Ähnlichkeit mit den Kurven der normalen präokkupierten Versuchsperson. Bei niedrigen Bewußtseinsgraden findet Wiersma allgemein stark ausgeprägte respiratorische Arhythmien. Weniger auf Tatsachen, als vielmehr auf allgemeinen Vermutungen fußen die Ergebnisse einer Arbeit von Dumas, welcher sich als Anhänger der Langeschen Theorie bekennt.

Plethysmographische Untersuchungen an Nervenkranken stammen unter anderem von H. Curschmann. Curschmann beobachtete bei Raynaudscher Krankheit und bei Sklerodermie mit Raynauderscheinungen Fehlen der normalen Gefäßreaktion, auf Wärmereize trat bisweilen paradoxe Reaktion, d. h. Vasokonstriktion, statt -dilatation auf. Bei Akroparästhesien vasokonstriktorischer Art fehlten konstant die Reaktionen auf Temperaturreize. Curschmann nimmt als Ursache dieses pathologischen Verhaltens Veränderungen im Tonus der Arterien, eine dauernde Vasokonstriktion, an. H. Stursberg konnte bei der Raynaudschen Krankheit keine völlige Aufhebung der Gefäßreflexe beobachten, doch waren dieselben sehr unregelmäßig. A. Simons untersuchte das Verhalten der Volumreaktionen unter anderem bei peripheren Nervenläsionen des Armes. J. Citron beobachtete die Umkehr der normalen Gefäßreaktion bei Basedowkranken, Neurasthenikern, und Hysterischen und hofft, die plethysmographische Methode, d. h. die Rückkehr der pathologischen Reaktionen zur Norm, als Kontrolle bei der Behandlung dieser Kranken nutzbar zu machen. Breiger erhielt bei den Reaktionen auf Bewegungsvorstellungen seltener eine Umkehr der normalen Reaktion, d. h. Senkung statt Anstieg des Armvolumens, als vielmehr ein völliges Ausbleiben der Reaktion. Zum praktischen Gebrauch hält er die Methode für ungeeignet. H. di Gaspero fand bei gewissen traumatisch entstandenen, funktionellen Lähmungen neben dem Ausfall der Sensibilität und Motilität auch ein Fehlen der Gefäßreaktionen auf psychische Reize. Diese Art hysterischer Lähmungen sollen nach Gaspero langsam entstehen und eine ungünstige Prognose haben.

Untersuchungen, darunter Tierexperimente, über den Einfluß von Medikamenten auf die Blutzirkulation des Gehirnes stammen unter anderen von Mosso, Lewtschenko, Berger, Wiechowski, Frankfurther und Hirschfeld. Berger kommt dabei zu wenig befriedigenden Resultaten und schließt daraus, daß die Gifte, welche eine so intensive Wirkung auf das Zentralnervensystem ausüben, auf andere Weise, als durch Veränderungen der Blutzirkulation des Gehirnes wirken müssen.

Experimentelle Untersuchungen, welche Berger an kurarisierten Hunden ausführte, haben ergeben, daß die Bewußtlosigkeit, welche bei Hirnblutungen, Hirnthrombosen, epileptischen Anfällen usw. auftritt, nicht etwa durch Rindenanämie bedingt ist, sondern im Gegenteil eher mit Gefäßerweiterung des Gehirnes einhergeht.

Die Blutdruckuntersuchungen, welche an Geisteskranken angestellt wurden, gingen zunächst darauf aus, festzustellen, ob sich bei diesen Kranken dauernde Veränderungen des Blutdruckes fänden. Der erste, welcher derartige Untersuchungen mitteilte, und zwar mit positivem Ergebnis, war A. Cramer. Cramer beobachtete, daß der Blutdruck im Angsteffekt der Melancholie stark erhöht ist. Derartige Untersuchungen wurden in der Folgezeit bei den verschiedenen Psychosen und mit verschiedenen Messungsmethoden ausgeführt; es sind dies die Arbeiten von Craig, Kornfeld, Pilcz, Alter, Haskovec, Apelt, Morgenthaler, P. Weber, Lugiato und Lavizzari u. a.

Da das Sphygmogramm nur unsichere Schlüsse auf das Verhalten des Blutdruckes zu ziehen erlaubt, so kam es für das Studium der durch kurzdauernde psychische Vorgänge bedingten Blutdruckveränderungen darauf an, eine Methode zu finden, mit welcher man auf unblutigem Wege am Menschen kontinuierliche Blutdruckkurven aufnehmen kann. Zu diesem Zweck konstruierte Mosso ein Sphygmomanometer, welches auf folgendem Prinzip beruhte: In zwei Hülsen, über deren Enden Gummifinger gezogen waren, wurden zwei Finger von jeder Hand gesteckt und die Hülsen dann mit Wasser unter einem bestimmten Druck gefüllt. Das Wasser kommunizierte mit einem Quecksilbermanometer. Wenn nunmehr der Blutdruck in den Fingerarterien zunahm, so äußerte sich dies an dem Stand des Quecksilbers in dem Manometerrohr. Die Schwankungen des Quecksilbers wurden durch einen Schwimmer mit einer Schreibfeder auf einem Kymographion registriert.

Mit Hilfe dieses Sphygmomanometers von Mosso untersuchte Fr. Kiesow den Einfluß psychischer Vorgänge auf den Blutdruck. Die von ihm mitgeteilten Kurven zeigen hauptsächlich Reaktionen auf Rechenaufgaben; hierbei sieht man stets einen mehr oder minder deutlichen Anstieg der Blutdruckkurve. Bei Unlust erhielt Kiesow bald Blutdrucksteigerung, bald Blutdrucksenkung; bei Lust blieben Veränderungen des Blutdruckes aus. In ähnlichem Sinne, wie Ziehen die Veränderungen der Pulsform bei Rechenaufgaben auf begleitende Affekte bezieht, will auch Kiesow die Blutdruckveränderung, die er bei intellektueller Tätigkeit und bei Sinneswahrnehmungen beobachtet, nicht mit diesen, sondern mit der Gefühlskomponente in Zusammenhang bringen. Andere Untersuchungen mit Mossos Sphygmomanometer ergaben noch, daß der Blutdruck des Menschen abends höher ist als morgens, bei aufrechter Körperhaltung höher als im Liegen, daß er erniedrigt ist nach der Mahlzeit, im Schlaf und nach einem heißen Bad. Binet und Vaschide, welche sich ebenfalls des Sphygmomanometers von Mosso in etwas modifizierter Handhabung bedienten, beobachteten Blutdrucksteigerung sowohl bei geistiger Arbeit wie auch bei Freude, Traurigkeit und bei Sinneseindrücken. Neuerdings hat H. Lewin eine Modifikation des Mossoschen Sphygmomanometers beschrieben. Bei den Untersuchungen, die er gemeinsam mit E. Gellhorn vornahm, kam er zu Ergebnissen, die zum Teil von meinen Resultaten abweichen; diese Autoren fanden nämlich bei Unlust und geistiger Arbeit unter pathologischen Bedingungen Blutdrucksenkung. Die Nachteile, welche dem Sphygmotonometer Mossos und seinen Modifikationen anhaften, bestehen teils darin, daß die Messung an den dünnen Fingerarterien nicht selten versagt, teils auch in dem Mißstand, daß eine träge Flüssigkeitsmasse die Veränderungen des Blutdruckes überträgt. Diese beiden Nachteile fehlen bei der Verwendung des Uskoffschen Apparates, dessen ich mich bei meinen Untersuchungen zur Aufnahme kontinuierlicher Blutdruckkurven bediente.

Eigene Untersuchungen.

I. Beschreibung der angewandten Apparate und ihrer Handhabung.

Bei den im folgenden mitgeteilten Untersuchungen kamen folgende Apparate zur Anwendung:

1. Der Sphygmotonograph nach Uskoff;
2. der Armplethysmograph nach Lehmann;
3. der Ohrplethysmograph nach Weber;
4. ein Darmplethysmograph nach Weber;
5. ein Hirnplethysmograph;
6. der Pneumograph nach Lehmann.[1]

Es folgt zunächst eine kurze Beschreibung der éinzelnen Apparate nebst Bemerkungen über ihre Anwendung.

1. Der Sphygmotonograph nach Uskoff.

Dieser Apparat besteht, wie Fig. 1 zeigt, im wesentlichen aus folgenden Teilen:

1. Einem Druckgebläse G,
2. dem Quecksilbermanometer Q,
3. einer Armmanschette nach v. Recklinghausen,
4. einer Vorrichtung, welche die Druckschwankungen innerhalb der Manschette auf eine Schreibkapsel S_3 und vermittelst dieser auf einen durch ein Uhrwerk U fortbewegten Papierstreifen überträgt.

Dazu kommt endlich

5. eine Vorrichtung, welche gleichzeitig den jeweiligen Manometerstand auf diesem Papierstreifen registriert (Schreibkapsel S_4). Die Zeit wird am unteren Rande des Papierstreifens durch die Schreibfeder Z in $^1/_5$-Sekunden markiert.

[1] Die Apparate wurden, mit Ausnahme des Darm- und Hirnplethysmographen, von E. Zimmermann, Leipzig-Berlin, bezogen.

Die unter 4. genannte Vorrichtung (Erlanger Kapsel) besteht aus einem kleinen Gummiballon *B*, dessen Inneres sowohl mit der Luft in der Manschette wie mit dem Manometer kommuniziert. Der Gummiballon ist in eine Glaskugel *Gk* eingeschlossen, ohne daß jedoch sein Inneres mit dieser in Verbindung stände. Die Glaskugel kommuniziert

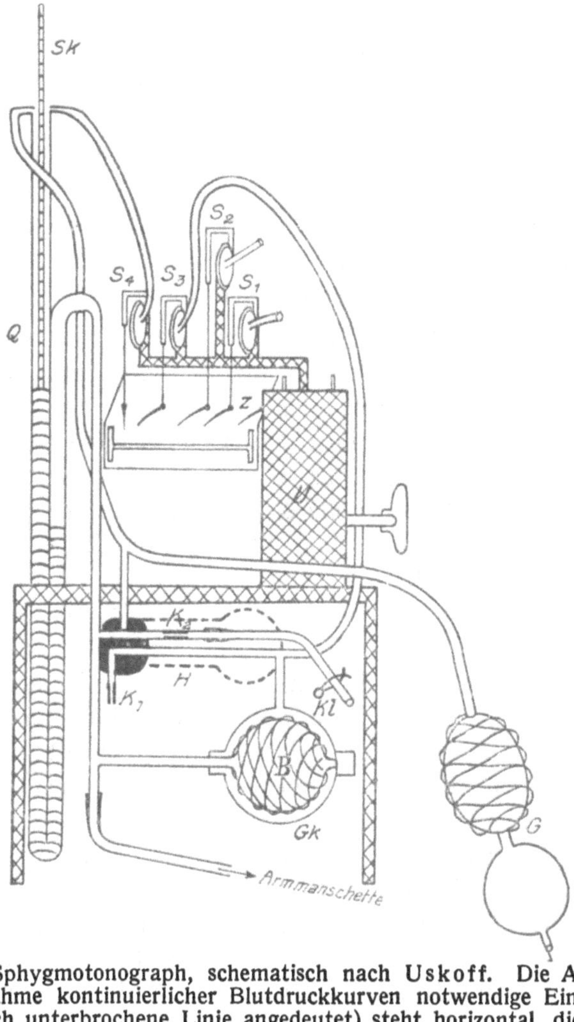

Fig. 1. Der Sphygmotonograph, schematisch nach Uskoff. Die Abbildung zeigt die zur Aufnahme kontinuierlicher Blutdruckkurven notwendige Einstellung. Der Hahn *H* (durch unterbrochene Linie angedeutet) steht horizontal, die Kapillare K_2 ist durch einen Gummischlauch mit der Klemme *Kl* verschlossen.

einerseits mit der Schreibkapsel S_3 und anderseits durch Vermittlung einer kapillaren Röhre K_1 mit der Außenluft. Auch das erstere, unter sich kommunizierende System (Manschette-Manometer-Gummiballon) kann durch eine kapillare Röhre K_2 mit der Außenluft in Verbindung gebracht werden.

Durch einen in geeigneter Weise durchbohrten Hahn *H* können nun folgende Verbindungen hergestellt werden:

1. Bei senkrechter Stellung des Hahnes nach unten: Gebläse—Manschette—Manometer—Gummiballon.
2. Bei wagerechter Stellung des Hahnes: Manschette—Manometer—Gummiballon—Außenluft (durch Vermittlung der Kapillare K_2); gleichzeitig ist dann auch K_1 geöffnet. Das Gebläse *G* ist dagegen bei dieser Hahnstellung von dem genannten Luftsystem abgeschlossen.
3. Bei schräger Stellung des Hahnes nach rechts oben: Wie 2., nur daß beide Kapillaren verschlossen sind und also nirgends eine Verbindung mit der Außenluft besteht. Die letzte Hahnstellung soll die Aufzeichnung der sphygmographischen Kurve bei gleichbleibendem Manschettendruck ermöglichen.

Der Blutdruck wird nun nach Uskoff in folgender Weise gemessen: Man legt zunächst die Manschette um den Oberarm. Alsdann bläst man bei der 1. Hahnstellung mit dem Gebläse *G* so viel Luft in die Manschette und das mit ihr verbundene Luftsystem, daß der Druck in der Manschette schätzungsweise über dem systolischen Druck liegt. Alsdann bringt man den Hahn in die 2. Stellung und setzt gleichzeitig den Papierstreifen in Bewegung. Nun entweicht die Luft der Manschette langsam durch die Kapillare K_2, und es wird so unter abnehmendem Manschettendruck das Sphygmogramm der Arteria brachialis aufgezeichnet.

Auch bei der 2. Hahnstellung muß das Gebläse fortgesetzt in Tätigkeit bleiben, damit das gleichzeitige Sinken des Manometerstandes registriert wird. Diese letztere Registrierung geschieht mit Hilfe eines Schwimmers, der auf der Quecksilbersäule des Manometers *Q* ruht und eine von 2 zu 2 mm durchlochte Skala *Sk* trägt. Mit dem Gebläse wird ein kontinuierlicher Luftstrom gegen die Skala erzeugt, und so oft ein Loch der Skala den Luftstrom passiert, pflanzt sich dieser auf die Schreibkapsel S_4 fort und markiert sich auf dem berußten Papierstreifen. Die in solcher Weise erhaltenen zackigen Ausschläge in Verbindung mit der Ruhelage der Schreibfeder S_4 lassen ein Ablesen des Manometerdruckes auf 1 mm Quecksilber zu. Von 50 zu 50 mm sind zwei Markierungen durch entsprechend größere Löcher der Skala in eine einzige Zacke zusammengezogen (48 und 50, 98 und 100 usw.).

In Fig. 2 ist eine nach Uskoff aufgezeichnete Blutdruckkurve abgebildet.

Das Prinzip dieser Art der Blutdruckmessung ist folgendes:

Die Größe der einzelnen aufgezeichneten Pulse entspricht den jeweiligen pulsatorischen Druckschwankungen der Arterie im Bereich der Armmanschette, den Schwankungen also, nicht dem absoluten Wert des Druckes. Solange der Luftdruck in der Armmanschette höher ist als der systolische oder maximale Blutdruck, solange bleibt die Arterie im Bereich der Manschette vollständig komprimiert, und ein Puls wird nicht oder nur in Form einer kleinsten Erhebung (s. später) registriert. Sobald der Manschetten- und Manometerdruck unterhalb des maximalen Druckes absinkt, nehmen auch die Pulswellen, welche die Manschette passieren, an Größe zu; dabei klappt die Arterie in

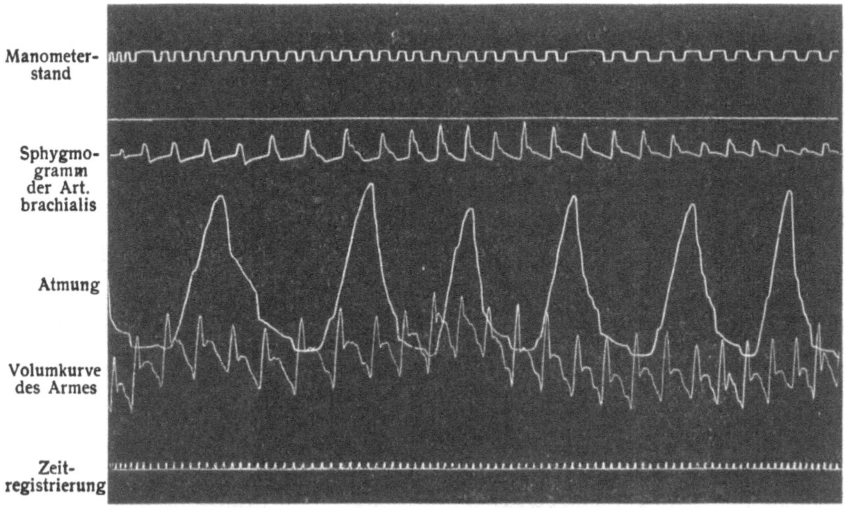

Fig. 2. Blutdruckkurve, aufgenommen unter sinkendem Manschettendruck. (Versuchsperson J. H., aufgezeichnet 16. I. 14.)

der Herzdiastole zunächst noch vollständig zusammen. Am größten wird die registrierte Pulswelle dann, wenn während der Herzsystole die ganze Pulswelle die Manschette passieren kann und die Arterie in der darauffolgenden Herzdiastole noch vollständig kollabiert. Dieser Punkt entspricht dem diastolischen oder minimalen Blutdruck, und in diesem Augenblick ist die Druckschwankung innerhalb des Arterienrohres am größten. Bei weiterem Sinken des Manschettendruckes reicht derselbe nicht mehr hin, die Arterie während der Herzdiastole vollständig zu komprimieren; das Arterienlumen bleibt alsdann auch in der Herzdiastole unter der Manschette offen, und die pulsatorischen Druckschwankungen der Arterie nehmen damit wieder ab. Sie nehmen um so mehr ab, je mehr die Pulswellen anstatt von der Manschette von der Arterienwand und dem umgebenden Gewebe aufgefangen werden.

Die Uskoffsche Methode der Blutdruckmessung besteht also nach dem Gesagten im wesentlichen in einer Registrierung der pulsatorischen Druckschwankungen der Brachialarterie, während dieselbe von außen komprimiert wird. Aus den Druckschwankungen und der gleichzeitigen Registrierung des Außendruckes werden Schlüsse gezogen auf den innerhalb der Arterie herrschenden Blutdruck.

Die graphische Messung des minimalen Blutdruckes nach Uskoff ist in ihrem Wesen dieselbe wie die Messung nach Masing-Sahli oder beispielsweise mit dem von H. Stursberg angegebenen Apparat; sie entspricht ihrem Prinzip nach auch den anderen unblutigen Messungsmethoden des diastolischen Blutdruckes, so der palpatorischen Methode nach Strasburger-Sahli, der auskultatorischen Methode nach Korotkow-Fellner und der oszillatorischen Methode nach v. Recklinghausen. Bei der palpatorischen Methode machen sich die größten Druckschwankungen der Arterie peripher der Manschette als eigentümliches Klopfen dem tastenden Finger bemerkbar. Bei der auskultatorischen Methode versetzen die größten Druckschwankungen das Arterienrohr im Bereich und peripher der Manschette in die lebhaftesten Schwingungen, so daß in diesem Moment der Arterienton seine stärkste Intensität erreicht. Bei der oszillatorischen Methode geben sich die größten Druckschwankungen der Arterie als größte Ausschläge eines Tonometerzeigers zu erkennen.

Hier möchte ich kurz bemerken, daß es mir nicht richtig scheint, wenn man bei der auskultatorischen Methode das Verschwinden der Arterientöne als die Stelle des diastolischen Blutdruckes betrachtet. Ehret, welcher ebenfalls ursprünglich diese Ansicht vertrat, hält jetzt, soweit ich sehe, in Übereinstimmung mit Lang, Manswetowa und mir, die untere Grenze des Tonmaximums für die Stelle des diastolischen Druckes. Diese Stelle entspricht nach Ehret auch dem Wert, der durch Palpation der Arteria cubitalis und mit der oszillatorischen Methode gefunden wird. Wenn Ehret bei der früher von ihm vertretenen Ansicht den Entstehungsort der Arterientöne bei der auskultatorischen Methode nur unterhalb und nicht innerhalb der Manschette finden konnte, so habe ich gezeigt, daß auch innerhalb der Manschette die Bedingungen für ihr Auftreten und Verschwinden sehr wohl gegeben sind.

Die Uskoffsche Methode der Blutdruckmessung leidet ebenso wie die anderen Methoden der Blutdruckmessung an Fehlerquellen, welche die Resultate hinsichtlich ihres absoluten Wertes beeinträchtigen. Uskoff selbst gibt an, daß er den systolischen Druck nach seiner Methode um 6—48 mm und den diastolischen Druck um 0—20 mm Quecksilber höher fand als bei blutiger Messung des Blutdruckes nach von Frey. Die Bestimmung des systolischen Druckes mit dem Uskoffschen Apparat bereitet ferner oft Schwierigkeiten, weil schon oberhalb des systolischen Druckes kleine Pulswellen registriert werden; möglicherweise rühren dieselben von der oberen Randpartie der Manschette her. Die Stelle des diastolischen Blutdruckes ist im allgemeinen eindeutiger zu bestimmen als die des systolischen. Bei manchen Personen ist jedoch auch hier ein einzelner Wert nicht zu gewinnen, wenn nämlich die Respirationswellen des Blutdruckes bzw. Pulsdruckes, von denen noch später die Rede sein wird, sehr stark ausgeprägt sind und das An- und Absteigen der Kurve dadurch ungleichmäßig wird. In Kurve 2 ist diese Ungleichmäßigkeit relativ gering. Eine andere Fehlerquelle liegt dagegen in der Beschaffenheit des Apparates. Die zu hohe Angabe der Druckwerte scheint, wenigstens zum Teil, in folgendem Umstand ihre Erklärung zu finden: Bei hohem Manschetten- und Manometerdruck steht auch die Luft des Gummiballons *B* unter hohem Druck, während die Glaskugel *Gk* mit der Außenluft kommuniziert. Diese Druckdifferenz zwischen dem Gummiballon und der Glaskugel ist bei sinkendem Manschettendruck noch größer, weil die unter dem höheren Manschettendruck stehende Luft durch die kapillare Röhre K_2 schneller entweicht, als die Luft durch die Kapillare K_1 in die Glaskugel eintritt. Es entsteht so in der Glaskugel und der Schreibkapsel ein im Vergleich zum Atmosphärendruck negativer Druck, der an einer Einziehung der Gummimembran der Schreibkapsel objektiv zu erkennen ist. Die in der eben beschriebenen Weise hinzukommende Druckdifferenz zwischen dem Luftsystem Manschette—Manometer—Gummiballon einerseits und dem Luftsystem Glaskugel—Schreibkapsel andererseits ist aber außerdem, da die Luft bei hohem Manschettendruck durch K_2 schneller entweicht als bei tieferem, bei hohem Manschettendruck größer als bei niedrigem. Infolgedessen ist der Fehler, welcher dem zu langsamen Ausgleich zwischen dem Luftsystem Glaskugel—Schreibkapsel und dem Atmosphärendruck zur Last fällt, bei hohem Manschettendruck am größten, was auch mit Uskoffs Angabe über die Fehlergrenzen übereinstimmt. Besonders bei höherem und gleichzeitig sinkendem Druck zeichnet die Schreibfeder etwas größere Ausschläge auf, als es den tatsächlichen Druckschwankungen innerhalb der Manschette entspricht, und die ganze Pulskurve wird so im Vergleich zur Druckregistrierung nach links verschoben.

Die Richtigkeit dieser Ausführungen wird ferner durch die Tatsache gestützt, daß man bei Aufnahme mehrerer sphygmographischer Kurven unter gleichbleibendem, aber bei jeder Kurve verschiedenem Druck (nach Art der „Treppenkurve“ nach von Recklinghausen) den diastolischen Druckwert meist tiefer findet als bei der gewöhnlichen Kurve mit sinkendem Druck. Wenn nämlich bei der Messung unter gleichbleibendem Druck die Kapillare K_1 offen bleibt, was in gleich noch zu besprechender Weise geschieht, dann steht die Luft in der Glaskugel außerhalb des Gummiballons — abgesehen von den pulsatorischen Druckschwankungen — unter Atmosphärendruck, und die oben erwähnte Druckdifferenz ist kleiner als bei sinkendem Manschettendruck. Dies zeigt sich äußerlich daran, daß die Gummimembran der Schreibkapsel bei Aufnahme des Sphygmogrammes nicht wie bei der Messung unter sinkendem Druck eingezogen ist, und daß die Pulskurve auf einer höheren Abszisse steht, als es bei sinkendem Druck der Fall ist.

Spezielle Handhabung des Uskoffschen Apparates bei meinen Versuchen.

Bei meinen Untersuchungen kam es nun weniger auf absolute Werte des Blutdruckes an, als vielmehr darauf, etwaige Veränderungen des Blutdruckes unter dem Einfluß psychischer Vorgänge fortlaufend zu registrieren. Für diese Absicht und für den Vergleich mit dem Plethysmogramm konnte nur die Aufzeichnung fortlaufender Blutdruckkurven in Betracht kommen. Die gewöhnliche Aufnahme einer Blutdruckkurve mit dem Uskoffschen Apparat unter sinkendem Druck hätte außerdem durch die Zu- und gleich darauffolgende Abnahme des Manschettendruckes die Aufmerksamkeit der Versuchsperson in ziemlich beträchtlichem Maße auf sich gelenkt und so eine Störung der Versuchsperson verursacht. Zudem konnten die lokalen Kreislaufveränderungen am Arm, wenn auch nur leichte, allgemeinere Kreislaufveränderungen nach sich ziehen, die sich bei der empfindlichen Methode der Volumschreibung nachteilig bemerkbar machen mußten. In der Tat hielt sich bei den Blutdruckkurven unter sinkendem Druck das Plethysmogramm des anderen Armes nur selten auf gleichem Niveau, so daß ich bald darauf verzichtete, bei diesen Kurven, die nur zur Orientierung über die Höhe des minimalen Blutdruckes dienten, überhaupt ein Plethysmogramm aufzunehmen.

Die fortlaufende Registrierung der Blutdruckschwankungen versuchte ich zuerst in der Weise durchzuführen, daß ich den Druck in der Manschette auf eine gewisse Höhe unterhalb des systolischen Druckes steigerte und dann den Hahn in die oben erwähnte 3. Stellung brachte, die zur Aufzeichnung einer gewöhnlichen sphygmographischen Kurve dient. Bei diesem Verfahren blieb jedoch die Kurve nicht dauernd auf derselben Abszisse, sondern stieg in störender Weise meist an, seltener fiel sie ab.

Das Ansteigen der Kurve rührte wahrscheinlich daher, daß der Gummiballon in der Glaskugel nach Schluß der Kapillaren dem Manschetten- und Manometerdruck vermöge seiner Dehnbarkeit noch ein wenig nachgibt und dabei die Luft etwas nach der Schreibkapsel verdrängt. In ähnlicher Weise mußten auch Volumveränderungen des Oberarmes, die mit psychischen Vorgängen einhergehen, die Druckverhältnisse verändern und damit die Registrierung stören.

Diese Mißstände wurden in folgender Weise beseitigt: An die Kapillare K_2 (Fig. 1) setzte ich einen kurzen Gummischlauch an und schloß denselben mit einer Klemme *Kl* ab. Wenn nunmehr der Druck in der Manschette auf eine gewisse Höhe gesteigert und dann der Hahn in Stellung 2 gebracht wurde, so war zwar die Kapillare K_2 geschlossen und der Manometerdruck blieb (nahezu) auf gleicher Höhe; aber die Kapillare K_1 blieb offen, und damit auch die Verbindung der Glaskugel *Gk* mit der äußeren Atmosphäre. Hierbei konnte sich nunmehr der Luftdruck in der Glaskugel und Schreibkapsel bei geringen Veränderungen des Gummiballons jederzeit mit der Atmosphäre ausgleichen, und die Schreibfeder blieb auf derselben Abszisse.

Es fragte sich nun, unter welchem Manschettendruck man die Kurven in der eben beschriebenen Weise aufnehmen sollte, und wie derartige Kurven zu deuten sind. Um über diese Punkte Klarheit zu gewinnen, bedurfte es folgender Überlegungen:

An der Hand einer gewöhnlichen Blutdruckkurve unter sinkendem Druck kann man sich zunächst leicht über die ungefähre Lage des maximalen und minimalen Blutdruckes orientieren. Wenn man nun den Manschettendruck auf einen oberhalb des diastolischen und unterhalb des systolischen Blutdruckes liegenden Druckwert einstellt und dann unter gleichbleibendem Druck eine Pulskurve aufnimmt, so ist folgendes klar: Wenn im Verlauf einer solchen Kurve der maximale Blutdruck aus irgend einem Grunde ansteigt, dann wird in der Herzsystole mehr Blut durch die Arterie in der Manschette geworfen, und die pulsatorische Druckschwankung innerhalb der Manschette nimmt folglich zu. Während der Herzdiastole kann die Arterie nach wie vor durch den Druck der Manschette vollkommen komprimiert werden. Die zunehmende Druckschwankung im Bereich der Manschette äußert sich in einem Höherwerden der registrierten Pulszacken. Das Umgekehrte, eine Verkleinerung der Pulszacken, ist bei einem Sinken des Blutdruckes zu erwarten.

Diese Blutdruckkurven, die in der eben beschriebenen Weise bei einem Manschettendruck oberhalb des diastolischen Blutdruckes aufgezeichnet werden, erlauben am sichersten die Veränderungen des systolischen Blutdruckes zu erkennen. Deshalb werde ich sie im folgenden als „systolische" oder „maximale Blutdruckkurven" bezeichnen.

Bei den letzteren Deduktionen wurde vorausgesetzt, daß außer dem Blutdruck alles andere unverändert bliebe. Das ist aber nicht ganz und gar der Fall. Bei Blutdruckveränderungen treten auch Veränderungen im Tonus der peripheren Arterien und in der Größe der Pulswelle, des Pulsvolumens, auf. Unter dem Einfluß psychischer Vorgänge kommt es sogar oft zu starker Arterienkontraktion. Diese Gefäßkontraktion könnte nun ihrerseits verhindern, daß sich eine Blutdrucksteigerung nach außen hin bemerkbar macht. Im Hinblick hierauf müßte man also z. B. mit der Möglichkeit rechnen, daß eine tatsächlich vorhandene Blutdrucksteigerung an der Blutdruckkurve nicht oder in abgeschwächtem Maße zum Ausdruck käme. Die entgegengesetzte Täuschung wäre bei Gefäßdilatation denkbar, freilich hauptsächlich bei aktiver Vasodilatation, die indessen bei unseren Untersuchungen weniger in Betracht kommt.

Die eben erwähnten Fehlerquellen, welche mit den Spannungsänderungen der Arterienwand und den Veränderungen des Pulsvolumens zusammenhängen, haften übrigens auch anderen Methoden der Blutdruckmessung an. Die aktive Gefäßkontraktion muß sich meines Erachtens besonders störend an den dünnen Fingerarterien bemerkbar machen und auch dadurch die graphische Methode Mossos, die neuerdings von E. Weber modifiziert worden ist, in ihrer Brauchbarkeit beeinträchtigen.

Ein weiterer Fehler, der speziell bei meiner Methode in Frage kommt, könnte darin gesehen werden, daß bei einer Gefäßkontraktion der Umfang des Oberarmes etwas abnimmt, wodurch die Blutdruckmanschette dem Arm weniger fest anliegt; hierbei würde die Luft vom Manometer her in die Manschette gedrängt, um den Druck wieder auszugleichen. Das Umgekehrte ist bei einer aktiven oder passiven Erweiterung der Armgefäße zu erwarten, daß nämlich die Manschette fester dem Arm anliegt. Was sich im letzteren Falle ereignen würde, läßt sich durch ein einfaches Experiment feststellen: Dieselbe Wirkung, die ein Dickerwerden des Oberarmes hat, kann man erzielen, wenn man die Armmanschette von außen mit der Hand etwas komprimiert, wodurch sie ebenfalls dem Arm fester anliegt. Was man bei einer solchen Kompression auf der Kurve sieht, ist erstens ein leichtes, vorübergehendes Ansteigen der Kurve über das bisherige Niveau, und zwar steigt die sonst nahezu horizontal verlaufende untere Begrenzungslinie der Kurve etwas an. Zweitens ist eine geringe Höhenabnahme der einzelnen Pulszacken zu sehen. Die Höhenabnahme der Pulszacken ist indessen nur dann von längerem Bestand, wenn der von der Hand ausgeübte Druck von einigermaßen beträchtlicher Stärke ist, derart, daß das Quecksilbermanometer dabei einen deutlichen Anstieg zeigt. Einen ähnlich deutlichen Anstieg des Manometers konnte ich jedoch in praxi, wo ich in geeigneten Fällen darauf achtete, nicht bemerken. War der mit der Hand in dem obigen Experiment auf die Manschette ausgeübte Druck geringer, so war neben einer etwaigen vorübergehenden Verkleinerung der Pulszacken stets auch ein Anstieg der unteren Begrenzungslinie derselben zu sehen. Ein solcher Anstieg der unteren Begrenzungslinie war in der Tat mitunter an meinen Kurven zu konstatieren (s. Fig. 24 dieser Abhandlung oder Fig. 3 meiner vorläufigen Mitteilung[1]) und ist, sofern er nicht von einer Zunahme des diastolischen Blutdruckes herrührt, möglicherweise in dem eben besprochenen Sinne zu erklären.

Praktisch kommt der Einfluß der zuletzt diskutierten Fehlerquelle kaum in Betracht. Ein beträchtliches Ansteigen des Manometers bei gleichzeitigem Anstieg des Blutdruckes und Armvolumens kommt, wie gesagt, nicht vor. Die erwähnte Unregelmäßigkeit der Kurve ist, wenn sie überhaupt vorhanden ist, nur unbedeutend. Man muß sich nur klar sein, daß, wenn die Höhe der Pulszacken wirklich durch die Volumzunahme des Armes beeinflußt wird, es in der Weise geschieht, daß sie von unten her etwas verkleinert werden.

Es gibt vielleicht noch mehr Fehlerquellen als die genannten, die teils in diesem, teils in jenem Sinne ihren Einfluß geltend machen und sich gegenseitig mehr oder weniger ausgleichen. Die Bedeutung jeder einzelnen Fehlerquelle genau abzuwägen, dürfte kaum möglich sein. Der sicherste Maßstab für die Brauchbarkeit der vorliegenden Methode ist deshalb ihre praktische Erprobung.

Wir wenden uns nun noch der Besprechung derjenigen Blutdruckkurven zu, welche bei einem Manschettendruck aufgezeichnet sind, der unterhalb des diastolischen Blutdruckwertes liegt.

Wenn der gleichbleibende Manschettendruck unterhalb des diastolischen Blutdruckes liegt, dann wird die Pulskurve außer vom systolischen auch vom diastolischen Blutdruck beeinflußt. Ein Wert, in welchem sowohl die Höhe des maximalen als auch des minimalen Blutdruckes zum Ausdruck kommt, ist die Differenz zwischen systolischem und diastolischem Blutdruck, welche von Strasburger als „Pulsdruck" bezeichnet wird. Die kontinuierlichen Blutdruckkurven, bei denen der Manschettendruck unterhalb des minimalen Blutdruckes liegt, sollen deshalb im folgenden im Gegensatz zu den maximalen oder systolischen als „minimale" oder „diastolische Blutdruckkurven" oder auch als „Pulsdruckkurven" bezeichnet werden. Es bleibt zu untersuchen, wie diese letzteren Kurven zu deuten sind.

Eine Blutdrucksteigerung kann man in einfacher Weise experimentell dadurch erzeugen, daß man die Versuchsperson auffordert, den Atem anzuhalten und mit den Bauchmuskeln zu pressen. Dieses Pressen macht sich an einer systolischen Blutdruckkurve durch eine

[1] Neurol. Centralbl. 1914, Nr. 2.

starke Höhenzunahme der Pulszacken bemerkbar, was eine starke Zunahme des systolischen Blutdruckes bedeutet. An der diastolischen Blutdruckkurve führt das gleiche Experiment zu einer starken Höhenabnahme der Pulszacken. Den Grund, weswegen es an der diastolischen Kurve zu einer Verkleinerung der Pulszacken kommt, kann man sich bildlich in der Weise verständlich machen, daß in verschiedenen Blutdruckkurven unter sinkendem Druck (vgl. Fig. 2) die Pulse rechts vom diastolischen Blutdruck an derselben Stelle der Druckregistrierung um so niedriger sind, je höher der Wert des diastolischen Blutdruckes ist. Bei einer Zunahme des Blutdruckes verschiebt sich nämlich gewissermaßen die ganze Pulskurve im Vergleich zur Druckregistrierung nach links. Hiernach ist dann auch zu verstehen, daß an einer diastolischen Blutdruckkurve unter gleichbleibendem Druck eine Zunahme des diastolischen Blutdruckes zu einer Höhenabnahme der Pulskurve führt und eine Abnahme des diastolischen Blutdruckes zu einem Ansteigen der Kurve. Die diastolische Blutdruckkurve wird also durch Blutdruckveränderungen in umgekehrter Weise beeinflußt wie die systolische.

Es ist aber noch die Möglichkeit zu berücksichtigen, daß der maximale und minimale Blutdruck in verschiedenem Maße ansteigen. Nach den Untersuchungen von Masing und Stursberg bewirkt körperliche Arbeit außer einer Steigerung des Blutdruckes im allgemeinen auch eine Zunahme des Pulsdruckes; d. h. der systolische Blutdruck steigt stärker an als der diastolische. Da Ähnliches auch unter dem Einfluß psychischer Vorgänge, insbesondere geistiger Arbeit, möglicherweise der Fall sein könnte, so muß man sich fernerhin klar machen, in welcher Weise eine Zu- oder Abnahme des Pulsdruckes auf die kontinuierliche Blutdruckkurve einwirkt.

Wenn der Manschettendruck unterhalb des Wertes des diastolischen Blutdruckes liegt, dann wird die Brachialarterie in der Herzdiastole von der Manschette nicht komprimiert, sondern sie bleibt offen. Infolgedessen macht sich an der diastolischen Blutdruckkurve nicht nur die jeweilige Höhe des minimalen Blutdruckes allein geltend, sondern auch die Pulsamplitude, die Differenz zwischen maximalem und minimalem Blutdruck. Je größer die Pulsamplitude und damit die Celerität des Pulses ist, desto höher ist ceteris paribus die diastolische Blutdruckkurve, und je kleiner die Pulsamplitude ist, desto niedriger ist die Kurve. Eine Zunahme der Pulsamplitude, d. h. des Pulsdruckes, hat also ein Höherwerden der diastolischen Blutdruckkurve zur Folge, eine Abnahme des Pulsdruckes dagegen ein Niedrigerwerden derselben. Eine Zunahme des Pulsdruckes kann unter anderem auf folgende Arten zustande kommen:

1. durch alleinige Steigerung des systolischen Blutdruckes,
2. durch alleinige Abnahme des diastolischen Blutdruckes oder
3. dadurch, daß der systolische Blutdruck stärker ansteigt als der diastolische.

Die entgegengesetzten Veränderungen würden eine Abnahme des Pulsdruckes bewirken.

Die Beeinflussung der diastolischen Blutdruckkurve durch den Pulsdruck zeigt sich am deutlichsten während der Atmung. Hier pflegt nämlich die diastolische Blutdruckkurve in der gleichen Phase höher zu werden wie die systolische. Daraus ist zu entnehmen, daß die respiratorischen Schwankungen des systolischen Blutdruckes nicht von entsprechenden Schwankungen des diastolischen Druckes begleitet sind. Des Näheren werden wir hierauf weiter unten noch eingehen.

Wenn man von den Verhältnissen bei der Respiration absieht, so wird sonst die diastolische Blutdruckkurve weniger durch den Pulsdruck, als vielmehr in ausschlaggebender Weise durch den diastolischen Blutdruck beeinflußt. Die Zunahme des Pulsdruckes, welche Masing und Stursberg bei körperlicher Arbeit konstatierten, läßt sich, wie es scheint, an der diastolischen Druckkurve deshalb nicht ablesen, weil die Kurve durch die Zunahme des diastolischen Blutdruckes in entgegengesetztem Sinne so stark beeinflußt wird, daß die Zunahme des Pulsdruckes nicht zur Geltung kommen kann.

Die Bedeutung einer Pulsdruckkurve besitzt die diastolische Blutdruckkurve, außer bei der Atmung, unter pathologischen Bedingungen noch bei Irregularitäten des Herzschlages, insofern z. B. bei aussetzendem Pulsschlag die auf die Pause folgende Pulswelle sowohl an der maximalen als auch an der minimalen Kurve größer ausfällt. In dem obigen Experiment, wo die Versuchsperson mit den Bauchmuskeln preßte, stieg wahrscheinlich der diastolische Blutdruck stärker an als der systolische. Es ging also mit der Zunahme des diastolischen Blutdruckes eine Abnahme des Pulsdruckes einher. Beide Veränderungen wirkten also gemeinsam auf ein Niedrigerwerden der diastolischen Blutdruckkurve hin, welches deshalb in diesem Falle auch sehr beträchtlich war. Ein Unterschied zwischen in- und exspiratorischem Pressen zeigte sich in der Blutdruckkurve nicht.

Die respiratorischen Veränderungen des Blutdruckes hat F. M. Groedel mit Hilfe des Uskoffschen Sphygmotonographen untersucht. Er steigerte zu diesem Zweck den Manschettendruck auf ungefähre Höhe des diastolischen Blutdruckes und nahm dann mit Stellung 3 des Hahnes Pulskurven auf. Dabei hat er aber die verschiedene Bedeutung der maximalen und minimalen Blutdruckkurve vernachlässigt, wodurch es ihm nicht möglich war, aus dem Verhalten dieser beiden Kurven Schlußfolgerungen zu ziehen.

Daß Gellhorn und Lewin zu teilweise entgegengesetzten Resultaten wie ich kamen und bei Unlust, Schreck und geistiger Arbeit unter pathologischen Bedingungen ein Sinken des Blutdruckes beobachteten, muß wohl in Fehlerquellen ihrer Methodik liegen. Möglicherweise wählten sie den Außendruck noch zu nahe dem diastolischen Druckwert. Da unter pathologischen Bedingungen der diastolische Blutdruck oft sehr stark ansteigt, so besteht die Gefahr, daß der Außendruck während des Versuches plötzlich unter dem diastolischen Blutdruck zu liegen kommt, wodurch eine Abnahme des systolischen Blutdruckes vorgetäuscht wird. Ein solches Vorkommnis stellen meine Fig. 37 und 63 dar.

Das Verhalten des diastolischen Blutdruckes wird z. B. auch von O. Müller und R. Siebeck in Kurve 15 ihrer Arbeit „Über die Vasomotoren des Gehirnes" vernachlässigt. Die genannte Kurve soll zeigen, daß die Expansion der Hirngefäße vor der Steigerung des arteriellen Druckes beginnt. Gleichwohl sieht man aber an der unteren Begrenzungslinie der Blutdruckkurve an der fraglichen Stelle einen Einschnitt nach oben, welcher auf eine Abnahme des Pulsdruckes durch Zunahme des diastolischen Blutdruckes hinweist.

Im Beginn meiner Untersuchungen bevorzugte ich die diastolischen Blutdruckkurven, da ich von der Überlegung ausging, daß ein geringerer Druck der Armmanschette die Versuchsperson und damit die Versuchsanordnung weniger stören würde. Da jedoch die Deutung dieser Kurven in manchen Fällen eine verschiedene und folglich weniger sichere ist, so ging ich alsbald zu der Anwendung der systolischen Blutdruckkurve über. Wo im folgenden von der Blutdruckkurve schlechthin die Rede ist, handelt es sich stets um die systolische Blutdruckkurve.

2. Der Armplethysmograph nach Lehmann.

Der Armplethysmograph nach Lehmann[1] ist in Fig. 3 dargestellt und dient dazu, die Volumschwankungen des Armes zu registrieren. Er besteht aus einem breiten Metallblechrohr *R*, welches auf einem Brett befestigt und an Ketten an einem Stativ aufgehängt ist. Am einen Ende ist das Metallrohr offen und hier mit einem Gummihandschuh *H* überzogen, welcher, nach innen eingestülpt, zur Aufnahme des Vorderarmes dient. Am anderen Ende ist das Rohr *R* verschlossen, kann hier aber durch eine schmale mit einem Hahn versehene Röhre *p* und einen an dieser befestigten Gummischlauch mit einer Wasserstandsflasche in Verbindung gebracht werden. An der oberen Peripherie der breiten Röhre *R* ist ferner ein Steigrohr *St* angebracht, dessen oberes Ende, ebenfalls mittels Gummischlauches, mit einer Schreibkapsel verbunden wird. Auf dem Brett, welches den Plethysmograph trägt, befindet sich endlich noch ein verstellbares Polster *P*, welches dem Ellenbogen des in den Gummihandschuh gesteckten Vorderarmes als Stütze dient und verhindert, daß der Arm durch den Wasserdruck aus dem Apparate herausgedrängt wird.

[1] A. Lehmann, „Die körperlichen Äußerungen psychischer Zustände", Bd. 1, S. 13f.

Bei der Anwendung des Plethysmographen verfährt man in folgender Weise: Man steckt die Hand und den Vorderarm der Versuchsperson in den Gummihandschuh und fixiert den Arm in dieser Stellung mit dem Polster. Alsdann öffnet man den Hahn der kleinen Röhre *p* und läßt aus der Wasserstandsflasche warmes Wasser von ungefähr Hauttemperatur in den Raum zwischen dem Gummisack und der Röhre *R* fließen; wenn das Wasser etwa $^2/_3$ bis $^3/_4$ der Höhe des Steigrohres — nach R. Müller die Höhe von etwa 18 cm — erreicht hat, schließt man den Zuflußhahn. Nun verbindet man das Steigrohr mit der Schreibkapsel durch einen Gummischlauch, in welchen zwecks be-

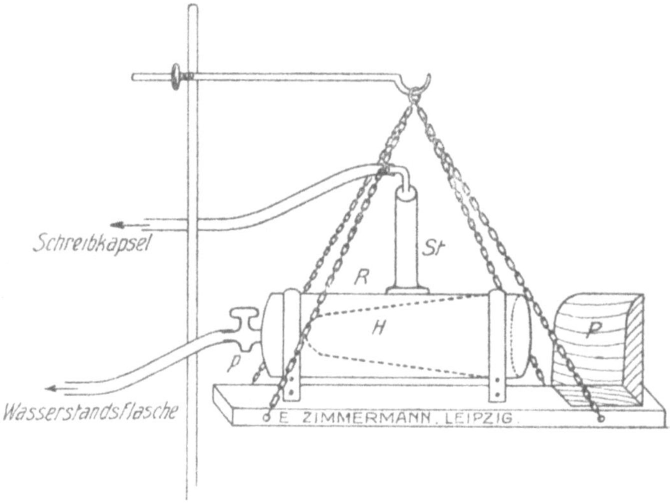

Fig. 3. Der Armplethysmograph nach Lehmann. Nach dem Katalog von E. Zimmermann.

liebiger Ausgleichung des Luftdruckes ein Nulldruckventil eingeschaltet ist. Die Pulsationen des Armes teilen sich nunmehr der Schreibkapsel und dem berußten Papierstreifen mit.

Von großer Wichtigkeit ist die richtige Fixation des Armes im Plethysmographen. Der Arm darf einerseits nicht zu weit in den Plethysmographen hineingesteckt sein, da dann der Gummihandschuh seiner Länge nach zu sehr gespannt wird und die Pulswellen mehr als notwendig abgeschwächt werden, ehe sie sich auf die Wassermasse übertragen. Andererseits darf der Arm auch nicht zu locker fixiert sein, d. h. der Gummihandschuh darf am Rande nicht zu sehr entspannt sein, weil er in diesem Falle vom Druck des Wassers stark vorgewölbt würde. Wie man den Arm fixieren muß, findet man bei einiger Übung am besten jedesmal durch Betastung des Randes des Gummiärmels heraus, bevor das Wasser eingelassen ist. Wenn der Arm einer Versuchsperson einmal richtig fixiert ist, dann kann man sich mit Hilfe der Skala, an welcher sich das Ellenbogenpolster verschiebt, die Einstellung für das nächste Mal merken. Indessen ist es ratsam, sich stets durch Betastung des Randes des Gummiärmels von der richtigen Fixation zu überzeugen, weil namentlich bei Geisteskranken die Finger der eingeführten Hand bald etwas mehr, bald etwas weniger gebeugt werden und dadurch die Spannung des Gummis auch bei gleicher Lage des Armes eine andere sein kann.

Zur Erzielung eines verschiedenen Wasserdruckes im Plethysmographen dienen zwei Steigröhren von 25 bzw. 10 cm Länge. Ein Wasserdruck von ungefähr 5 cm reicht nach Lehmann eben hin, um den Druck der Gummimanschette zu überwinden und dieselbe an den Arm anzupressen. Ein höherer Wasserdruck drückt die kapillaren und mittleren Blut- und Lymphgefäße des Armes mehr oder weniger zusammen. Bei Anwendung der hohen Steigröhre und entsprechendem Wasserdruck erhält man bei der gleichen Versuchsperson im allgemeinen höhere Pulse als bei der kleinen. Dies mag teils darauf beruhen, daß die große Wassermasse in stärkere Eigenschwingungen gerät, teils auch darauf, daß die Spannung der Haut und des Unterhautzellgewebes durch den höheren Wasserdruck stärker kompensiert wird und infolgedessen die pulsatorischen Volumschwankungen der größeren Gefäße mehr zur Geltung kommen. Die hohe Steigröhre läßt die dikrote Welle am Pulsbild stärker hervortreten, wie z. B. Fig. 39 zeigt, während Fig. 43 von derselben Versuchsperson mit der kleinen Steigröhre aufgenommen ist und der Einschnitt vor der dikroten Welle hier viel weniger tief ist. Wo es auf einen Vergleich der Pulshöhen bei derselben Versuchsperson zu verschiedenen Zeiten ankommt, muß man natürlich jedesmal dieselbe Steigröhre anwenden.

Das Aufhängen des ganzen Apparates an einen Stativ soll leichte Bewegungen des Armes, wie namentlich die Hebung der Schultern bei der Respiration, unschädlich machen.

Gegen die Konstruktion des Lehmannschen Plethysmographen sind bekanntlich verschiedene Einwände erhoben worden. Daß dieser Apparat nicht so genau wie der Plethysmograph Mossos die Pulsform wiedergibt, weil zwischen Arm und Wasser noch der Gummihandschuh liegt, gibt Lehmann selbst zu. Dieser Mangel des Apparates wird aber bei den vorliegenden Untersuchungen durch seine Handlichkeit reichlich aufgewogen. Besonders bei erregten und ungeduldigen Geisteskranken, bei denen es auf möglichst schnelles Experimentieren ankommt und mit der Anlegung der Apparate keine Zeit zu verlieren ist, bietet der Lehmannsche Apparat eine wesentliche Erleichterung.

Gewisse Unterschiede der Pulsform lassen sich zudem auch mit dem Lehmannschen Plethysmographen sehr wohl feststellen. Ein anderer Einwand besteht darin, daß sich der freie Rand des Gummiärmels bei Volumsteigerungen vorwölbe. Um diesen Fehler zu vermeiden, empfiehlt Lehmann je nach der Dicke des Armes die Anwendung von Blechröhren verschiedener Weite, so daß bei Anwendung der passenden Röhre der Zwischenraum zwischen Arm und Rand der Blechröhre möglichst schmal wird. Mir scheint die Möglichkeit, daß sich der Rand des Gummiärmels vorwölben könnte, keine allzu große Gefahr in sich zu bergen, solange man nicht quantitative, sondern nur qualitative Volummessungen anzustellen beabsichtigt. Da ich bei meinen Untersuchungen nur ein Modell des Lehmannschen Apparates zur Verfügung hatte, so habe ich allerdings bei der Auswahl der Versuchspersonen auf den Umfang ihres Armes einige Rücksicht nehmen müssen. Andererseits habe ich aber gefunden, daß die Dicke des Armes durchaus nicht von allein ausschlaggebender Bedeutung für die Pulshöhe ist, daß z. B. dicke Arme nur kleine Pulse aufzeichneten, was eben auch von dem Zustande der Gefäße und der Beschaffenheit der Pulswelle im einzelnen Falle herrührte. Einen Vergleich der Armvolumina zweier verschiedener Personen kann man sich leicht dadurch verschaffen, daß man an der Wasserstandsflasche den jeweiligen Wasserspiegel notiert. Wenn die Volumkurve des Armes unter dem Einfluß einer psychischen Tätigkeit ansteigt und nach Beendigung der Tätigkeit das höhere Niveau innebehält, so könnte man vermuten, daß sich der Gummiärmel bei dem Volumanstieg an seinem freien Rande vorgewölbt, bei der nachfolgenden Volumsenkung aber infolge seiner unvollkommenen Elastizität nur teilweise wieder zusammengezogen hätte. Diese Befürchtung ist indessen im allgemeinen nicht stichhaltig, weil das Ohrplethysmogramm dann in der Regel ebenfalls nicht zur Norm zurückkehrt und sich also ebenso wie das Armplethysmogramm verhält; bei dem Ohrplethysmogramm kommt aber jene Fehlerquelle nicht in Betracht.

3. Der Ohrplethysmograph nach Weber.[1]

Während man nach den Untersuchungen von E. Weber aus den Volumveränderungen eines Armes auf analoge Veränderungen auch an den übrigen Extremitäten und an den äußeren Teilen des Rumpfes schließen darf, sollen die äußeren Kopfteile unter Umständen ein selbstständiges Verhalten darbieten. Um das volumetrische Verhalten der

[1] E. Weber, „Über Gegensätze im vasomotorischen Verhalten der äußeren Teile des Kopfes und der des übrigen Körpers bei Mensch und Tier", Arch. f. Physiol. 1908, S. 189.

äußeren Kopfteile kennen zu lernen, zeichnete Weber vom Ohr plethysmographische Kurven auf. Der hierzu dienende Apparat besteht aus einer hohlen, der Form des Ohres angepaßten Kapsel, die einen Schlauchansatz trägt. Nachdem diese Kapsel über das Ohr gesetzt und mit Bändern um den Kopf fixiert ist, bringt man sie vermittelst eines dünnen Gummischlauches in Verbindung mit einer Schreibkapsel. An ihrem Rande, wo die Kapsel der Haut des Kopfes aufliegt, trägt die Hohlkapsel noch ein Gummipolster, welches zwecks Abdichtung vor dem Aufsetzen mit reichlichem Vaselinanhydrit versehen wird. Ist die Abdichtung vollkommen, was man auch daran erkennt, daß bei Druck auf den Gummischlauch die Schreibfeder verschoben wird und erst bei Nachlassen des Druckes zur ursprünglichen Lage zurückkehrt, so übertragen sich die Volumveränderungen und Pulsationen des Ohres und der in seinem Bereiche liegenden größeren Arterienäste, so der vor dem Tragus herziehenden Arteria temporal. superfic., durch den Gummischlauch auf die Schreibkapsel. Auch hier dient ein Nulldruckventil dem beliebigen Ausgleich des Luftdruckes.

4. Der Darmplethysmograph nach Weber.[1]

Der Darmplethysmograph besteht aus einer Hohlsonde, über deren Ende ein Gummisack aus feinstem Gummi befestigt ist. Der Gummisack soll nach Weber in schwach aufgeblasenem Zustande eine Länge von etwa 15 cm und einen Durchmesser von etwa 8 cm haben. Die Hohlsonde mit dem Gummisack wird, nachdem die Spitze gut eingefettet ist, in den Mastdarm bis über den Sphinkter ani eingeschoben, alsdann mit einer Schreibkapsel verbunden und durch Vermittelung eines Dreiwegstückes sehr wenig aufgeblasen. Die Volum- und Druckschwankungen im Bereiche des Darmes übertragen sich so auf die Schreibfeder. Vor Anstellung dieses Versuches ist es zweckmäßig, durch einen Einlauf für Entleerung des Mastdarmes und durch ein Opiumstuhlzäpfchen für Ruhigstellung der Peristaltik Sorge zu tragen.

O. Müller und E. Veiel haben den Gummisack mit Wasser gefüllt, wodurch die Pulsationen des Darmes stärker hervortreten. Die Atemkurve, die Müller und Veiel bei ihren Untersuchungen vernachlässigt haben, ist, wie E. Weber gezeigt hat, für die Beurteilung des Darmplethysmogrammes noch wichtiger als für die Deutung anderer Volumkurven. Der auf die Bauchdecken aufgelegte Pneumograph läßt nämlich auch etwaige Kontraktionen der Bauchmuskulatur, die nicht

[1] E. Weber, „Über eine neue Methode zur Untersuchung der Druckschwankungen in der Bauchhöhle“, Zentralbl. f. Physiol. 20, 1906, S. 329.

zur Atmung gehören, erkennen. Außerdem gibt er eine wichtige Handhabe für die Beurteilung, ob das Niveau der In- und Exspiration während der Volumänderungen das gleiche geblieben ist. (Weiteres hierüber s. S. 48f.)

5. Der Hirnplethysmograph und die Druckkurve der Spinalflüssigkeit.

Zur Aufnahme des Hirnplethysmogrammes bot sich mir die Gelegenheit bei drei Versuchspersonen, zwei männlichen und einer weiblichen.

An Stelle einer Guttaperchaplatte, welche Mosso zur Herstellung eines Hirnplethysmographen diente, beschaffte ich mir einen größeren Klumpen Knetgummi von ziemlich fester Konsistenz. Aus diesem Knetgummi formte ich eine Schale, welche ungefähr dem Schädeldefekt entsprach, und paßte sie den den Defekt umgrenzenden Knochenpartien an. An eine Glasröhre, welche die Gummiform durchbohrte, wurde ein Schlauch angesetzt und mit Hilfe dieses Schlauches das Innere der Form mit einer Schreibkapsel des Tonographen verbunden. An dem zur Schreibkapsel führenden Schlauche war wiederum ein Nulldruckventil angebracht, welches den Ausgleich des Luftdruckes ermöglichte.

Ehe die Gummiform dem Schädeldefekt aufgesetzt und mit Bändern befestigt wurde, wurde ihr Rand stark mit Vaselinanhydrit eingefettet. Ein Abrasieren der Haare war auch bei der weiblichen Versuchsperson, deren Schädeldefekt über dem Kleinhirn lag, nicht nötig. Das befestigende Band führte niemals unter dem Unterkiefer her, wodurch vermieden wurde, daß eine leichte Bewegung des Kiefers den Druck, mit dem die Gummiform festgehalten wurde, veränderte.

Zur weiteren Bestätigung der Versuchsergebnisse, die an den wenigen Personen mit Schädeldefekt gewonnen wurden, wurden ferner bei einer Reihe von Versuchspersonen — es waren meistens Paralytiker — die Druckschwankungen der Spinalflüssigkeit registriert. Dies geschah bei Gelegenheit der Lumbalpunktion, wenn dieselbe zu diagnostischen Zwecken ausgeführt wurde. Dabei verfuhr ich folgendermaßen: Die Versuchsperson saß auf einem Stuhl mit offener, aus zwei Querhölzern bestehender Lehne. Während sie sich leicht nach vorne beugte, wurde mit der Punktionsnadel eingestochen. Alsdann lehnte sich die Versuchsperson zurück, ein 30 cm langes Steigrohr wurde an die Nadel angesetzt und sein oberes Ende durch einen dünnen Gummischlauch direkt (ohne Nulldruckventil) mit einer Schreibkapsel verbunden. Nach Öffnung des Hahnes der Punktionsnadel stieg nun die Flüssigkeit so lange in der Steigröhre empor, bis sich ein gleichmäßiger Druck in dem von der Atmosphäre abgeschlossenen System hergestellt hatte. Wenn sich die

Flüssigkeit auf ein bestimmtes Niveau eingestellt hatte, wurde die Schreibfeder der nunmehr vorhandenen Vorwölbung der Gummimembran der Schreibkapsel angepaßt.

Gleichzeitig mit der Druckkurve der Spinalflüssigkeit und der üblichen Atmungskurve wurde, worauf es bei diesen Versuchen am meisten ankam, das Armplethysmogramm aufgenommen, in einigen Versuchen auch die Blutdruckkurve.

Bei dem eben beschriebenen Verfahren wird also aus den Druckveränderungen der Spinalflüssigkeit auf Volumveränderungen des Gehirnes geschlossen. Wie nämlich Knoll und andere gezeigt haben, stellen die Scheiden der Hirnrückenmarksnerven zahlreiche Abflußwege dar, in welche die Zerebrospinalflüssigkeit bei einer Blutzunahme des Hirnrückenmarkkanales ausweichen kann. Schon ein leichter Druck auf die Augäpfel pflanzt sich nach Knoll auf die Optikusscheiden und weiterhin bis nach dem Spinalkanal fort.

Die Messung der Druckschwankungen der Spinalflüssigkeit gibt, wenn man hierauf besonderen Wert legt, die Verhältnisse bei uneröffnetem Schädel vielleicht noch genauer wieder, als das Plethysmogramm eines Schädeldefektes. Die zu Beginn aus dem Spinalkanal in das Steigrohr austretende Spinalflüssigkeit beträgt nur 3—4 ccm, man könnte diese Menge durch besondere Maßnahmen auch noch verringern. Die in der eben beschriebenen Weise registrierten, psychisch bedingten Druckschwankungen sind zwar meistens nicht sehr ausgiebig, aber doch deutlich zu erkennen. Eine sehr ausgiebige Reaktion werden wir in Fig. 22 sehen.

Die von O. Müller und R. Siebeck abgebildete Kurve der Spinalflüssigkeit, welche die Reaktion auf einen Kältereiz darstellt[1], läßt die Puls- und Atemschwankungen deutlicher als die eben genannte Kurve erkennen; sie wurde offenbar bei Seitenlage der Versuchsperson aufgenommen. Die Drucksteigerung, welche bei Kältereizen im Spinalkanal auftritt, macht sich bekanntlich H. Curschmann zu Nutzen, indem er bei stockendem Abfluß des Liquors während der Lumbalpunktion einen Kältereiz appliziert.

6. Der Pneumograph nach Lehmann.

Zur Registrierung der Atmung diente mir ein Kissenpneumograph von der Konstruktion, die ihm Lehmann[2] gegeben hat. Derselbe besteht aus einer Metallkapsel, die von zwei Gummimembranen überspannt ist. Zwischen die beiden Membranen und in den Raum hinter den Membranen führt von außen je eine Röhre. Saugt man nun die Luft aus der hinteren Kammer und damit die hintere Gummimembran an, so tritt durch die andere Röhre Luft zwischen die beiden Membranen. Schließt man alsdann diese letztere Röhre, so bilden die beiden aus-

[1] Kurve 22 in der Arbeit von O. Müller und R. Siebeck: „Über die Vasomotoren des Gehirnes", Zeitschr. f. experim. Pathol. u. Therapie 4, 1907.

[2] A. Lehmann, „Die körperlichen Äußerungen psychischer Zustände", Bd. 1, S. 7f.

einandergedrängten Gummimembranen ein Kissen, und jeder Druck, der auf das Kissen ausgeübt wird, pflanzt sich auf die Luft in der hinteren Kammer und von da durch einen angesetzten Gummischlauch mit Nulldruckventil auf eine Schreibkapsel fort. Wenn sich die Gummimembran bei stärkerem Fettpolster den Bauchdecken gut auflegt, so ist das Aufblasen des Luftkissens auch entbehrlich. Um der Versuchsperson jede Unannehmlichkeit zu ersparen und um sie besonders vor dem Einfluß der Kälte zu schützen, band ich den Pneumograph im allgemeinen nicht auf die bloße Haut auf, sondern ließ die Kleider nur bis aufs Hemd öffnen. Bei Männern wurde die abdominale Atmung registriert, und es zeichneten sich auf der Atemkurve auch die epigastrischen Pulsationen auf. Bei Frauen fixierte ich den Apparat meistens auf der Brust; mitunter lag er mehr auf der linken Seite, und es wurde dann der Herzstoß mitregistriert. Es ist nicht nötig, den Pneumograph besonders fest umzubinden, wodurch die Versuchsperson sich beengt fühlen würde. Da die Versuchsperson während des Versuches schon wegen des Plethysmographen still sitzen muß, ist ein Verschieben des Pneumographen nicht zu befürchten.

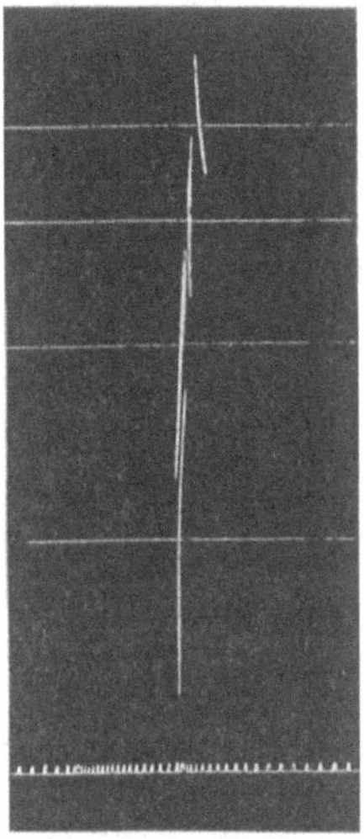

Fig. 4. Der Abstand der Schreibfedern bei der Registrierung.

Da nach E. Weber die Registrierung der Atmung für die richtige Deutung plethysmographischer Kurven unentbehrlich ist, so brachte ich an dem Uskoffschen Apparat noch eine weitere Schreibkapsel (S_2, Fig. 1) an, deren Gummimembran etwas stärker gespannt war, und die speziell für die Atmung bestimmt war. Die Atmung wurde stets in der Weise geschrieben, daß der aufsteigende Schenkel der Inspirationsphase und der absteigende der Exspirationsphase entsprach.

Außer der Respirationskurve konnte so die Blutdruckkurve und noch mindestens eine Volumkurve aufgenommen werden. Die Schreibkapsel S_4, welche den sinkenden Manometerdruck aufzeichnet, konnte bei gleichbleibendem Manometerdruck nach Entfernung der Hemmungsvorrichtung noch zu einer Kurve mit geringer Schwankungsbreite, also beispielsweise für die Volumkurve des Ohres oder allenfalls auch für die Blutdruckkurve, verwandt werden; doch war dies mehr ein Notbehelf.

Die Schreibkapsel für die Atmung wurde etwas schief und mit seitlicher Biegung der Schreibfederspitze so angebracht, daß die Ordinate der Atemkurve nur etwa $^1/_2$ mm links von der Ordinate der anderen Kurven zu liegen kam, d. h. so weit, daß die Schreibfeder S_2 die benachbarten Schreibfedern S_1 und S_3 eben nicht berühren konnte. Die seitliche Verschiebung der Kurven brauchte auf diese Weise nicht größer zu sein, als sie in Fig. 4 dargestellt ist. Die seitliche Verschiebung der Atmung läßt sich im einzelnen Falle auch oft noch nachträglich in der Weise feststellen, daß man auf die epigastrischen Pulsationen achtet, welche der Respirationskurve aufgesetzt sind; man legt ein Lineal durch die korrespondierenden Pulse der verschiedenen Kurven. Für die unmittelbare Anschauung kommt jene Ungenauigkeit kaum in Betracht.

Die Anwendung des Uskoffschen Sphygmotonographen in der hier beschriebenen Weise erleichtert die Untersuchung ganz außerordentlich. Die Schreibfedern sind jederzeit gebrauchsfertig eingestellt, und wenn noch die käuflichen, fertig berußten Registrierstreifen zur Verfügung stehen, sind die Vorbereitungen zu einer Untersuchung und die Untersuchung selbst sehr vereinfacht und ermüden weder die Versuchsperson noch den Versuchsleiter.

II. Versuchsanordnung. Verwertung der Versuchsresultate.

Bei der Registrierung des Blutdruckes, des Arm- und des Ohrplethysmogrammes saß die Versuchsperson auf einem Stuhl dem Versuchsleiter gegenüber an derselben Seite eines Tisches; bei Aufnahme des Darmplethysmogrammes lag sie neben dem Tisch auf einem Ruhebett.

Die Apparate waren folgendermaßen angebracht: Der dem Tisch nächste Arm der Versuchsperson, meistens der rechte, diente der Aufzeichnung des Armplethysmogrammes; um den anderen Arm wurde die Blutdruckmanschette gelegt. Das dem Tisch nächste Ohr diente der Aufzeichnung des Ohrplethysmogrammes.

Zuerst wurde im allgemeinen der Pneumograph umgebunden. Alsdann wurde der Armplethysmograph angelegt, damit sich der Arm während der weiteren Vorbereitungen schon an den Wasserdruck gewöhnen konnte; anfangs pflegt nämlich das Armvolumen infolge der auf dem Arm lastenden Wassermasse stetig zu sinken. Nach Anlegung des Armplethysmographen wurde die Blutdruckmanschette um den Oberarm befestigt und sodann die verschiedenen Schläuche, welche dauernd mit dem Sphygmotonographen in Verbindung blieben, mit den einzelnen Apparaten verbunden. Die Nulldruckventile befanden sich in nächster Nähe des Tonographen, so daß der Luftdruck unmittelbar vor jedem Versuch schnell ausgeglichen werden konnte. Der Ohrplethysmograph wurde, um unnütze Arbeit zu ersparen, in der Regel erst dann befestigt, nachdem sich der Versuchsleiter durch Vorversuche mit Blutdruck und Armplethysmogramm überzeugt hatte, daß sich die Versuchsperson hinreichend ruhig verhielt und sich den äußeren Versuchsbedingungen anzupassen wußte.

Viele Autoren haben es für nötig gehalten, dafür zu sorgen, daß die Versuchsperson nicht zu viel von den Apparaten zu sehen bekam. Natürlich ist es unzulässig, daß die Versuchsperson während eines Versuches auf die Apparate blickt, wodurch ihre Aufmerksamkeit dorthin konzentriert würde. Das ist aber auch nicht zu befürchten, wenn sie die Augen schließt, oder wenn man ihr, falls ihr das Augenschließen Mühe macht, ein leichtes Tuch über den Kopf hängt. Nicht zweckmäßig scheint es mir dagegen zu sein, wenn die Versuchsperson auch zwischen den Versuchen die Apparate nicht sieht. Schon für den Gesunden ist es beunruhigend, wenn er nicht weiß, was hinter seinem Rücken vorgeht; noch viel mehr ist dies bei vielen Kranken der Fall. Daher hielt ich es nicht nur für erlaubt, sondern geradezu für angebracht, die Versuchsperson ohne weiteres vor den Tonographen zu setzen und ihr zu sagen, daß ihr „Puls gemessen" werden solle.

Bei Aufnahme der ersten Blutdruckkurve unter sinkendem Druck durfte die Versuchsperson zusehen und sich so überzeugen, daß nichts Schlimmes mit ihr geschah. Alsdann wurde sie aufgefordert, künftighin die Augen zu schließen, mit der Begründung, daß ihre Aufmerksamkeit nicht in Anspruch genommen werden dürfe, weil dies die Untersuchung störe. Auch wurde ihr weiterhin mitgeteilt, daß die Luft nun oft etwas länger in der Manschette bleibe. Die Hauptsache sei, daß sie möglichst ruhig dasitze und an nichts denke; wenn sie wolle, könne sie auch einschlafen. Letzteres war freilich nicht beabsichtigt und auch nicht zu erwarten, da sie auf einem gewöhnlichen Stuhl saß und für den Kopf keine Lehne hatte. Durch jene Verhaltungsmaßregel sollte nur ein Zustand möglichster Ruhe herbeigeführt werden. Damit sie nicht ängstlich war, wurde ihr ferner versichert, daß die Untersuchung in keiner Weise schmerze; denn jeder Schmerz und jede Unannehmlichkeit in ihrem Befinden könnte die Untersuchung nur stören. Deshalb müsse sie es auch sagen, sobald der Druck der um den Arm gelegten Manschette unangenehm werden sollte.

Die Art und Weise, wie man mit der Versuchsperson umgeht, muß natürlich ihrer Individualität angepaßt werden. Ein mißtrauischer Paranoiker wird in den Apparaten leicht ein von seinen Feinden benutztes Marterinstrument erblicken. Ein stumpfer, gleichgültiger Paralytiker wird sich um das, was mit ihm vorgeht, wenig kümmern, und bei ihm sind viel Worte überflüssig. Manche normale Versuchspersonen wußten, daß ihre „Gedanken untersucht" werden sollten. Dies hatte, besonders bei weiblichen Personen, mehrfach die nachteilige Folge, daß sie sich aufregten, was sich schon in ihrem äußeren Wesen kundgab und auf der Kurve in starken Respirationsoszillationen des Armplethysmogrammes zum Ausdruck kam. Sonst hatte ich mit den abnormen Zuständen der Erregung, Spannung und Schläfrigkeit, die Lehmann beschreibt, im ganzen wenig zu tun, was ich mit auf meine Versuchsanordnung zurückführe; sich aufzuregen, hatte die Versuchsperson wenig Grund, da nicht hinter ihrem Rücken experimentiert wurde, und da sie ja nötigenfalls die Augen öffnen konnte, wenn ihr irgend etwas bedenklich vorkam. Da sie ferner nicht in einem Lehnstuhl, sondern auf einem gewöhnlichen Stuhle saß, so mußte sie sich immerhin eine gewisse Haltung auferlegen und konnte nicht einschlafen.

Nachdem zwei Blutdruckkurven unter sinkendem Manschettendruck — die erste bei offenen, die zweite bei geschlossenen Augen der Versuchsperson — aufgenommen waren, wurde die Kapillare K_2 (Fig. 1) geschlossen, und nun begannen die eigentlichen Versuche. Zunächst wurde eine „Ruhekurve“ ohne Anwendung eines Reizes aufgenommen. Alsdann wurden die folgenden psychischen Vorgänge untersucht.

1. Geistige Arbeit.

Als solche dienten meistens Rechenaufgaben und zwar Multiplikationen einer einstelligen mit einer zweistelligen Zahl, also z. B. aus dem großen Einmaleins. Bei solchen Personen, die im Rechnen besonders gewandt waren, wurden auch schwerere Aufgaben gegeben, bei Schwachsinnigen leichtere, eventuell aus dem kleinen Einmaleins.

2. Sensorielle Erwartung.

Hierbei wurde in der Weise verfahren, daß ein indifferenter, nicht gefühlsbetonter Sinnesreiz angekündigt wurde, und die Versuchsperson mußte „jetzt“ sagen, sobald sie denselben wahrnahm. Es war also nicht die Reaktion auf einen Sinnesreiz, welche untersucht wurde, sondern die Reaktion auf die Erwartung eines solchen. Die Aufmerksamkeit der Versuchsperson wurde sensoriell eingestellt, die gleichzeitige Auslösung von bestimmten Gefühlstönen war hier, ebenso wie bei der geistigen Arbeit, nicht beabsichtigt. Bei dem angekündigten Sinnesreiz handelte es sich meistens um eine leise Berührung der Haut des Armes oder des Gesichtes mit einem Nadelknopf. Die Stelle der Berührung wurde aber vorher nicht mitgeteilt, vielmehr lautete die Aufforderung: „Sobald ich Sie irgendwo leise berühre, sagen Sie ‚jetzt‘!“ Es wurde also dieselbe Aufmerksamkeitsanspannung verlangt, wie bei der neurologischen Sensibilitätsprüfung auf feinste Berührung. Die Zeit, die von der Mahnung bis zur Applikation des Reizes verging, richtete sich unter anderem nach der Reaktion der Versuchsperson. Wenn die Reaktion des Armplethysmogrammes sehr stark war, so wurde der Sinnesreiz ziemlich bald gegeben, damit man nach Möglichkeit noch die Rückkehr der Kurve zur Norm verfolgen konnte. Bei Kranken mit Merkfähigkeitsdefekt, welche die Mahnung vergaßen, durfte aus diesem letzteren Grunde die Zeit nicht zu lang sein, oder die Versuchsperson wurde hier zwischendurch noch ein- oder mehrmals ermahnt mit den Worten:

„Genau aufpassen!“ An Stelle einer Tastwahrnehmung wurde mitunter auch eine Gehörswahrnehmung angekündigt, indem die Versuchsperson aufgefordert wurde, auf eine herannahende Taschenuhr zu achten und, sobald sie das Ticken derselben hörte, „jetzt“ zu sagen. Bei dieser Versuchsanordnung störte aber das Uhrwerk des Tonographen.

3. Unlust.

a) Sensorielle Unlust.

Um sensorielle Unlust zu erzeugen, wandte ich anfangs hauptsächlich Geschmacksreize, wässerige Lösungen von Chinin oder Magnesiumsulfat, an, welche nach Alechsieff die besten Resultate geben. Für die Aufnahme des Ohrplethysmogrammes erweisen sich dieselben jedoch weniger geeignet, da der Mund etwas geöffnet werden muß und eventuell Schluckbewegungen ausgeführt werden, wobei sich die Weichteile unterhalb des Ohres bewegen. Bei der Aufnahme der Ohrkurve wurden deshalb meistens Nadelstiche in die Haut des Armes, und zwar desjenigen, an welchem der Blutdruck gemessen wurde, angewandt.

b) Intellektuelle Unlust.

Um intellektuelle Unlust, d. h. unlustbetonte Vorstellungen, zu erwecken, wurde in verschiedener Weise verfahren. So wurde die Versuchsperson z. B. an die traurige Tatsache erinnert, daß sie nicht zu Hause bei ihren Angehörigen sein könne. Bei Kranken mit Krankheitseinsicht wirkte auch der Hinweis auf ihre Krankheit. Melancholische konnte man an den Inhalt ihrer Versündigungsideen oder an die Langwierigkeit ihrer Krankheit erinnern, Paranoiker, die sich verfolgt glaubten, an ihre Verfolgung; im letzteren Falle war es jedoch unter Umständen zweifelhaft, ob nicht der erzielte Affekt dem Affekt der zornigen Erregung zuneigte, was nicht beabsichtigt war. Es war vielmehr meine Absicht, hier in erster Linie die sogenannten asthenischen Unlustaffekte zu untersuchen. Mißlich war es oft, wenn die Versuchsperson auf die betreffende Anrede hin selbst zu sprechen anfing. Diese letztere Störung war weniger zu befürchten, wenn die Unlust z. B. dadurch ausgelöst wurde, daß die Versuchsperson wegen ihres unruhigen Verhaltens oder wegen ihres schlechten Rechnens eine schroffe Zurechtweisung erhielt.

4. Lust.

a) Sensorielle Lust.

Am geeignetsten zur Erzeugung starker Lustgefühle sind nach Alechsieff Geruchsreize. Auch mir scheint es, daß diese Reize für die Auslösung sensorieller Lust in erster Linie in Frage kommen, wenn freilich auch oft die Atmung hierbei in unerwünschter Weise verändert wird. Als Geruchsreiz verwandte ich einen guten, milden Wohlgeruch (Flieder oder dergl.), wie er käuflich fertig zu haben ist. Es darf natürlich nie vergessen werden, die Versuchsperson nachher zu befragen, ob der Geruch gut oder schlecht war. Wenn der Geruch nicht zusagte, so wurde z. B. noch ein Versuch mit Einatmen von Pfefferminz gemacht; in Wasser aufgelöste Pfefferminztabletten wurden auch als Geschmacksreiz verwandt. Bei diesem letzteren Reiz ist allerdings zu berücksichtigen, daß Pfefferminz gleichzeitig als Kältereiz wirkt. Daß die Volumkurve des Ohres bei Geschmacksreizen leicht verunstaltet wird, wurde bereits bei Besprechung der sensoriellen Unlust erwähnt. Von der veränderten Atmung bei Geruchsreizen wird in mechanischer Weise zuerst die Volumkurve des Darmes betroffen; durch den veränderten Druck in der Bauchhöhle können dann weiterhin die anderen vasomotorischen Kurven in Mitleidenschaft gezogen werden (vgl. hierzu Abschnitt III). Auch die an die Versuchsperson gerichtete Mahnung, ruhig wie bisher weiter zu atmen, hat nicht immer den gewünschten Erfolg.

b) Intellektuelle Lust.

Ein einigermaßen beträchtliches intellektuelles Lustgefühl am Experimentiertisch auszulösen, ist bei einer normalen Versuchsperson ohne Hypnose fast noch schwieriger als die Erzeugung intellektueller Unlust. Dadurch, daß ich die Hypnose hier nicht anwandte, sondern diese Versuche unter den gleichen Bedingungen anstellte, wie die anderen Versuche, glaube ich jedoch um so eher die verschiedenen Versuchsergebnisse miteinander vergleichen zu dürfen.

Die Art und Weise, wie ich lustbetonte Vorstellungen auslöste, war verschieden. Bei normalen Personen wurden oft angenehme Erinnerungen oder Hoffnungen geweckt, mit denen sie sich besonders befaßten; das Material hierzu wurde vorher in unauffälliger Weise, eventuell durch Dritte, in Erfahrung gebracht. Bei Kranken war die Verheißung, daß sie bald wieder nach Hause kämen, oder, wenn sie Krankheitseinsicht hatten, daß sie bald wieder gesund würden, ein sehr geeignetes Mittel, um freudige Affekte auszulösen. Männern wurden eventuell Zigarren als Belohnung für ihr Stillsitzen versprochen, Frauen Schokolade. Mitunter wurde auch ein Lob für gutes Rechnen erteilt usw. Wenig Erfolg hatte es, einem Paralytiker seine Größenideen vorzuführen, weil er hierüber zu gleichgültig und selbstverständlich dachte. Die auch sonst bekannte Tatsache, daß Schwachsinnige oft leichter affekterregbar sind, als Gesunde, fand ich auch bei meinen Untersuchungen bestätigt und kam mir zustatten.

Außer gefühlsbetonten Sinnesreizen wurde hin und wieder auch ein gleichgültiger, neutraler Sinnesreiz angewandt, indem die Versuchsperson mit einem Nadelknopf an ihrem Arm berührt wurde, oder indem ihr eine Taschenuhr ans Ohr gehalten wurde. Es wurde also hier nicht, wie bei der sensoriellen Erwartung, der Reiz eine Zeitlang vorher angekündigt, sondern unmittelbar gegeben. Wie schon hier bemerkt sei, sind die Versuche dieser Art, die ich an normalen Personen anstellte, nicht zahlreich genug, als daß ich zu der Frage Stellung nehmen könnte, ob ein derartiger Reiz bis zum Bewußtsein durchdringen muß, damit er eine Reaktion des Gefäßsystemes auslöst. Abgesehen von dieser Frage sind aber die Versuche mit indifferenten Sinnesreizen im Rahmen der übrigen Versuche noch von anderem Interesse, wie sich später zeigen wird.

Außer den oben aufgezählten Reizen wurden noch sonstige Reize angewandt, im allgemeinen wurde aber wenig abgewechselt, um die Versuchsresultate möglichst miteinander vergleichen zu können. Die Versuche über Unlust wurden aus naheliegenden Gründen meist bis gegen Ende der Sitzung aufgehoben; der Nachgeschmack des Chinins hätte auch unter Umständen bei den weiteren Untersuchungen gestört.

Besonderer Erwägung bedarf die Frage, wie man die Versuchsperson auf die kommenden Reize vorbereiten soll. Wenn man sie gar nicht vorbereitet, so tritt außerordentlich leicht ein Erschrecken über den Sinnesreiz ein, auch bei solchen Personen, die an und für sich gar nicht schreckhaft veranlagt sind. Dieses häufige Erschrecken über den Sinnesreiz dürfte seinen Grund darin haben, daß die Versuchsperson die Augen geschlossen hält und den Reiz nicht herannahen sieht. Aber auch bei einer unerwarteten Rechenaufgabe regte sich die Versuchsperson, wie aus der sogleich einsetzenden starken Blutdrucksteigerung zu ersehen war, häufig auf, sie wiederholte die Frage, wodurch Unregelmäßigkeiten in die Kurven kamen, und rechnete, wenn sie etwas ehrgeizig war, so schnell als möglich, also stärker affektbetont. Bei Prüfung der sensoriellen Aufmerksamkeit wurde nicht immer sogleich verstanden, worauf es ankam. Im Hinblick auf diese Störungen war zu erwägen, ob es nicht besser sei, die Versuchsperson auf den Reiz vorzubereiten. Eine jedesmalige Vorbereitung auf den sogleich kommenden Versuch würde nun aber unter Umständen bei Sinnesreizen zur Folge gehabt haben, daß der Reiz weniger wirkte, weil nicht ein ganz neuer Vorstellungskomplex auftrat, sondern sich nur die Wahrnehmung zu der bereits vorhandenen Vorstellung hinzugesellte. Die Erwartung des Reizes würde außerdem die Kurve von Anfang an verändert haben, wie dies Lehmann von den Spannungszuständen beschrieben hat. Um den hieraus entstehenden Fehlern möglichst zu entgehen, verfuhr ich in der Weise, daß ich die Versuchsperson ganz allgemein vor Beginn der eigentlichen Versuche auf die verschiedenen Möglichkeiten vorbereitete. So ließ ich sie vorher ein oder einige Rechenexempel lösen und machte sie, wenn nötig, darauf aufmerksam, daß sie die Frage nicht wiederholen und leise für sich rechnen solle. Weiterhin wurde ihr erklärt, wie sie sich bei Prüfung der sensoriellen Erwartung zu verhalten habe. Auch sagte ich ihr, daß sie eventuell etwas zu riechen oder zu schmecken bekomme, daß sie im ersteren Falle ruhig weiter atmen müsse und den Kopf nicht bewegen dürfe. Die Vorbereitung auf einen Nadelstich geschah in der Weise, daß vorher festgestellt wurde, wie tief man stechen mußte, um ein „leichtes Unbehagen" zu erzeugen; wenn man die Versuchsperson nicht in dieser Weise auf den Schmerz vorbereitet, so bekommen viele Versuchspersonen bei dem Nadelstich Angst, daß man tiefer stehen könnte (intellektuelle Unlust), und werden unruhig.

Bei Anstellung der eigentlichen Versuche wurde der einzelne Reiz nochmals unmittelbar vor seiner Anwendung angemeldet mit den Worten: „So, jetzt bekommen Sie etwas zu riechen" oder: „Jetzt steche ich also ein wenig mit der Nadel in die Haut Ihres Armes". Sogleich auf diese Worte folgte der Reiz. Diese unmittelbar vorangehende Anmeldung des einzelnen Reizes geschah also im Hinweis auf die allgemeine Vorbereitung der Versuchsperson und bedurfte nur weniger Worte. Hierdurch wurde bei Sinnesreizen die Wirkung der Wahrnehmung vielleicht etwas abgeschwächt, aber, worauf es vor allem ankam, das Auftreten unbeabsichtigter Affekte verhindert. Selbstverständlich kamen diejenigen Reize, mit denen die Auslösung intellektueller Lust oder Unlust beabsichtigt war, gänzlich unverhofft. Vor jedem Versuch war eine Ruhepause, deren Länge dem jeweiligen Verhalten der Versuchsperson angepaßt wurde.

In weitaus den meisten Fällen wurde außer dem Arm- und eventuell dem Ohrplethysmogramm die Blutdruck- und Atmungskurve registriert. Die Wichtigkeit der Atmungsschreibung für die Deutung der Kurven wird von E. Weber sehr betont. Was die Blutdruckkurve anbetrifft, so bediente ich mich, wie erwähnt, anfangs der diastolischen Blutdruckkurve, um die Versuchsperson durch den Druck der Manschette möglichst wenig zu belästigen, ging jedoch der einwandfreieren Deutung halber alsbald zur systolischen Blutdruckkurve über. Ein einzelner Versuch mit Blutdruckregistrierung gestaltete sich folgendermaßen: Die Versuchsperson schließt die Augen. Alsdann bläst der Versuchsleiter mit dem Gebläse Luft in die Manschette, stellt dann den Hahn des Tonographen in die oben erwähnte zweite Stellung, öffnet nochmals je nach Bedarf die Nulldruckventile und setzt den Papierstreifen in Bewegung.

Nach Möglichkeit wurden alle die aufgezählten Arten von Bewußtseinsvorgängen innerhalb derselben Sitzung zu wiederholten Malen untersucht. Wenn zwei Einzelresultate eines psychischen Vorganges nicht übereinstimmten, so wurde noch ein dritter oder vierter Versuch hinzugefügt. Eine Sitzung dauerte auf diese Weise $^1/_2$—1 Stunde. War die Versuchsperson ungeduldig, so mußte die Untersuchung abgekürzt werden. Kam es nur auf allgemeine Orientierung über die Reaktionsweise einer Versuchsperson an, so wurde in noch später zu erörternder Weise verfahren. Auf die Aufnahme eines Protokolles während der Sitzung wurde verzichtet, um die Geduld der Versuchsperson nicht zu sehr in Anspruch zu nehmen. Es wurden vielmehr nur die notwendigsten Bemerkungen auf dem Papierstreifen notiert. Unmittelbar nach jedem Versuch wurden an die Versuchsperson Fragen gerichtet, um über ihre Gedanken während des Versuches einige Auskunft zu erhalten. Wenn z. B. die Kurven nach einer Rechenaufgabe nicht bald zum früheren Niveau zurückkehrten, so wurde sie gefragt, ob sie nochmals nachgerechnet hätte. Bei intellektueller Lust und Unlust kam es natürlich besonders darauf an, zu wissen, was die Versuchsperson gedacht hatte, ob nicht etwa das Gegenteil der beabsichtigten Wirkung erreicht war. Mitunter blieb das Resultat eines Versuches im Hinblick auf die subjektiven Angaben zweifelhaft. Bestand der Verdacht, daß eine Versuchsperson die an sie gerichteten Fragen gedankenlos beantwortete, so wurden Suggestivfragen in entgegengesetzter Richtung gestellt. Über das Resultat der gewonnenen Auskunft wurden Bemerkungen in ein Protokoll aufgenommen, welches nach Beendigung der Sitzung oder noch am selben Tage niedergeschrieben wurde.

Die Selbstbeobachtung kam also im Sinne einer retrospektiven Betrachtung der Bewußtseinserlebnisse bei meinen Untersuchungen zur Anwendung. Die Versuchsperson wurde nachträglich über ihren Gedankengang befragt. Bei dementen und sehr vergeßlichen Versuchspersonen versagt freilich diese Methode. Mitunter veränderten sich die vasomotorischen Kurven schon ohne die Einwirkung von Reizen in auffallender Weise. Die Versuchsperson wurde dann ebenfalls nachher befragt, woran sie gedacht habe, und der Versuch je nachdem entsprechend verwertet.

Was die Tageszeit anbetrifft, zu welcher ich die Untersuchungen anstellte, so wurden, wo nichts Besonderes bemerkt ist, Kranke in den Vormittagsstunden, Gesunde in den Nachmittagsstunden zwischen 4 und 6 Uhr untersucht. Die Gesunden, von Beruf vorwiegend Krankenpfleger, waren ihrer gewöhnlichen Tagesbeschäftigung nachgegangen und durften keinesfalls unter der Nachwirkung von Alkohol stehen. Die Versuchspersonen wurden ferner darauf untersucht, ob Herzfehler oder Arteriosklerose vorlagen. Sofern im folgenden nichts hierüber bemerkt ist, lag nichts Derartiges vor.

Die Versuchsresultate wurden zunächst in den Sitzungsprotokollen niedergelegt. Es wurde von jedem Versuch notiert, ob die Blutdruckkurve an- oder abstieg, gleichblieb oder hin und her schwankte, das gleiche wurde vom Plethysmogramm angegeben. Ferner wurde vermerkt, wenn die Atmung unregelmäßig war oder irgendwelche sonstigen Störungen vorlagen usw. Die Kurvenveränderungen wurden durch unmittelbare Anschauung[1] festgestellt; waren sie schwer zu erkennen, so wurden Richtungslinien gezogen. Wenn die Veränderungen der vasomotorischen Kurven nur geringfügig waren und ihre Deutung aus diesem oder anderen Gründen zweifelhaft war, so wurde auf die Schwierigkeit der Deutung durch ein oder zwei Fragezeichen im Protokoll aufmerksam gemacht. Die Sitzungsprotokolle wurden später nach Diagnosen geordnet und für jedes Krankheitsbild Tabellen angelegt, und zwar innerhalb jedes Krankheitsbildes je eine Tabelle für jeden psychischen Vorgang, geistige Arbeit, sensorielle Erwartung usw. In diesen Tabellen waren die Versuchsresultate nur kurz vermerkt. In den weiter unten mitgeteilten summarischen Berechnungen der Versuchsresultate sind diejenigen Veränderungen der Kurven, welche mit einem oder zwei Fragezeichen versehen sind, als fragliche Veränderungen zusammengefaßt.

III. Fehlerquellen der Methodik.

Was zunächst die kontinuierliche Registrierung des Blutdruckes mit dem Uskoffschen Apparat anbetrifft, so ist, abgesehen von den Fehlerquellen, die wir oben bereits besprochen haben, ein Punkt zu beachten, der zu Irrtümern führen könnte. Während der fortlaufenden Blutdruckkurven kann man, zu verschiedenen Zeiten verschieden stark, ein langsames Sinken des Manometerstandes beobachten. Diese langsame Abnahme des Manometerdruckes muß nicht etwa, woran man zuerst denken könnte, von einer Undichtigkeit des Apparates herrühren, sondern sie kann andere Ursachen haben. Zunächst ist zu beachten, daß der Turgor der Haut unter dem Druck der Manschette abnimmt und die Manschette sich hierbei dehnen kann. Aber das Sinken des Manometers tritt auch dann auf, wenn man den Schlauch nach der Manschette abklemmt. Dieses letztere Sinken ist, sofern natürlich keine Undichtigkeit der Schlauchverbindungen vorliegt, sehr wahrscheinlich

[1] Veränderungen der Blutdruckkurven sieht man oft deutlicher, wenn man die Kurven schräg von der Seite betrachtet.

dadurch bedingt, daß der Gummiballon in der Glaskugel *Gk* (Fig. 1) vermöge seiner Dehnbarkeit dem Manschetten- und Manometerdruck langsam etwas nachgibt. Diese Vermutung wird auch durch die S. 20 erwähnte Tatsache bestätigt, daß, wenn die Kapillare K_1 verschlossen ist, die Kurve oft ansteigt. Das Sinken des Manometers, welches bei systolischen Blutdruckkurven ein vom Blutdruck unabhängiges Ansteigen, bei diastolischen ein Abfallen der Kurve zur Folge haben muß, tritt dann besonders störend in die Erscheinung, wenn die Gummiteile des Uskoffschen Apparates noch neu sind und der Apparat etwa mehrere Tage nicht gebraucht war. Um die Störung dann möglichst zu beseitigen, klemmte ich in diesen Fällen vor Beginn der Versuche den Schlauch nach der Manschette ab und hielt das Manometer einige Minuten auf hohem Druck, wodurch die Gummiteile im voraus etwas gedehnt wurden. Die hier besprochene, vom Blutdruck unabhängige Veränderung der Blutdruckkurve vermag also eine kontinuierliche Zunahme des Blutdruckes vorzutäuschen und muß natürlich bei der Deutung der Kurven berücksichtigt werden. D. h. in praxi muß man sich vor Augen halten, daß die Blutdruckkurve nach Einwirkung eines psychischen Reizes nicht ganz zu ihrem früheren Niveau zurückkehren muß, trotzdem der Blutdruck wieder die frühere Höhe erreicht haben kann. Die Beurteilung, ob der Blutdruck auf einen Reiz ansteigt oder sinkt, wird durch jenen Fehler der Registrierung weniger erschwert, weil die psychisch bedingten Veränderungen des Blutdrucks im allgemeinen plötzlicher auftreten, die vorgetäuschte Zunahme des Blutdrucks dagegen sehr allmählich erfolgt. Auf kurze Kurvenabschnitte, bei häufigem Gebrauch des Apparates und, wenn die Gummiteile etwas älter sind, macht sich der Fehler nur wenig bemerkbar.

Um genau zu wissen, wieviel das Manometer sank, hielt ich anfangs das Gebläse während der Versuche im Gang, wodurch das Sinken markiert wurde. Später, als ich in der Beurteilung jenes Fehlers geübt war, verzichtete ich indes auf die Markierung, weil das Inganghalten des Gebläses eine Störung für die Versuchsperson bedeutet.

Prinzipielle Bedenken gegen die Verwendung der plethysmographischen Methode zu psychologischen Untersuchungen haben R. Müller und G. Martius geäußert. Beide sind aber mit ihrer Kritik zweifellos zu weit gegangen. Müller kritisiert zunächst die Ungenauigkeit, mit der die pulsatorischen Volumveränderungen des Armes auf das Papier übertragen werden; ein quantitatives Abbild des einzelnen Volumpulses zu erhalten, meint er, sei wahrscheinlich überhaupt unmöglich. Er bespricht dann weiterhin die Entstehung der periodischen Veränderungen des Gefäßsystems, der Atemschwankungen und Mayerschen Wellen, und tritt hierbei der Annahme Lehmanns entgegen, welcher die letzteren Wellen für psychisch bedingt hält. Wir werden auf diesen Punkt später noch zurückkommen. Endlich behauptet dann Müller, ohne jedoch Beweise dafür beizubringen, daß alle Veränderungen der Volumkurve infrakortikalen Ursprunges und vom psychischen Geschehen unabhängig seien.

Die Unhaltbarkeit dieser letzteren Behauptung ist für jeden klar, der sich praktisch mit der plethysmographischen Methode beschäftigt hat, und nicht nur, wie es R. Müller getan zu haben scheint, ihre Fehlerquellen studiert hat. Auch der erstgenannte Punkt der Müllerschen Kritik, daß die Veränderungen, die der aufgezeichnete Volumpuls bei Volumschwankungen hinsichtlich seiner Höhe und Form darbietet, infolge der zahlreichen hier mitwirkenden Fehlerquellen keine weitere Beachtung verdienen könnten, trifft nur in beschränktem Maße zu.

Um die aufgezeichneten Höhenveränderungen der Volumpulse richtig deuten zu können, muß man sich unter anderem folgende Punkte klar machen. Zunächst hat bei gleichbleibenden sonstigen Bedingungen jede Volumzunahme eine geringe Zunahme und jede Volumabnahme eine geringe Abnahme der Pulshöhe, d. h. genauer gesagt, des anakroten Schenkels der Pulswelle, zur Folge. Denn bei einer Volumabnahme subtrahiert sich vom anakroten Schenkel des Pulses die mit diesem Teil der Pulswelle gleichzeitig einhergehende Senkung des Plethysmogrammes; umgekehrt addiert sich bei einer Volumzunahme die Hebung der Volumkurve zum anakroten Pulsschenkel hinzu. Diese Höhenveränderungen des anakroten Schenkels sind nicht eine Folge fehlerhafter Registrierung, sondern entsprechen dem tatsächlichen Einfluß der Gefäßverengung und -erweiterung auf die Pulshöhe. Die so bedingte Beeinflussung des anakroten Schenkels der Pulswelle durch die Volumveränderung ist aber nur gering und kommt praktisch kaum, am ehesten noch bei tarder Pulsform, in Betracht. Deutlicher und in umgekehrter Weise, wie am anakroten Schenkel, zeigt sich jene Beeinflussung am katakroten Schenkel; dieser verläuft bei schnell erfolgender Volumabnahme unter Umständen horizontal oder sogar nach oben (vgl. Fig. 47).

Eine andere, praktisch mehr in Betracht kommende Veränderung der Pulshöhe ist durch Fehlerquellen der Registrierung bedingt. Sie liegt namentlich in der Funktion der Mareyschen Schreibkapsel begründet. Je mehr sich die Schreibfeder von ihrer Ruhelage entfernt, d. h. je mehr die Gummimembran der Schreibkapsel gedehnt wird, in desto kleinerem Maßstabe zeichnet sie sowohl die pulsatorischen wie auch die Volumschwankungen auf. Um diesem Fehler zu entgehen, hat man die Mareysche Schreibkapsel durch präzisere Schreibvorrichtungen ersetzt; wir verzichteten indessen auf deren Anwendung, weil es uns von Anfang an weniger auf die quantitative, als vielmehr auf die qualitative Untersuchung der Volumänderungen — ob Zu- oder Abnahme des Volums — ankam.

Wenngleich manche technischen Fehler der Registrierung bei der Feststellung von Pulshöhenveränderungen gebührend berücksichtigt werden müssen, so unterliegt es aber andererseits doch keinem Zweifel, daß auch das psychische Geschehen von derartigen Veränderungen des Pulses begleitet ist. So haben Binet und Courtier im Experiment gezeigt, daß die Pulserniedrigung viel geringer ist, wenn die gleichzeitige Volumabnahme durch eine langsame Bewegung des Plethysmographen oder des im Plethysmographen liegenden Körperteiles vorgetäuscht wird, als wenn sie psychisch bedingt ist. Wie sich später noch zeigen wird, werden die Veränderungen der Pulshöhe namentlich durch bestimmte Veränderungen des Blutdrucks und Pulsdrucks hervorgerufen.

Was den Vergleich der Pulsform von Plethysmogrammen verschiedener Versuchspersonen anbelangt, so ist hier natürlich noch größere Vorsicht am Platze, als bei Feststellung von Pulsveränderungen innerhalb derselben Kurve. Bei dem Vergleich verschiedener Kurven muß man möglichst solche Stellen zum Vergleich auswählen, welche der Ruhelage der Schreibfeder nahe liegen. Ferner ist hinsichtlich der Pulshöhe auch die verschiedene Dicke der Arme zu berücksichtigen. Wenn auch die Erhebungen des katakroten Pulsschenkels durch Eigenschwingungen der übertragenden Wassermasse modifiziert sind, so gibt es doch, wie wir noch sehen werden, auch Unterschiede in der Pulsform der Plethysmogramme, die ganz gewiß nicht in Eigenheiten der Registrierung, sondern in einer abnormen Beschaffenheit des Gefäßsystems ihren Grund haben.

G. Martius hebt in seiner Kritik der früheren plethysmographischen Arbeiten besonders drei Punkte hervor. Der erste Punkt betrifft die Ausmessung der Pulslänge. Martius hält es für nötig, die respiratorischen Schwankungen der Pulslänge mehr zu berücksichtigen und zu diesem Zweck die zu messenden Strecken so abzugrenzen, daß ihre Endpunkte gleichen respiratorischen Phasen entsprechen. Lehmann hat die Volumkurven ihrem Verlauf entsprechend in natürliche Gruppen eingeteilt und für diese Gruppen die Pulslänge bestimmt. In Anbetracht dessen, daß die Gefäßweite das vom Herzen zu leistende Arbeitsquantum und damit auch die Pulsfrequenz beeinflußt, glaube ich, daß die Einteilung in natürliche Gruppen kaum zu umgehen ist. In Zukunft wird man auch das Verhalten des Blutdrucks mitberücksichtigen müssen und die Ausmessung der Pulslänge, sofern ein Sphygmogramm nicht gleichzeitig aufgenommen ist, am zweckmäßigsten an der Blutdruckkurve vornehmen, weil diese Kurve horizontal verläuft.

Ähnlich wie Müller wendet sich auch Martius gegen die Deutung der Pulshöhenveränderungen des Plethysmogrammes, auf die wir schon vorhin zu sprechen kamen. Das prinzipiellste Bedenken aber, welches Martius gegen die Anwendung des Armplethysmographen hat, besteht darin, daß er behauptet, alle psychisch bedingten Niveauveränderungen der Kurve seien durch unwillkürliche Bewegungen des Armes hervorgerufen, welche die psychischen Vorgänge begleiten. Die unwillkürlichen Bewegungen des Armes sind in der Tat eine Fehlerquelle, welche leicht zu Irrtümern führen kann, und die Deutung einer einzigen Volumkurve nur in Verbindung mit der Atmungskurve ist oft sehr unsicher. Auch die gleichzeitige Registrierung zweier Plethysmogramme läßt noch große Irrtümer zu, denen selbst ein so geübter Experimentator wie E. Weber nicht entgangen ist. So brüske und starke Niveauveränderungen, wie sie Weber mitunter an der Volumkurve des Ohres zu beobachten glaubt, wurden sicherlich durch mechanische Störungen verursacht; ich werde dies an einigen Beispielen erläutern.

Den schnellen Abfall, die Zacken und den schnellen Anstieg, welche die Ohrkurve in Fig. 21 auf S. 93 (Fig. 108 auf S. 355) des Weberschen Buches[1] darbietet, pflegt man dann zu beobachten, wenn die Versuchsperson Bewegungen mit dem Unterkiefer ausführt, wie es bei Kopfrechnen sehr häufig der Fall ist. Daß die Unregelmäßigkeit einer Volumkurve, im vorliegenden Falle der Ohrkurve, durch mechanische Einflüsse bedingt ist, ist im allgemeinen dann sehr wahrscheinlich, wenn sie in einem oder mehreren steilen Absätzen abfällt und in ähnlich brüskem Anstieg auch fast ebenso schnell wieder nahezu das frühere Niveau erreicht. Trotzdem ist in der genannten Figur, wenn man den Anfangs- und Endpunkt der Störung miteinander verbindet, eine leichte Senkung der Ohrkurve während des Rechnens zu konstatieren. Ähnlich brüske Schwankungen, die nicht durch Blutverschiebungen entstanden sein können, zeigen die Plethysmogramme in Fig. 109b auf S. 357 des Weberschen Buches und in Fig. 6 der Weberschen Arbeit „Neue Beobachtungen über Volumschwankungen des menschlichen Gehirnes usw.“[2]; im ersteren dieser beiden Fälle soll freilich die Versuchsperson hypnotisiert gewesen sein. Noch andere Kurven E. Webers sind suspekt auf unwillkürliche Bewegungen, darunter bemerkenswerterweise solche, welche den Einfluß von Bewegungsvorstellungen dartun sollen.

Um die durch Innervation der Armmuskulatur verursachten Störungen der Kurve von den vasomotorischen Volumveränderungen zu unterscheiden, brachte Weber einen Kontrollapparat, bestehend aus einem Kardiographen, an, indem er denselben auf den aus dem Plethysmographen herausragenden Teil des Vorderarmes aufsetzte, um so direkt die Muskelbewegungen zu registrieren. Trotz Anwendung dieses Apparates scheint sich Weber aber sowohl in der Deutung der Kontrollkurve als auch der zu kontrollierenden Armvolumkurve getäuscht zu haben.

Betrachtet man zunächst Fig. 19a auf S. 63 (Fig. 56a auf S. 196) des Weberschen Buches, so ist zu bemerken, daß die Kontrollkurve im Ver-

---

[1] E. Weber, „Der Einfluß psychischer Vorgänge auf den Körper, insbesondere auf die Blutverteilung.“ Berlin, J. Springer, 1910.

[2] Monatsschr. f. Psych. u. Neurol. 22, 1907, S. 223.

gleich zum Armplethysmogramm nach rechts verschoben ist; die Aufzeichnung der im Plethysmographen absichtlich ausgeführten Bewegungen setzt nämlich im Vergleich zu den hierdurch bewirkten Störungen der Volumkurve zu spät ein und hört auch dementsprechend zu spät auf. Die Schreibfedern standen also während des Schreibens nicht senkrecht untereinander. Dieser an und für sich belanglose Fehler muß auch bei Betrachtung der Fig. 19b (Fig. 56b) berücksichtigt werden. In Fig. 19b wurde mit dem Fuß eine kräftige Bewegung ausgeführt. Hier zeigt die Kontrollkurve parallel dem Anstieg der Volumkurve ebenfalls einen sanften Anstieg, den man wohl im Sinne Webers auf einen vermehrten Blutzufluß zum Arm zurückführen könnte. Alsdann zeigt jedoch, synchron mit dem jähen Abfall des Armvolumens, die Kontrollkurve ebenfalls eine plötzliche Senkung. Es ist nun sehr unwahrscheinlich, daß der schnelle Abfall der Volumkurve und die brüske Senkung der Kontrollkurve durch den Abfluß des Blutes bedingt sind, weil psychisch bedingte Volumveränderungen und namentlich die Rückkehr der Volumkurven zur Norm nach meinen Erfahrungen viel langsamer vor sich gehen. Sehr viel wahrscheinlicher hat in der genannten Abbildung eine langsam zunehmende Innervation der Armmuskulatur stattgefunden, und daran anschließend ein plötzliches Nachlassen derselben.

Es ist von großer Wichtigkeit für die richtige Beurteilung der Kurven, zu beachten, daß die vasomotorischen Veränderungen, welche dem Übergang von einem psychischen Erlebnis zur Ruhe entsprechen, allmählich stattfinden, wobei natürlich die Rotationsgeschwindigkeit des Kymographions bei Betrachtung der Kurven in Rechnung zu ziehen

Atmung

Volumkurve des Armes

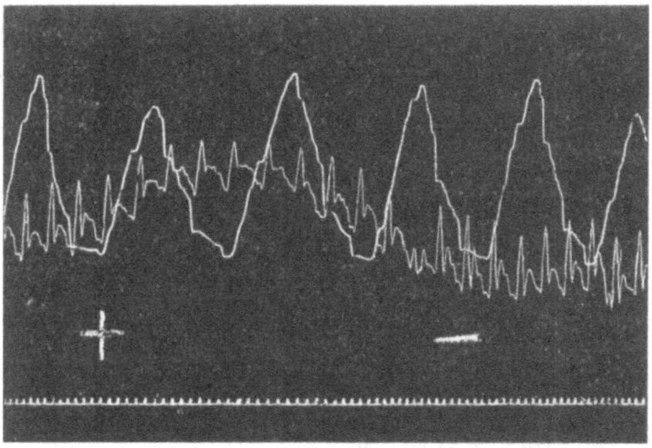

Fig. 5. Von + bis – wurde die Hand im Plethysmographen zum Faustballen willkürlich innerviert.

ist. Es können aber auch langsame Niveauänderungen der Armvolumkurve durch Innervation der willkürlichen Muskulatur bedingt sein. Fig. 5 zeigt mein eigenes Armplethysmogramm. Von + bis — ballte ich langsam die Faust im Plethysmographen, wobei ich die Hand leicht dorsalflektierte. Das Nachlassen der Innervation erfolgte absichtlich allmählich. Wenn ich mir nur eine sehr lebhafte Bewegung mit dem im Apparat liegenden Arm (z. B. Entkorken einer Flasche) vorstellte, dabei aber den Arm völlig ruhig hielt, so trat nur eine Abnahme des Volums ein; eine solche Abnahme ist auch in Fig. 5 an dem tieferen Niveau am Ende der Kurve zu erkennen. Im Gegensatz zu den Befunden Webers erhielt ich auch bei einer anderen, sonst normal reagierenden Versuchsperson unter dem Einfluß von Bewegungen (Dynamometerdrücken) eine Abnahme des Armvolumens.[1]

Was nun jenen Einwand von Martius anbelangt, daß alle psychisch bedingten Blutverschiebungen des Armes durch unwillkürliche Bewegungen vorgetäuscht seien, so sind schon die Beobachtungen Mossos und weiterhin die zahlreichen Kurven, welche A. Lehmann 1899 veröffentlicht hat, so beweisend, daß an der Verwertbarkeit der plethysmographischen Methode zu psychologischen Untersuchungen nicht zu zweifeln ist. Es wäre auch nicht zu verstehen, wie die von E. Weber beobachtete pathologische Kreislaufreaktion durch eine Umkehr der von Martius supponierten unwillkürlichen Bewegungen bedingt sein sollte. Auch die Atmungsschwankungen des Armplethysmogrammes können nicht nur durch Bewegungen des Armes verursacht sein, weil sie viel zu gesetzmäßig auftreten. Auch hat man mitunter Gelegenheit, deutliche respiratorische Schwankungen des Plethysmographen und des Armes wahrzunehmen, ohne daß dieselben in der Kurve zum Ausdruck kämen.

Zuverlässigere Anhaltspunkte für die Deutung der Niveauveränderungen der Kurven erhält man dadurch, daß man mehrere Kurven gleichzeitig registriert. Auf die Wichtigkeit der Atmungskurve wurde bereits hingewiesen. Am verhängnisvollsten macht sich die veränderte Atmung bei der Aufzeichnung des Plethysmogrammes der Bauchhöhle geltend; denn hier bedarf es nur einer leichten Kontraktion der Bauchdecken oder, was noch mehr zu fürchten ist, einer leichten Vertiefung der Atmung, damit der im Darm liegende Gummisack stärker komprimiert und ein Volumanstieg der Bauchorgane vorgetäuscht wird. Bei gleichmäßiger, ruhiger Atmung steigt infolge des Tiefertretens des Zwerchfelles und der hierdurch veranlaßten Druckerhöhung in der Bauchhöhle synchron mit der Inspiration jedesmal die Volumkurve des Darmes an. Die Atmungsschwankungen des Darmplethysmogrammes sind also im Gegensatz zu denjenigen des Armplethysmogrammes nicht durch Blutverschiebungen, sondern durch Druckveränderungen hervorgerufen. Sowohl den Einfluß der gleichmäßigen Atmung, d. h. den Einfluß der die Atmung regelmäßig begleitenden Zwerchfellkontraktionen, als auch den Einfluß der Kontraktion der Bauchdecken bei verstärkter Exspiration zeigt Fig. 6.

[1] Meine diesbezüglichen Untersuchungen werde ich noch fortsetzen. Eine Zunahme des Armvolumens sah ich bei Bewegungen des Fußes auftreten.

Diese Figur erhielt ich von einem 36jährigen Manne, Stanislaus Z., der bei einem Unfall einen Schädelbruch erlitten hatte. Der zertrümmerte Knochen war operativ entfernt worden, und es war ein kleinhandtellergroßer Defekt am linken Scheitelbein zurückgeblieben. Die Haut war an der Stelle verheilt, die Narbe vollkommen reaktionslos. Epileptische Anfälle hatten sich bisher nicht eingestellt. Wegen seiner angeblichen Beschwerden, Kopfschmerzen, Schwindel u. dgl., sollte der Mann auf seine Erwerbsfähigkeit begutachtet werden. Die neurologische Untersuchung ergab keine objektiven Abweichungen von der Norm, der Mann neigte jedoch sehr zur Übertreibung. Bei den zahlreichen plethysmographischen Untersuchungen, die ich mit ihm vornahm, reagierte er nahezu „normal" in dem später zu erörternden Sinne, so daß zu erwarten war, daß auch die Volumkurve des Gehirnes normal reagierte.

In Fig. 6 wurde bei dem +-Zeichen intellektuelle Unlust ausgelöst. Es wurde der Versuchsperson vorgeworfen, daß sie ihre angegebenen Beschwerden wohl simuliere. Die Versuchsperson äußerte ihre Unzufriedenheit über diese Vorhaltung, indem sie ein leises Jammern von sich gab und einige Worte

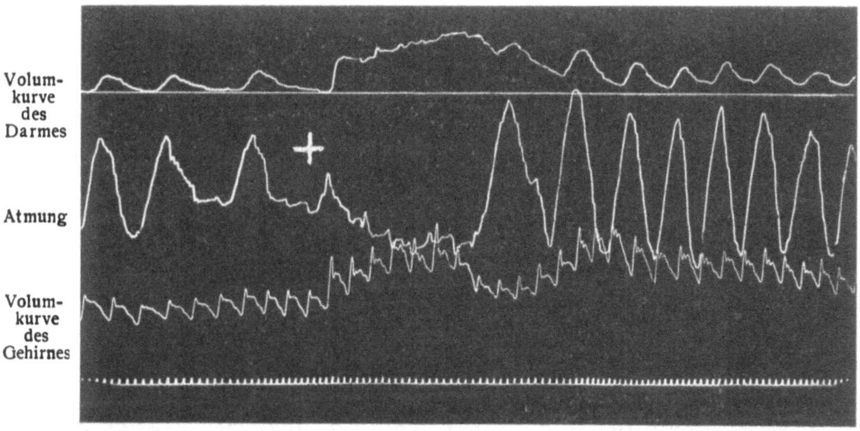

Fig. 6. Einfluß der veränderten Atmung auf Hirn- und Darmplethysmogramm bei gleichzeitiger intellektueller Unlust von + an. (Versuchsperson S. Z.; aufgezeichnet 6. IX. 13. Verkleinert auf $^{9}/_{10}$ des Originals.)[1]

sprach. Hierauf ist die stark veränderte Atmung, die langdauernde Exspiration, zu beziehen. Infolge Kontraktion der Bauchdecken steigt die Darmkurve stark an; auch das Hirnvolumen steigt stark an, letzteres zeigt bei der ersten folgenden tiefen Inspiration eine vorübergehende Senkung. Die Atmung bleibt weiterhin noch eine Zeitlang vertieft.

In der vorliegenden Figur ist nicht sicher zu unterscheiden zwischen denjenigen Kreislaufsveränderungen, die dem Einfluß der stark modifizierten Atmung und denjenigen, die unmittelbar dem psychischen Erlebnis, der intellektuellen Unlust, zuzuschreiben sind. Zum Studium der psychisch bedingten Kreislaufveränderungen sind solche Kurven deshalb ungeeignet, während sie andererseits für das Studium der psychisch bedingten Atmungsveränderungen die geeignetsten sein

[1] Wo im folgenden nichts Besonderes vermerkt ist, haben die Kurven die Größe des Originals!

können. Immerhin dürfte doch auch in der vorliegenden Abbildung der initiale starke Anstieg der Hirn- und Darmkurve, da, wo sich die veränderte Atmung noch kaum geltend machen konnte, und die trotz gleichmäßiger, wenn auch vertiefter, Atmung zurückbleibende Volumvermehrung des Hirnes und Darmes als direkte Begleiterscheinung der Unlust aufzufassen sein.

Den Einfluß der veränderten Atmung auf den Blutkreislauf hat man in der Weise untersucht, daß die Versuchsperson willkürlich in einem gegebenen Moment die Atmung änderte. Diese Methode ist jedoch, sobald sie sich auf feinere Veränderungen einläßt, nicht einwandfrei. Denn es liegt stets die Möglichkeit vor, daß die hierbei von der Versuchsperson verlangte Anspannung der Aufmerksamkeit die vasomotorischen Kurven ebenfalls in ihrem Sinne modifiziert, indem sie die Volumkurve des Armes zum Sinken bringt. In der Tat lassen sich in diesem Sinne manche Kurven deuten, die Binet und Courtier[1] veröffentlicht haben, und deren Deutung diesen Autoren selbst Schwierigkeiten bereitete. Bei schneller und vertiefter Inspiration erhielten sie eine länger dauernde Volumsenkung des Armes mit vorangehender kurzer Elevation; vor der Elevation beobachteten sie noch eine kurzdauernde Volumsenkung. Auch Gent beobachtete bei seinen Untersuchungen über die veränderte Atmung bemerkenswerterweise in der Regel eine früher oder später beginnende Volumsenkung.

Um den Einfluß der Atmungsveränderung auf den Blutkreislauf beim Menschen möglichst isoliert von psychischen Einflüssen kennen zu lernen, ist man auf zufällige Beobachtungen angewiesen. Eine solche Beobachtung stellt Fig. 7 dar. Freilich sind auch hier psychische Einflüsse nicht ganz auszuschließen; sie sind aber doch nicht von ausschlaggebender Bedeutung.

Fig. 7 ist einem 24jährigen Manne, Mathias P., entnommen, der an hochgradiger hypochondrischer Neurasthenie leidet. Die vertiefte Inspiration im Beginn der zweiten Hälfte der Abbildung findet ohne Aufforderung statt. Sie trifft nahezu mit dem Tal zwischen zwei Blutdruckwellen zusammen. Diese Wellen sind ungewöhnlich lang, weshalb ich nur einen Abschnitt der Kurven wiedergebe, auf dem das Wichtigste zu sehen ist. Von dem ×-Zeichen zählte ich nach links allein bis zum Gipfel der vorangehenden Blutdruckwelle ca. 36 Pulsschläge; nach rechts, ebenfalls nur bis zum Gipfel der nachfolgenden Welle, ca. 26 Pulsschläge. Während des ersteren Teiles der Kurven sinkt der Blutdruck in der Richtung nach der tiefen Inspiration hin gleichmäßig ab, rechts von der Inspiration steigt er alsbald kontinuierlich an. Das, was vor allem gezeigt werden sollte, ist die physiologische Wirkung der vertieften Inspiration auf die vasomotorischen Kurven: das Arm- und Ohrvolumen steigen beide, etwas verspätet, vorübergehend an; einen geringfügigen Anstieg zeigt wohl auch die Blutdruckkurve. Die Volumkurven haben nach dem darauffolgenden Abfall annähernd wieder dasselbe Niveau wie vorher. Festzustellen ist ferner, daß die Kurve des Armvolumens die ganze Zeit vorher

[1] L'année psychol. 2, 1896, S. 125 u. 126, Fig. 21 u. 22.

langsam etwas ansteigt, und zwar mit deutlichen Respirationswellen, während das Ohrvolumen seinerseits ebenso gleichmäßig sinkt. Nachher bleibt das Arm- und Ohrvolumen auf dem nichtreproduzierten Teil der Kurven nahezu auf demselben Niveau, wie es am Ende der Figur angezeigt ist. Auffallend ist, daß nach der Inspiration die deutlichen Respirationswellen, welche das Armvolumen vorher darbot, fehlen. Für die Beurteilung der Kurven ist vielleicht noch hinzuzufügen, daß die Versuchsperson auf geistige Arbeit etwas pathologisch, d. h. mit leichter Gefäßparese, reagierte, so daß diese Gefäßparese den Volumanstieg unter dem Einfluß der vertieften Atmung möglicherweise noch etwas begünstigen konnte.

Von den Einzelheiten, die Binet und Courtier bei schneller und vertiefter Inspiration am Armvolum wahrnahmen, und die zum Teil psychisch bedingt sein mochten, ist jedenfalls bei der vertieften Inspiration in Fig. 7 nichts zu finden. Ebenso, wie in Fig. 6 das exspiratorische Pressen der Bauchmuskulatur zu einer Volumvermehrung des Gehirnes

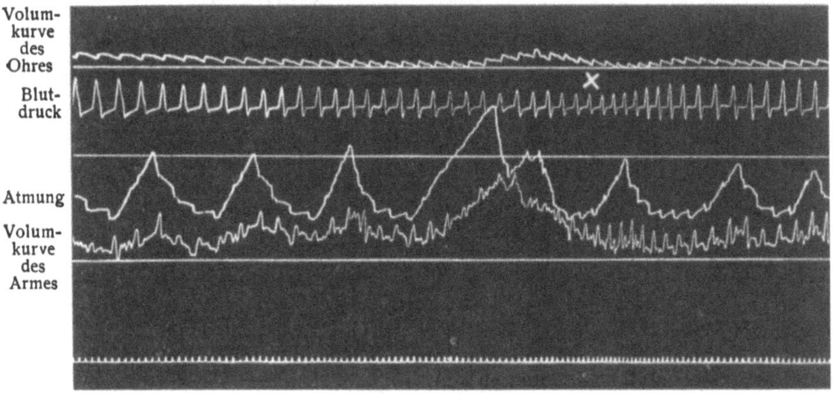

Fig. 7. Der Einfluß unaufgeforderter vertiefter Inspiration auf die vasomotorischen Kurven bei einem Neurastheniker (M. P.). Aufgezeichnet 11. IX. 13. Verkleinert auf 3/4 des Originals.

führte, bewirkt hier, in Fig. 7, das inspiratorische Tiefertreten des Zwerchfelles eine Zunahme des Arm- und Ohrvolumens. In beiden Fällen findet eine Verdrängung des Blutes aus der Bauchhöhle nach anderen Körperregionen hin statt, bei der Exspiration in Fig. 6 vermindert sich außerdem auch das Volumen der Brusthöhle. Das eigenartige Verhalten der Kurven vor und nach der tiefen Inspiration in Fig. 7 vermag ich nicht befriedigend zu erklären. Die Versuchsperson wußte nichts Besonderes über ihren Zustand anzugeben. Um eine gewöhnliche Mayersche Welle konnte es sich in Anbetracht der Länge der hier vorliegenden Wellen und des entgegengesetzten Verhaltens der Armvolumkurve und des Blutdruckes im ersten Teil der Figur wohl nicht handeln.

Ein weiteres Beispiel veränderter Atmung, wobei die Versuchsperson, nach der erheblichen Blutdrucksteigerung zu urteilen, während der Exspiration mit den Bauchmuskeln stärker preßte, liefert Fig. 8; hier ist außerdem die Wirkung einer unaufgeforderten Bewegung des im Plethysmographen liegenden Armes zu sehen.

Fig. 8 zeigt die Kurven des 22jährigen Katatonikers Anton Br. ohne Einwirkung äußerer Reize. Von + bis — wird der Arm im Plethysmographen bewegt, was an dem steilen Anstieg und Abfall der Kurve zu erkennen ist. An dem vertikalen Strich beginnt der Kranke nach einer tiefen Inspiration ohne Aufforderung die Atmung anzuhalten und zu pressen. Infolgedessen steigt der Blutdruck an, und parallel demselben das Arm-, weniger das Ohrvolumen.

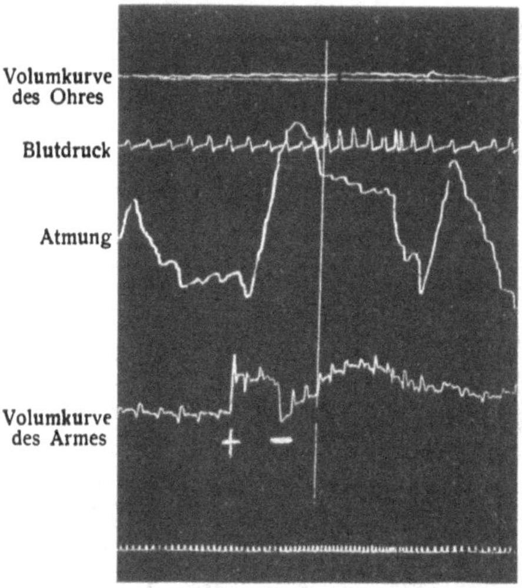

Fig. 8. Kurven eines Katatonikers (A. Br.). Von + bis – Bewegung des Armes im Plethysmographen, am vertikalen Strich Sistieren der Atmung; beides unaufgefordert. Aufgezeichnet 26. XI. 13.

Außer durch veränderte Atmung und durch Kontraktion der Bauchdecken kann das Darmplethysmogramm durch peristaltische Bewegungen des Darmes beeinflußt werden. Die Darmperistaltik pflegt sich in Wellenbewegungen von langsamer Periodik an der Darmkurve auszuprägen. Beobachtet man diese Störung, so hören die Darmbewegungen meist nicht auf, und es hat keinen Zweck, an diesem Tag mit dem Darmplethysmographen weiter zu experimentieren.

Die Atmungskurve und eine einzige Volumkurve sind, wie bereits bemerkt, nicht imstande, hinreichend sichere Resultate zu liefern, weil man Fehlerquellen sehr oft erst bei einem Vergleich mehrerer vasomotorischer Kurven entdeckt. Auch zwei Volumkurven und die Atmungskurve lassen noch sehr leicht Irrtümer zu; ein Beispiel hierfür gibt Fig. 9.

Diese Figur zeigt das Arm- und Ohrplethysmogramm einer 28jährigen hypomanischen Kranken, Emilie Z., bei Einwirkung eines sensoriellen Lustreizes (Einatmen wohlriechender Essenz). Prompter als das Sinken der Armkurve, welches wohl psychisch bedingt ist, erfolgt ein zwar nicht sehr steiler, aber doch ungewöhnlich hoher Anstieg der Ohrkurve. Diese ungewöhnlich starke Niveauveränderung der Ohrkurve läßt schon Zweifel aufkommen, ob sie wirklich das Abbild einer Volumveränderung des Ohres ist. Aus den Kurven ist eine sichere Entscheidung hierüber nicht zu treffen. Indessen beobachtete der Versuchsleiter in diesem Falle, daß die Versuchsperson eine deutliche Bewegung mit dem Kopfe ausführte.

Am sichersten ist es, bei Aufnahme einer oder mehrerer Volumkurven stets die kontinuierliche Blutdruckkurve gleichzeitig zu registrieren. Denn die Beziehungen zwischen Blutdruck und Blutvolumen lassen sich in sehr vielen Fällen viel besser Puls für Puls verfolgen, als die Beziehungen zwischen zwei Volumkurven. Und eben in der Feststellung innerer Beziehungen zwischen den einzelnen Kurven hat man die beste Gewähr, die Kurven richtig zu deuten. Als Beispiel einer kom-

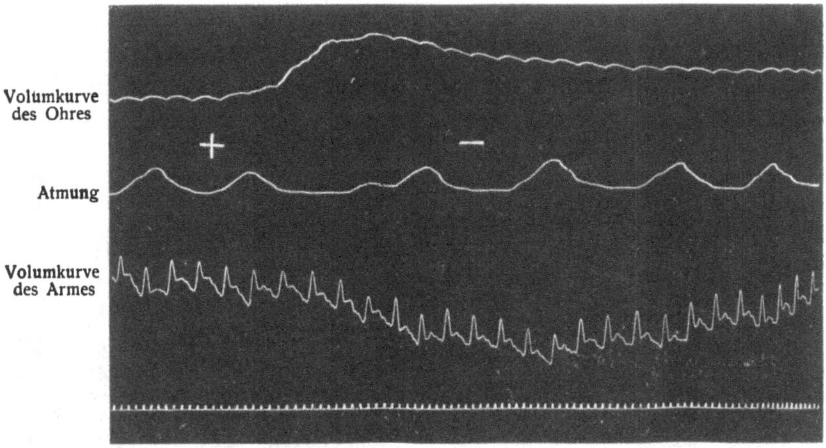

Fig. 9. Reaktion des Armvolumens einer hypomanischen Kranken (E. Z.) auf sensorielle Lust (von + bis − Einatmen wohlriechender Essenz). Das Plethysmogramm des Ohres ist durch eine Bewegung des Kopfes entstellt. Aufgezeichnet 17. V. 13.

plizierteren Analyse, wo sehr verschiedene Faktoren zusammenwirken, sei hier noch Fig. 10 angeführt.

Diese Figur ist von einem 36jährigen Manne, August N., aufgezeichnet, welcher an Dementia praecox leidet. Bei *a* beginnt ohne äußeren Anlaß ein läppisches Lachen, bei welchem die Armvolumkurve durch Bewegungen des Armes entstellt wird, wie aus den unregelmäßigen zackigen Ausschlägen leicht zu ersehen ist. Nach dieser Störung steigt das Armvolumen zusammen mit dem Blutdruck an. Im wesentlichen als mechanisch durch die veränderte Atmung, vielleicht auch direkt durch Kopfbewegungen bei dem Lachen bedingt, ist der schnelle, der Blutdruckkurve nicht entsprechende und relativ hohe Anstieg der Ohrkurve anzusehen. Der zugrunde liegende freudige Affekt, der zu den genannten Volumveränderungen mit beigetragen haben mochte, begann offenbar schon vor dem Lachen, wie aus dem vorübergehenden ersten Anstieg der Blutdruckkurve zu schließen ist. Bei *b* flüstert die Versuchsperson mit lächelnder Miene vor sich hin: „Alle Matratzen durch den Kopf". Dort steigt das Armplethysmogramm abermals an, möglicherweise unter dem Einfluß des freudigen Affektes. Es wurde zuletzt aber auch unruhiges Verhalten der Versuchsperson bemerkt. Sehr verdächtig auf eine Bewegung des Armes, welche den letzten Anstieg des Armplethysmogrammes verschuldet haben könnte, ist der Umstand, daß das Ohrplethysmogramm nicht ebenfalls ansteigt. Unmittelbar nachher eindringlich befragt, was er sich bei jenen sonderbaren Worten gedacht hätte, antwortete der Kranke, daß er „heute morgen so komisch auf dem Bett gelegen" hätte.

Für die Statuierung der vasomotorischen Begleiterscheinungen bestimmter psychischer Vorgänge, im vorliegenden Falle eines freudigen Affektes, sind derartige Kurven natürlich zu kompliziert und zu unsicher in ihrer Deutung, um verwertet werden zu können.

Wesentlich erleichtert und dadurch sicherer wird die Deutung der Kurven dann, wenn die Pulse auf dem Papier nicht zu eng geschrieben sind, so daß man die vasomotorischen Kurven ohne Mühe Puls für Puls miteinander vergleichen kann. Dieser Punkt ist in Arbeiten anderer Autoren leider nicht immer beachtet worden. Um technisch möglichst vollkommene Kurven zu erhalten und sie richtig beurteilen zu können,

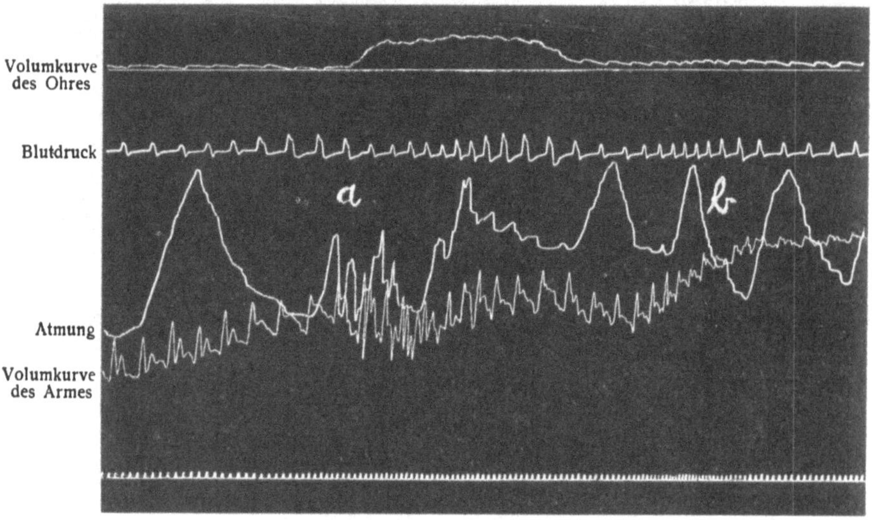

Fig. 10. Kurven eines Dementia praecox-Kranken (A. N.). Bei *a* läppisches Lachen. Bei *b* flüstert der Kranke: „Alle Matratzen durch den Kopf." Aufgezeichnet 23. I. 14.

ist natürlich auch eine genaue Kenntnis und exakte Handhabung der Apparate notwendig. Bei der Beschreibung der einzelnen Apparate wurde hierüber schon einiges gesagt. Selbstverständlich ist stets darauf zu achten, daß die Verbindungen der Apparate mit den Schreibkapseln luftdicht sind, daß der Ohr- und Hirnplethysmograph luftdicht aufsitzen. Eine Undichtigkeit des Hirnplethysmographen erkennt man an dem geradlinigen Verlauf der Kurve und an der Pulsform. Bei der geringsten Undichtigkeit des Ohrplethysmographen pflegen die an und für sich schon kleinen Pulsationen ganz zu verschwinden oder noch als kleinste, eventuell mit der Lupe sichtbare Zacken erkennbar zu sein. Die Dichtigkeit des Ohrplethysmographen läßt sich jederzeit am einfachsten und zuverlässigsten in der Weise prüfen, daß man den zu der

Ohrkapsel führenden Gummischlauch leicht zusammendrückt, wobei die Schreibfeder verschoben wird; sie darf dann erst bei Nachlassen des Druckes an ihre frühere Stelle zurückkehren. Wenn meine Ohrplethysmogramme nicht so hohe Pulsationen aufweisen, wie die Ohrvolumkurven E. Webers, so liegt dies nicht an einer Undichtigkeit des Apparates, worauf ich peinlichst geachtet habe, sondern daran, daß Weber sich einer feineren Übertragung bediente. Hierauf verzichtete ich aus technischen Gründen, weil mir zur Aufnahme des Ohrplethysmogrammes meistens nur diejenige Schreibkapsel des Uskoffschen Apparates zur Verfügung stand, welche sonst zur Druckregistrierung des Manometers dient. Die Angabe Webers, daß die Veränderungen der Gefäßweite am Ohr prompter auftreten, als am Arm, kann ich für normale Verhältnisse, abgesehen vielleicht von den Reaktionen auf Lustgefühle, nicht bestätigen und auch aus den Kurven Webers nicht herauslesen; wohl ist man gewohnt, die Farbe des Gesichtes am schärfsten zu beobachten, und die dünne Epidermis der Gesichtshaut mag diese Beobachtung erleichtern. Eine andere Tatsache konnte ich jedoch konstatieren, für deren Beobachtung die niedrige Pulsationshöhe des Ohrplethysmogrammes vielleicht gerade günstig war: Unter pathologischen Verhältnissen waren die Ohrpulsationen oft sehr viel deutlicher als unter normalen Verhältnissen, und es lassen sich aus der Höhe der plethysmographischen Pulsationen schon ohne Kenntnis der Reaktionsweise, wie wir später sehen werden, gewisse Vermutungen über die Funktion der gefäßverengernden Nerven entnehmen.

Eine kaum zu umgehende Störung tritt dann ein, wenn die Versuchsperson die gestellte Rechenaufgabe beantwortet oder bei Prüfung der sensoriellen Erwartung „jetzt" sagt. Hierbei wird namentlich das Ohrplethysmogramm durch Sprechbewegungen verunstaltet. Daß die motorische Reaktion den weiteren Verlauf der Kurven sehr wesentlich beeinflußt, glaube ich nicht annehmen zu müssen.

Auf das Unbehagen, welches der Druck der Blutdruckmanschette unter Umständen der Versuchsperson bereitet, wurde schon hingewiesen. Eine andere Störung der Versuchsperson bedeutet das Ticken der $^1/_5$-Sekundenuhr; indessen ist dieses Ticken wohl zu schnell, als daß es die Aufmerksamkeit stärker auf sich lenkt. Immerhin ließe sich in bezug hierauf eine technische Abänderung vornehmen. Für die Übersichtlichkeit der Kurven wäre es auch erwünscht, wenn der Papierstreifen des Uskoffschen Apparates etwas langsamer ginge; um dies zu erreichen, zog ich das Uhrwerk weniger auf. Zu erwähnen ist noch, daß für starke Volumsenkungen des Armes der Papierstreifen nicht ausreicht, sondern die Schreibfeder dann anstößt. Die Einschaltung eines Müllerschen Ventiles, auf dessen Anwendung ich verzichtete, würde diese letztere Störung noch beseitigen.

IV. Versuchsergebnisse.

1. Die allgemeinen Beziehungen zwischen Blutdruck und Plethysmogramm.

Ehe wir an die spezielleren Resultate herantreten, welche sich mit der im Vorhergehenden beschriebenen Untersuchungsmethode ergeben, seien an der Hand von Kurven einige Hinweise von allgemeinerer Bedeutung vorausgeschickt, in der Erwartung, daß der Leser dieselben im folgenden immer wieder wird bestätigt finden.

In diesem Abschnitt werden wir zunächst untersuchen, ob und in welchen Abhängigkeitsbeziehungen das Plethysmogramm und die Blutdruckkurve zueinander stehen.

Der Blutdruck ist ein Faktor, welcher einesteils von der Tätigkeit des Herzens und anderenteils von dem Tonus des arteriellen Gefäßsystemes abhängt. Meine Untersuchungen haben nun bezüglich des Blutdruckes zwei allgemeinere Tatsachen ergeben: 1. daß der Blutdruck bei vorübergehenden psychischen Vorgängen sowohl unter normalen als unter pathologischen Bedingungen, wenn er sich überhaupt verändert, fast stets ansteigt und nicht fällt; und 2. daß die hauptsächlichste Ursache dieser Blutdrucksteigerung in der veränderten Herztätigkeit und nicht in einem veränderten Tonus der Arterien zu suchen ist. Die Richtigkeit des letzteren Satzes ergibt sich hauptsächlich aus dem später zu besprechenden Mechanismus der psychasthenischen Reaktion.

Da die Gefäße der einzelnen Körperprovinzen auf den gleichen psychischen Reiz zum Teil in verschiedener Weise reagieren, so ist es nötig, die einzelnen Gefäßgebiete gesondert zu besprechen.

a) Blutdruck und Armplethysmogramm.

Nach den Untersuchungen von E. Weber ist man berechtigt, das Armplethysmogramm hinsichtlich seiner Reaktionsweise mit den Extremitäten und den äußeren Teilen des Rumpfes zu identifizieren. Die normale Reaktion des Blutdruckes und Armvolumens auf geistige Arbeit, sensorielle Aufmerksamkeit und Unlust besteht, wie ich vorgreifend bemerken muß, darin, daß der allgemeine Blutdruck steigt und das Armvolumen sinkt. Den Anstieg des Blutdruckes könnte man zunächst auf die Kontraktion der peripheren Gefäße beziehen und somit als Folge dieser letzteren Erscheinung auffassen. Eine solche Annahme wäre jedoch falsch. Unter pathologischen Bedingungen tritt nämlich, wie wir sehen werden, an die Stelle der Gefäßkontraktion des Armes oft eine Gefäßerweiterung, die sehr genau der Blutdrucksteigerung entspricht. Die Blutdrucksteigerung bleibt in diesem Falle also bestehen und kann somit nicht durch das Verhalten der peripheren Gefäße bedingt sein — auch nicht durch eine etwaige Kontraktion der Bauchgefäße, wie sich noch zeigen wird —, sondern nur durch eine verstärkte Tätigkeit des Herzens.

Unter normalen Verhältnissen sind also die Blutdrucksteigerung und die Kontraktion der Armgefäße der Hauptsache nach voneinander unabhängige Erscheinungen: Die Gefäße des Armes kontrahieren sich aktiv, und die Armvolumkurve sinkt, während der allgemeine Blutdruck steigt; die Blutdrucksteigerung ist hierbei in erster Linie durch eine intensivere Herztätigkeit bedingt und nur zum geringeren Teile durch die Kontraktion der Gefäße.

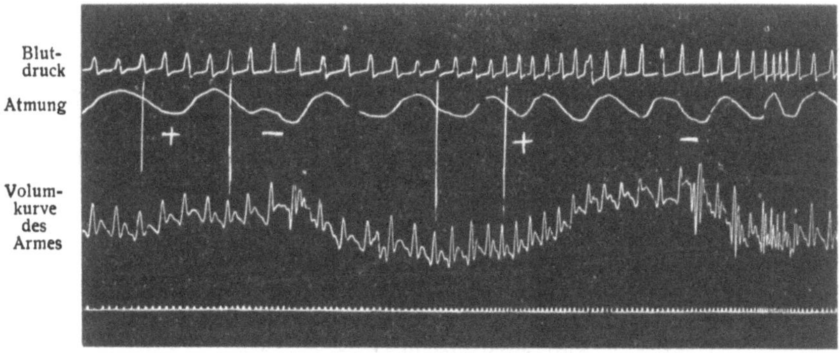

Fig. 11. Reaktionen eines Ermüdeten (Dr. P.) auf geistige Arbeit. Vom ersten + bis – wird die Rechenaufgabe 14 × 15 richtig gelöst. Beim zweiten + wird die Rechenaufgabe 15 × 16 gegeben und bei – als Antwort „190" gesagt (es wurde angeblich gerechnet: 10 × 16 = 160, 5 × 6 = 30, 160 + 30 = 190). Aufgezeichnet 16. V. 13. Verkleinert auf $^3/_4$ des Originals.

Unter abnormen und pathologischen Bedingungen kann dagegen die Gefäßverengerung ausbleiben: Die Blutdrucksteigerung bleibt dann bestehen und die Armgefäße erweitern sich passiv infolge der Blutdrucksteigerung. In diesem Falle sind die Armgefäße aus irgendeinem Grunde nicht mehr imstande, sich aktiv zu kontrahieren und so dem ansteigenden Blutdruck Widerstand zu leisten. Eine derartige Erschlaffung der Armgefäße ist in Fig. 11 zu sehen, welche eine Reaktion auf geistige Arbeit bei physiologischer Ermüdung darstellt.

Die Kurven in Fig. 11 wurden von einem 25jährigen Arzt, Dr. P., um 9 Uhr abends nach einem angestrengten Tag und $^1/_2$ Stunde nach Beendigung einer $^3/_4$stündigen körperlichen Arbeit aufgenommen. Das subjektive Müdigkeitsgefühl war sehr groß.

Unter dem Einfluß der geistigen Arbeit, einer Rechenaufgabe, steigt hier das Volumen des Armes an, und zwar ungefähr parallel dem Blutdruck. Nach Beendigung der Arbeit sinken beide Kurven, Armvolumen und Blutdruck, ziemlich schnell ab, um bei erneuter Arbeit in ähnlicher Weise von neuem anzusteigen. Normalerweise hätte hier das Volumen des Armes sinken müssen.

Das gleichsinnige Verhalten des Blutdruckes und Armplethysmogrammes, wie es in Fig. 11 zu sehen ist, kann man kaum anders als in der Weise erklären, daß die Armgefäße hier jeder Steigerung des Blutdruckes nachgeben. Dies dürfte namentlich auch daraus hervorgehen, daß die Veränderungen des Blutdruckes an einzelnen Stellen den Veränderungen der Armkurve deutlich um einen Puls vorauseilen; an den vertikalen Strichen ist bereits eine Zunahme des Blutdruckes zu konstatieren, während die Volumkurve dort jeweils noch den tiefsten Stand einnimmt.

In Fig. 11 sind also offenbar die Armgefäße als Teilerscheinung der allgemeinen Ermüdung so weit erschlafft, daß sie sich bei jeder Steigerung des Blutdruckes dehnen und dadurch eine Zunahme des Armvolumens herbeigeführt wird.

Anders ist das Verhalten der Armgefäße in Fig. 12, die von einem 24jährigen Krankenpfleger, Wilhelm M., stammt.

Auch hier handelt es sich um einen Gesunden; derselbe weiß nur, daß er etwas leicht in Verlegenheit gerät und errötet. In derartigen Fällen spricht man wohl auch von einem „labilen" Gefäßsystem. Das Herz ist, wie hier besonders betont sei, gesund.

Bei dem +-Zeichen in Fig. 12 erhält er die Rechenaufgabe 6 × 29, bei —, wo sich auch die Störung des Ohrplethysmogrammes befindet, gibt er die richtige Antwort. An der Armvolumkurve sehen wir zuerst eine Erhebung, die nach der Antwort in eine stärkere, länger dauernde Senkung übergeht. Die Senkung kann, da sie dem Blutdruck nicht entspricht, nur die Folge einer aktiven Gefäßkontraktion unter dem Einfluß der psychischen Tätigkeit sein. Der vorangehende kurze Volumanstieg wird dagegen durch die Blutdruckkurve verständlich. Es handelt sich hier ähnlich, wie in Fig. 11, offenbar um ein passives Nachgeben der Armgefäße gegenüber dem ansteigenden Blutdruck. Erst allmählich wird die aktive Gefäßkontraktion stark genug, um den Blutdruck zu überwinden und die Volumkurve zum Sinken zu bringen.

Der anfängliche Anstieg des Armplethysmogrammes, den wir in Fig. 12 sehen, und den ich im folgenden auch die „primäre Elevation der Volumkurve" nennen werde, ist also auf eine leichte Schwäche oder verzögerte Reaktion der Vasokonstriktoren zu beziehen.

Wo die primäre Elevation schwach ausgebildet ist oder gar fehlt, da gewinnt man unter Umständen bei alleiniger Betrachtung der Volumkurve den Eindruck, als verginge eine beträchtliche Latenzzeit vom Reiz bis zum Einsetzen der Reaktion. In Wirklichkeit beginnt die Reaktion schon mit der Blutdrucksteigerung, wobei zu bemerken ist, daß diese letztere mitunter zuerst an der diastolischen Blutdruckkurve nachzuweisen ist, indem dann die Steigerung des diastolischen Blutdruckes derjenigen des systolischen vorausgeht (vgl. Fig. 20 und 36).

Wenn der Blutdruck sofort stark ansteigt, die Armgefäße sich dagegen langsam und schwach kontrahieren, so muß die primäre Elevation der Volumkurve groß ausfallen. Steigt der Blutdruck nur wenig an und kontrahieren sich die Gefäße energisch, so kann sie ganz fehlen.

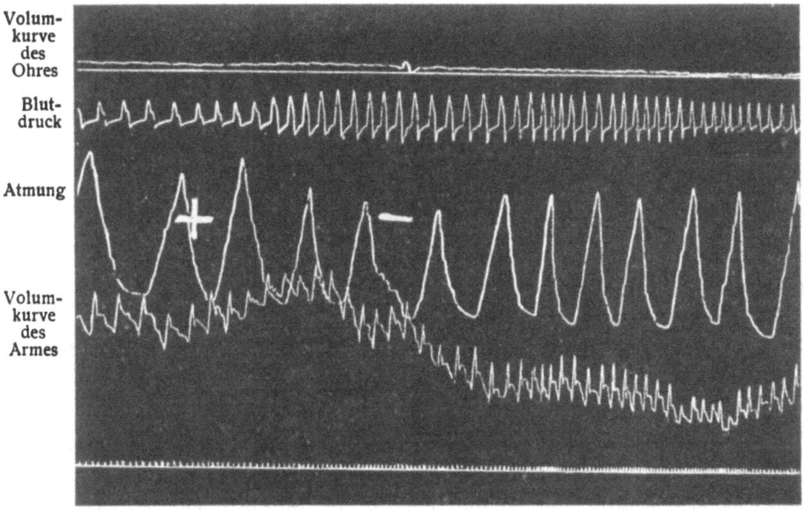

Fig. 12. Primäre Elevation der Volumkurve. Von + bis – wird die Rechenaufgabe 6 × 29 richtig gelöst. (Versuchsperson W. M., aufgezeichnet 5. XI. 13.)

Unter normalen Verhältnissen, wenn die Vasokonstriktoren gut funktionieren, pflegt die primäre Elevation bei geistiger Arbeit in der Regel nicht in stärkerer Ausbildung vorhanden zu sein. Gar nicht selten ist sie dagegen bei psychisch abnormen Zuständen das Zeichen einer leichten Gefäßparese.

Wenn man die Armvolumkurve der Versuchsperson in Fig. 11 auf größere Strecken mit normalen Armplethysmogrammen vergleicht, so fällt schon bei Betrachtung der Pulsform auf, daß in der ersteren Kurve die dikrote Welle stärker ausgeprägt und herabgerückt ist. Die in Fig. 11 vorhandene Dikrotie des Pulses, ferner das oben erwähnte Vorauseilen der Blutdruckveränderungen vor den Veränderungen des Armvolumens und endlich vor allem die sehr abnorme Reaktionsweise sind alles Zeichen, welche darauf hinweisen, daß die Armgefäße in Fig. 11 schon recht beträchtlich paretisch waren. Daß die Gefäße in Fig. 12 einen stärkeren Tonus besitzen und sich auch nicht erst bei dem Abfall der Volumkurve, sondern schon vorher zu kontrahieren beginnen, zeigt sich unter anderem in der Form der primären Elevation, an welcher der Volumanstieg kontinuierlich in die Volumsenkung übergeht.

Auf die primäre Elevation, das anfängliche Ansteigen der Volumkurve, hat übrigens schon Mosso hingewiesen, und er hat diese Erscheinung deswegen, weil er dabei eine Frequenzzunahme des Pulses beobachtete, mit Recht auf den Einfluß des Herzens bezogen. Eine andere Beobachtung Mossos, daß das Armplethysmogramm vor der primären Elevation ein momentanes Sinken zeigt, konnte ich ebenfalls mehrfach bestätigen. Dieses Sinken geht mit einer kurzen Blutdrucksenkung einher und entspricht offenbar dem Augenblick, wo die Aufmerksamkeit aus der bisherigen Richtung abgelenkt und auf den dargebotenen Reiz hingezogen wird.

Um hier noch ein Beispiel anzuführen, wie wenig unter Umständen die Volumkurve allein imstande ist, über die Vorgänge im Blutkreislauf Aufschluß zu geben, und wie wichtig die gleichzeitige Aufnahme der Blutdruckkurve sein kann, sei auf Fig. 13 verwiesen.

Dieser Versuch stellt wiederum die Reaktion auf eine geistige Arbeit dar und stammt von einer gesunden 31 jährigen Krankenschwester, Auguste A. Die Versuchsperson regte sich offenbar, wie ich nicht nur aus ihren Kurven, sondern auch aus ihrem sonstigen Verhalten schließen konnte, über die Versuche, die mit ihr angestellt wurden, auf, wenn sie auch selbst diese Erregung energisch in Abrede stellte. Namentlich bei Rechenaufgaben, bei denen die Versuchsperson vielleicht bange war, falsch zu rechnen, stieg der Blutdruck fast regelmäßig jäh an und kehrte erst langsam zur früheren Höhe zurück. Auch in Fig. 13 ist ein solch ungewöhnlich schneller und hoher Anstieg der Blutdruckkurve zu beobachten. Das Armvolumen, welches normalerweise sinken müßte, steigt um ein weniges an. Die geringe Reaktion des Armvolumens steht in auffallendem Gegensatz zu der starken Reaktion des Blutdruckes und ist nur darauf zurückzuführen, daß sich die Armgefäße in einem spastischen Zustande befinden. Im übrigen deuten auf einen Gefäßspasmus der hohe Sitz der systolischen Nebenwelle an der Blutdruckkurve hin, ferner an der Volumkurve die zahlreichen wellenförmigen Erhebungen im katakroten Schenkel, unter denen die dikrote Welle kaum hervortritt. Endlich ist die Pulshöhe des Armplethysmogrammes, auch während der Blutdrucksteigerung, auffallend gering. Als ein Zeichen der affektiven Erregung sind fernerhin die stärker als normal hervortretenden Respirationsoszillationen zu betrachten, auf deren verschiedene Bedeutung bei spastischen und paretischen Kurven wir noch später zurückkommen werden.

Fig. 13 stellt also die Reaktion einer erregten Versuchsperson auf geistige Arbeit dar. Als objektive Zeichen der Erregung sind die ungewöhnlich starke Blutdrucksteigerung, der spastische Zustand der Gefäße und die deutlichen Respirationsoszillationen zu betrachten. Die reaktive Veränderung des Armplethysmogrammes ist nur gering.

In den drei angeführten Abbildungen, Fig. 11, 12 und 13, sahen wir sehr verschiedene Reaktionen auf den nämlichen psychischen Vorgang, auf geistige Arbeit. In allen Fällen war eine zweiten. Blutdrucksteigerung unter dem Einfluß der psychischen Tätigkeit zu beobachten. Gänzlich verschieden verhielt sich im Gegensatz hierzu das Armvolumen. Bei dem Ermüdeten stieg es infolge der ziemlich starken Gefäßparese unter dem Einfluß der Blutdrucksteigerung an. Im zweiten Falle waren die Gefäße erst nach einem kurzen Volumanstieg imstande, sich aktiv zu kontrahieren. Im dritten Falle blieb infolge des bestehenden Gefäßspasmus die Reaktion der Volumkurve fast ganz aus. Die Blutdrucksteigerung gab sich somit als ein Symptom zu erkennen, welches

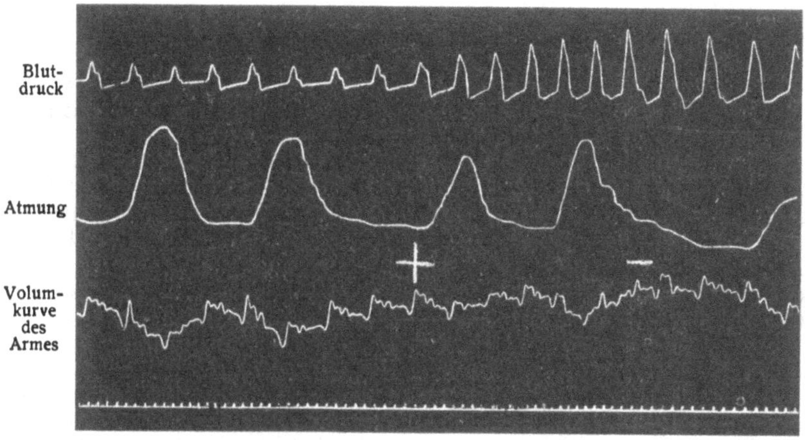

Fig. 13. Reaktion einer erregten, sonst gesunden Versuchsperson (A. A.) auf geistige Arbeit (bei + Multiplikationsaufgabe, bei – richtige Antwort). Aufgezeichnet 13. IV. 13.

von dem Verhalten der peripheren Gefäße der Hauptsache nach unabhängig ist. Die Blutdrucksteigerung und die gleichzeitig auftretende Kontraktion der Armgefäße sind also Parallelerscheinungen, insofern beide durch den psychophysiologischen Prozeß in der Hirnrinde ausgelöst werden.

b) Blutdruck und Ohrplethysmogramm.

Das Plethysmogramm des Ohres verhält sich gegenüber dem Blutdruck mit einigen Einschränkungen ähnlich, wie das Plethysmogramm des Armes. Das über das letztere Gesagte gilt daher größtenteils auch für das erstere. Auch die Gefäße des Ohres pflegen sich unter normalen Verhältnissen bei geistiger Arbeit, sensorieller Aufmerksamkeit und Unlust aktiv zu kontrahieren und die Volumkurve zum Sinken zu bringen. Wenn sie dagegen paretisch sind, so geben sie je nach dem

Grad ihrer Parese dem ansteigenden Blutdruck nach und werden dann passiv erweitert. Als ein Beispiel, welches das Verhalten der Ohrgefäße veranschaulicht, führe ich zunächst Fig. 14 an.

Dieser Versuch stammt von einer 47jährigen Kranken, Elisabeth K.[1], die sich im Klimakterium befindet und seit fast einem Jahre an einer Depression leidet, welche jetzt im Abklingen ist. Die hauptsächlichsten Klagen sind ängstliches Gefühl und Beklemmung auf der Brust, Herzklopfen und Schwindel im Kopf. Versündigungsideen werden nicht angegeben.

Zu unterst in der Abbildung sieht man die Volumkurve des Armes mit schön ausgebildeten Respirationswellen, darüber die Respiration, hierüber den Blutdruck und zu oberst die Volumkurve des Ohres, in der sich die pulsatorischen Schwankungen als kleine Wellen kennzeichnen.[2] Wie am Armplethysmogramm, so sind auch am Blutdruck die respiratorischen Schwankungen im Anfang der Kurve wohl ausgebildet, außerdem erkennt man bei dem ersten vertikalen Strich in beiden Kurven das Tal zwischen zwei Mayerschen Wellen.

An dem zweiten vertikalen Strich wurde die Versuchsperson darauf hingewiesen, daß ihre Krankheit doch gar nicht recht besser würde, eine Befürchtung, die sie öfters selbst ausgesprochen hatte. Unter dem Einfluß dieser intellektuellen Unlust sieht man — man betrachte die Kurven hierzu am besten schräg von der Seite her —, wie der Blutdruck deutlich ansteigt und mit ihm auch für wenige Pulse die Ohrkurve. Bei dem zwölften Pulsschlage (von dem zweiten vertikalen Strich an gezählt) sinkt der Blutdruck wieder etwas und mit ihm die Ohrkurve; letztere hat jetzt ein etwas tieferes Niveau als vor dem Reiz, während der Blutdruck auch jetzt noch höher ist als vor dem Reiz. Die Armkurve zeigt bis dahin einen unbedeutenden Anstieg, der aber schon vor dem Reiz beginnt und deshalb nicht auf die Unlust bezogen werden muß. Bei dem dritten vertikalen Strich wurde der Versuchsperson die Versicherung gegeben, daß sie bald wieder gesund würde. Auf diesen neuen Reiz, der im Kontrast zu dem vorhergehenden ein intellektuelles Lustgefühl auslöste, und, wie die Versuchsperson nachher angab, eine angenehme Erleichterung von der vorhergehenden Befürchtung bedeutete, steigt der Blutdruck und mit ihm das Ohrplethysmogramm ähnlich wie bei dem Unlustreiz von neuem etwas an. Dann aber sinkt der Blutdruck, während die Ohrkurve im Gegensatz zur Blutdruckkurve um ein Geringes höher bleibt, als bei der Unlust. Das Armplethysmogramm steigt bei der intellektuellen Lust von neuem etwas an.

Ohne hier darauf einzugehen, inwiefern die Kurven der Fig. 14 pathologisch sind, möchte ich nur auf das Verhalten des Ohrplethysmogrammes aufmerksam machen. In einer Hinsicht zeigt dasselbe eine deutliche Abhängigkeit vom Blutdruck. Wie eine kunstvoll gezogene Linie verbindet die Ohrkurve die Zacken der Blutdruckkurve, meist hält sie sich etwas oberhalb derselben, nur an drei Pulsen ragen die

---

[1] Eine Reaktion auf geistige Arbeit von dieser Kranken findet sich in Fig. 5 der im Neurol. Centralbl. 1914 Nr. 2 veröffentlichten vorläufigen Mitteilung.

[2] Vielfach hat es in dieser Kurve den Anschein, als seien die Ohrpulsationen nach unten zu gerichtet. Dies wäre in der Weise zu erklären, daß die Arterien, welche unter dem Rande der Ohrkapsel herziehen, dieselbe bei jedem Pulsschlag etwas heben. Mag dies auch der Fall sein, so wird der allgemeine Verlauf der Kurve, auf den es hier ankommt, davon doch nicht berührt.

Blutdruckzacken, unter der Lupe betrachtet, etwas über die Ohrkurve hinaus.[1] Während so eine sehr genaue Abhängigkeit des Ohrplethysmogrammes vom Blutdruck zu konstatieren ist, zeigt sich, auf größere Strecken betrachtet, auf der anderen Seite die Wirkung der aktiven Gefäßverengerung. Während des Unlustgefühles verläuft die Ohrkurve am tiefsten, trotzdem hier gerade der Blutdruck dauernd am höchsten ist.

Um die aktive Verengerung der Ohrgefäße noch deutlicher zu demonstrieren, führe ich noch Fig. 15 an, die von dem 41 jährigen Paralytiker Karl B. aufgenommen ist.

Derselbe ist seit etwa zwei Jahren krank und leidet bereits an einer schweren Sprachstörung. Zu rechnen vermag er noch ziemlich gut, weil er in seinem Berufe viel zu rechnen hatte. Seine Stimmung ist im allgemeinen gleichgültig, weder deutlich euphorisch, noch deprimiert.

In Figur 15 wurde die Rechenaufgabe 4 × 18

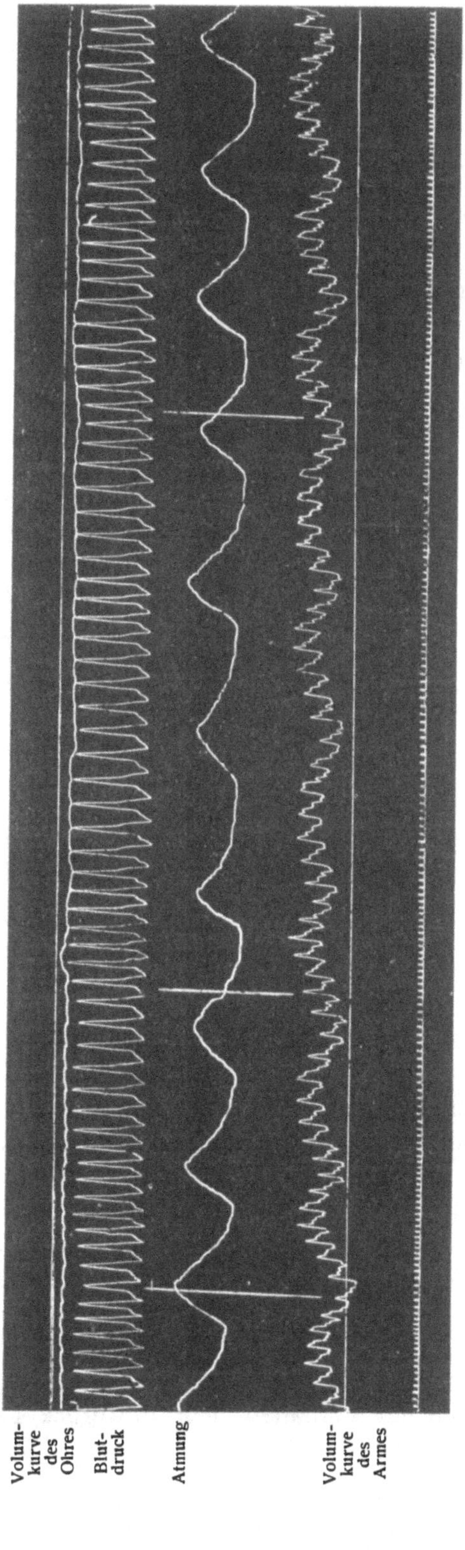

Fig. 14. Kurven einer deprimierten Kranken (E. K.). Bei dem zweiten vertikalen Strich intellektuelle Unlust, bei dem dritten intellektuelle Lust. Aufgezeichnet 25. IX. 13.

[1] Hieraus geht auch hervor, daß sich nicht etwa, woran man allenfalls denken könnte, die Schreibfedern der Blutdruck- und Ohrkurve einander berührt haben. In diesem Falle wäre auch die letztere Schreibfeder von der ersteren weggeschleudert worden.

richtig gelöst. Über die hierbei am Kreislauf auftretenden Veränderungen ist folgendes zu bemerken: Erstens treten die Veränderungen etwas verspätet auf. Alsdann sehen wir, wie der Blutdruck nach einer niedrigen Zacke, welche auf die Atmung zu beziehen ist, deutlich ansteigt. Gleichzeitig mit dieser Blutdrucksteigerung steigt langsam auch die Volumkurve des Armes an, während hingegen die Kurve des Ohres fällt.

Die Armgefäße waren also hier nicht mehr imstande, dem zunehmenden Blutdruck gegenüber standzuhalten und sich zu kontrahieren, wohl aber die Gefäße des Ohres. Es ist indessen anzunehmen, daß die Armgefäße hier nicht sehr paretisch waren, da im Gegensatz zu der beträchtlichen Blutdrucksteigerung die Volumkurve des Armes

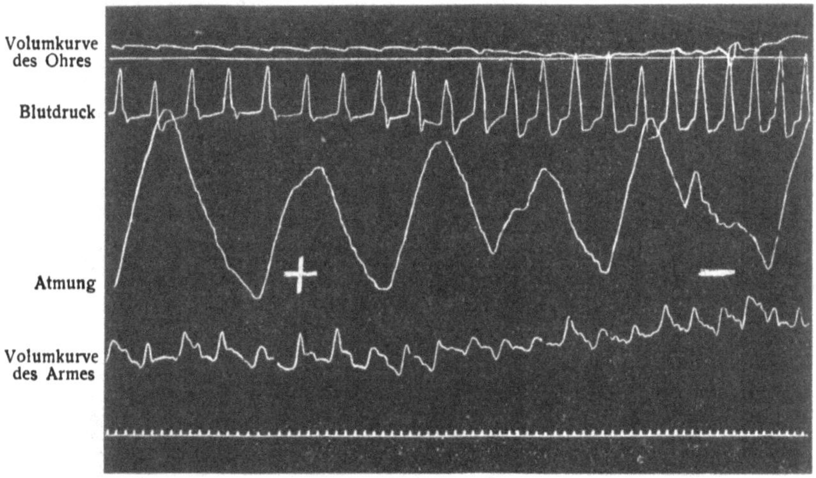

Fig. 15. Reaktion eines Paralytikers (K. B.) auf geistige Arbeit. Von + bis – wird die Rechenaufgabe 4 × 18 richtig gelöst. Aufgezeichnet 27. IX. 13.

nur langsam ansteigt. Die Volumabnahme des Ohres wird man auf eine Innervation der Vasokonstriktoren dieses Körperteiles beziehen müssen.

Eine passive Dehnung und darauffolgende aktive Kontraktion der Ohrgefäße war auch oben in Fig. 12 etwas zu sehen. Dort entsprach der primären Elevation der Armkurve ein ganz geringer Anstieg der Ohrkurve, welchem alsdann ebenso, wie an der Armkurve, ein Abfall unter das frühere Niveau folgte. Hier stimmten also die Volumkurven des Armes und Ohres in ihrem Verhalten überein.

c) *Blutdruck und Hirnplethysmogramm.*

Während auf der einen Seite das Arm- und Ohrplethysmogramm ein ähnliches Verhalten dem Blutdruck gegenüber zeigen, haben auf der anderen Seite die Volumkurven des Gehirnes und des Darmes miteinander manches gemeinsam. Zwischen den äußeren und inneren Körperprovinzen besteht normalerweise ein Antagonismus, derart, daß das Blut, welches aus den äußeren Körperteilen durch aktive Gefäßkontraktion herausgetrieben wird, von den inneren Körperorganen aufgenommen wird. Eine aktive Gefäßerweiterung der Bauchorgane, die E. Weber sogar als das Primäre bei der Blutverschiebung ansehen wollte, geht möglicherweise mit der passiven Erweiterung Hand in Hand.

Daß das Gehirn zu seiner Tätigkeit größerer Blutzufuhr bedarf, erscheint ohne weiteres verständlich, und so ist denn jener Mechanismus der Blutverschiebung auch als eine zweckmäßige Einrichtung zu betrachten. Es ist nun auffallend, daß die vermehrte oder verminderte Blutzufuhr zum Gehirn sehr genau mit analogen Veränderungen des Blutdruckes einhergeht. Fig. 16 legt hiervon ein Zeugnis ab.

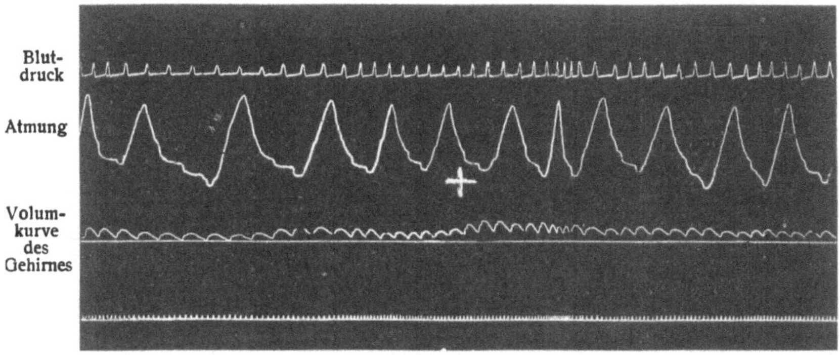

Fig. 16. Blutdruck und Hirnvolumen ohne Einwirkung äußerer Reize. (Versuchsperson S. Z., aufgezeichnet 5. IX. 13. Verkleinert auf $^3/_4$ des Originals.)

Dieser Versuch stammt von derselben Versuchsperson Stanislaus Z., wie Fig. 6; bezüglich der Krankheitsgeschichte wird deshalb auf die Beschreibung dieser Figur verwiesen. Fig. 16 zeigt die Volumkurve des Gehirnes zusammen mit der Blutdruckkurve, und zwar ohne Einwirkung äußerer Reize. Es läßt sich nun sehr genau auf dieser Kurve verfolgen, wie die Veränderungen des Hirnvolumens und die Veränderungen des Blutdruckes stets in gleichem Sinne erfolgen. Eine dem Blutdruck entgegengesetzte Kontraktion oder Dilatation der Hirngefäße in der Weise, wie wir erstere bei den Gefäßen des Armes und Ohres kennen lernten, läßt sich weder an dieser Kurve noch an den zahlreichen anderen Kurven, die ich zum Teil noch weiter unten wiedergeben werde, erkennen. Vielmehr geht einem Steigen des Blutdruckes stets eine Volumvermehrung und einem Fallen des Blutdruckes stets eine Volumverminderung des Gehirnes parallel.

Indessen ist dieses gleichsinnige Verhalten von Hirnvolumen und Blutdruck doch nicht als rein mechanische Druckwirkung zu deuten, derart, daß sich die Hirngefäße bei Steigerung des Blutdruckes passiv erweiterten und bei sinkendem Blutdruck, ihrer Elastizität folgend, verengten. Daß dies nicht der Fall ist, ist in der genannten Figur daran erkennbar, daß gleich hohen Blutdruckzacken durchaus nicht gleiche Ordinaten der Volumkurve entsprechen. Das Höherwerden der Blutdruckkurve, welches nach unseren früheren Auseinandersetzungen in geringem Maße durch eine Fehlerquelle, die im Apparat liegt, bedingt sein kann, ist in Fig. 16 viel zu bedeutend, als daß es durch diese Fehlerquelle allein erklärt werden könnte. Da auch die Volumkurve an der mit + bezeichneten Stelle stärker ansteigt und es sich hierbei nach dem ganzen Bilde nicht um eine der periodisch auftretenden Undulationen handeln kann, so ist das Ansteigen der beiden Kurven an dieser Stelle möglicherweise psychisch bedingt, wie es denn auch natürlich ist, daß im sogenannten „indifferenten" Wachzustande von Zeit zu Zeit lebhaftere Gedanken auftauchen. Außer an der Blutdruckkurve äußern sich nach meiner Erfahrung psychische Vorgänge am promptesten und regelmäßigsten an der Volumkurve des Gehirnes; und zwar, sofern es sich um den Übergang von einem Bewußtseinsvorgang in einen lebhafteren handelt, steigt der Blutdruck an, und die Hirngefäße erweitern sich. Im umgekehrten Falle findet eine Blutdrucksenkung und Verengerung der Hirngefäße statt.

Daraus, daß die Volumkurve des Gehirnes der Blutdruckkurve nur qualitativ, hinsichtlich des An- und Absteigens, folgt, ihr aber nicht bezüglich der Intensität der Veränderungen parallel geht, ist also zu schließen, daß die Hirngefäße auch aktiv an ihrer Erweiterung und Zusammenziehung beteiligt sind. Dies stimmt mit den Untersuchungen E. Webers überein, welcher durch Tierexperimente fand, daß die Hirngefäße ein eigenes Vasomotorenzentrum besitzen und sich bei bestimmten Versuchsanordnungen völlig unabhängig vom allgemeinen Blutdruck erweitern und verengen. Das Vasomotorenzentrum der Hirngefäße liegt nach den Untersuchungen Webers hirnwärts von dem Vasomotorenzentrum des übrigen Körpers, welch letzteres bekanntlich im verlängerten Mark seinen Sitz hat.

Es handelt sich mithin bei dem gleichsinnigen Verhalten von Hirnvolumen und Blutdruck sehr wahrscheinlich um koordinierte Vorgänge. Daß eine Kurve von der anderen abhinge, läßt sich auch aus einem genauen Vergleich der beiden Kurven nicht ersehen, da die Kurven entweder parallel gehen oder bald die eine, bald die andere um einen Puls vorausgeht, um die kommende Änderung des Verlaufes anzuzeigen. Unter pathologischen Bedingungen scheint es, wie wir noch sehen werden, vorzukommen, daß die Innervation der Hirngefäße vorzeitig ermüdet, indem sich die Gefäße nach anfänglicher Erweiterung schon vor Beendigung der psychischen Tätigkeit wieder zusammenziehen.

d) Blutdruck und Darmplethysmogramm.

Während das Vasomotorenzentrum der Hirngefäße nach dem Gesagten den aktivsten Anteil an der Blutversorgung des Gehirnes hat und bei dieser Tätigkeit vom Blutdruck wirksam unterstützt wird, kommt den Eingeweiden der Bauchhöhle bei dem Mechanismus der psychophysiologischen Blutverschiebung mehr die passive Rolle eines Blutreservoirs zu. Dementsprechend ist die Blutfülle des Darmes von verschiedenen Einflüssen abhängig, so besonders 1. von dem Füllungs-

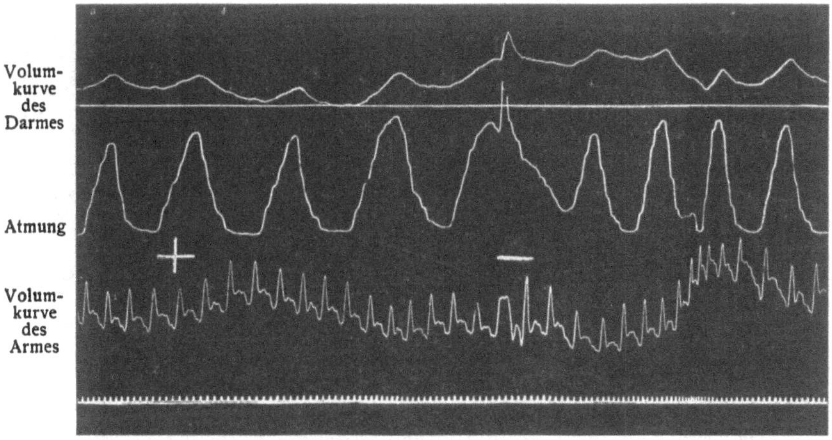

Fig. 17. Reaktion eines an Dementia paranoides leidenden Kranken (R. D.) auf sensorielle Erwartung. Bei + Ankündigung einer leisen Berührung, bei − wird „jetzt“ gesagt. (Aufgezeichnet 17. VI. 13. Verkleinert auf $^9/_{10}$ des Originals.)

zustand der Gefäße der übrigen, namentlich der äußeren, Körperteile und 2. vom allgemeinen Blutdruck.

Um zunächst die Beziehungen zwischen dem Darmvolumen und dem Volumen der anderen Körperteile zu demonstrieren, führe ich die zwei folgenden Fig. 17 und 18 an.

Fig. 17 stammt von einem 26jährigen Manne, Robert D., welcher an paranoider Demenz leidet. Die Krankheit begann vor etwa drei Jahren, im Verlauf derselben traten besonders Gehörstäuschungen und Verfolgungsideen auf. Zurzeit bietet der Kranke das Bild der Sprachverwirrtheit und ein läppisch-euphorisches Benehmen dar.

Die genannte Abbildung ist eine Reaktion dieses Kranken auf sensorielle Erwartung. Bei + wurde eine leise Berührung angekündigt, bei — wurde dieselbe wahrgenommen und „jetzt“ gesagt. Zuerst steigt die Volumkurve des Armes nach Art der primären Elevation etwas an, dann sinkt die Kurve allmählich bis unter das frühere Niveau und steigt bald nach dem Wort „jetzt" deutlich von neuem über das ursprüngliche Niveau an. Dem ersten Anstieg des Armvolumens entspricht ein Abfall des Darmplethysmogrammes, jedoch nicht ganz genau, insofern der erstere dem letzteren etwas vorausgeht. Genauer entspricht dem späteren Anstieg der Armkurve eine Senkung der Darmkurve.

In Fig. 17 zeigt sich also zwischen dem Volumen des Armes und demjenigen der Bauchorgane ein entgegengesetztes Verhalten; einem Anstieg des Armvolumens entspricht eine Senkung des Darmvolumens und einer Senkung des ersteren ein Anstieg des letzteren. Ein solch gegensätzliches Verhalten besteht dagegen nicht zwischen den Bauchorganen und dem Gehirn. Dies soll die nun folgende Fig. 18 dartun.

Fig. 18 ist wiederum von der, Seite 49 erwähnten, Versuchsperson Stanislaus Z. aufgenommen und stellt eine normale Reaktion

Volumkurve des Darmes

Atmung

Volumkurve des Gehirnes

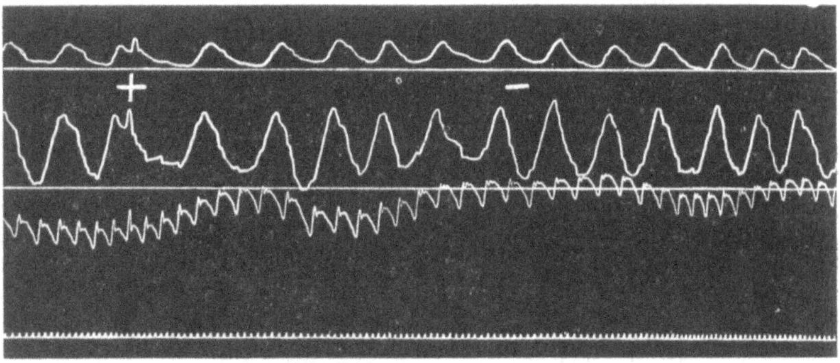

Fig. 18. Normale Reaktion auf sensorielle Unlust. Von + bis – Nadelstich in die Haut des Armes. Bei + außerdem schreckhaftes Zusammenfahren. (Versuchsperson S. Z., aufgezeichnet 7. IX. 13. Verkleinert auf $^3/_4$ des Originals.)

auf sensorielle Unlust dar. Unter dem Einfluß eines Nadelstiches, über welchen die Versuchsperson anfangs erschrak, steigt hier das Hirnvolumen an und etwas später das Darmvolumen. Das letztere kehrt alsbald nach Aufhören des Reizes zum früheren Niveau zurück. Die Hirngefäße kontrahieren sich ohne ersichtlichen Grund erst ziemlich geraume Zeit später. Zwischen dem Hirn- und Darmvolumen besteht hiernach weder ein entgegengesetztes noch auch ein genau parallelgehendes Verhalten.

Ausgiebige Volumveränderungen der äußeren Körperteile sind in der Regel von deutlichen entgegengesetzten Schwankungen des Volumens der Bauchorgane begleitet. Wenn sich das Volumen der äußeren Körperteile nicht oder nur wenig verändert, dann ist auch von dieser Seite wenig oder kein Anlaß für eine Volumveränderung der Bauchhöhle gegeben. Eine solche kann aber dann dennoch zustande kommen durch eine Steigerung des allgemeinen Blutdruckes. In diesem Sinne ist vielleicht die Kurve der Bauchorgane in Fig. 19 zu deuten.

Diese Figur stammt von einem 39 jährigen Imbezillen, Peter T., der mehrfach durch Sittlichkeitsdelikte mit dem Strafgesetz in Konflikt geraten war und sich deshalb in Anstaltspflege befindet. Bei dem +-Zeichen wurde der Versuchsperson die Rechenaufgabe 3×14 aufgegeben. Das Armplethysmogramm hält sich, abgesehen von einem leichten anfänglichen Anstieg, nahezu auf dem gleichen Niveau und steigt erst vor der Antwort deutlicher an. Die Blutdruckkurve, die hier allerdings technisch unvollkommen ist, weil sie mit der den Manometerdruck markierenden Schreibfeder des Uskoffschen Apparates aufgenommen ist, läßt an dem vertikalen Strich einen einigermaßen deutlichen Anstieg erkennen, und von hier ab sind die Täler der Respirationswellen des Blutdruckes ein wenig höher als vorher (man betrachte wieder die Kurve von der Seite). Gleichzeitig steigt in der Gegend des vertikalen Striches auch das Darmplethysmogramm an und sinkt erst einige Zeit nach der Antwort zum früheren Niveau ab.

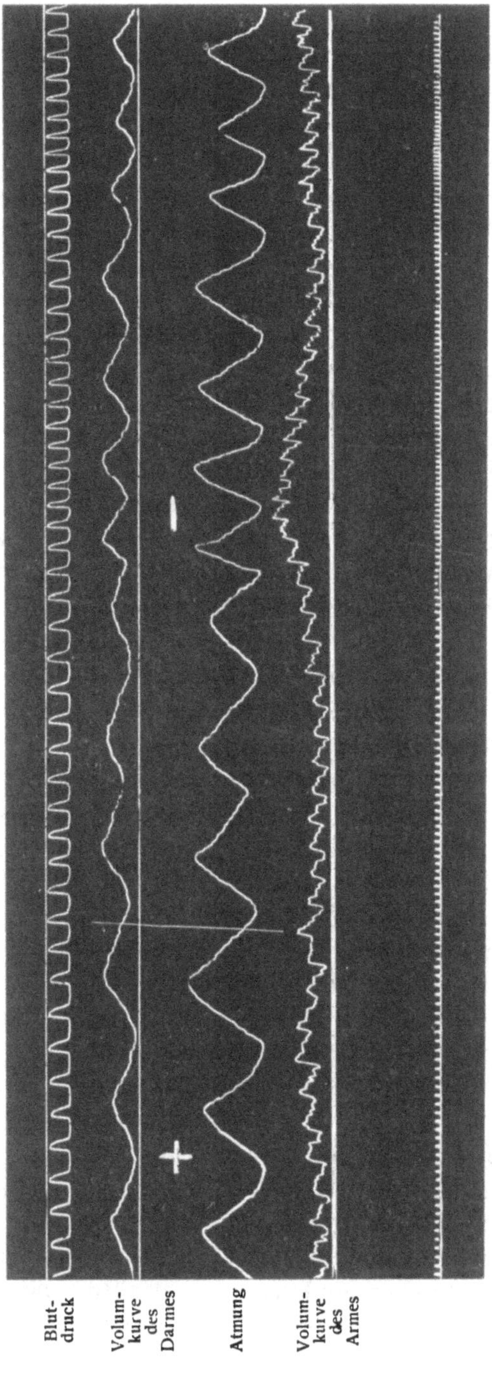

Fig. 19. Reaktion eines Imbezillen (P. T.) auf geistige Arbeit. Von + bis – wird die Rechenaufgabe 3 × 14 richtig gelöst. Aufgezeichnet 9. X. 13.

Das Ansteigen der Darmkurve setzt also in Fig. 19 gleichzeitig mit einer Steigerung des Blutdruckes ein, während das Armplethysmogramm nahezu auf dem gleichen Niveau bleibt, bei der Antwort dagegen ebenfalls und zwar deutlich ansteigt. Das entgegengesetzte Verhalten der Volumkurven des Armes und der Bauchhöhle, wie wir es in Fig. 17 wahrnahmen, tritt in Fig. 19 also nicht hervor. Teilweise erfolgen hier die Veränderungen des Arm- und Darmplethysmogrammes sogar gleichsinnig. Man könnte also vielleicht annehmen, daß der Anstieg des Darmplethysmogrammes passiv durch die Steigerung des Blutdruckes bedingt sei. Es ist allerdings auch nicht außer acht zu lassen, daß unter pathologischen Bedingungen das Armplethysmogramm nicht in so eindeutiger Weise, wie unter normalen Verhältnissen, das Verhalten der gesamten äußeren Körperteile verbildlicht, so daß sich in der genannten Abbildung möglicherweise doch noch ein anderes Gefäßgebiet, als das des Armes, kontrahiert hat.

Eine gleichzeitige Volumzunahme der äußeren Körperteile und Druckzunahme in der Bauchhöhle ist insofern möglich, als die Füllung der peripheren Arterien durch die intensivere Herztätigkeit auf Kosten des Venensystems, besonders der größeren zentralen Venen, und des Lungenkreislaufes zunehmen kann.

Wenn sich die Gefäße der äußeren Körperteile aktiv kontrahieren und gleichzeitig der allgemeine Blutdruck ansteigt, so wirken zwei Faktoren in gleichem Sinne auf eine Erweiterung der Bauchgefäße hin: Erstens kommt es durch die Volumabnahme der äußeren Körperteile zu einer antagonistischen Volumzunahme der Bauchorgane, und zweitens geben die Bauchgefäße dem gesteigerten Blutdruck nach. Wenn sich dagegen die Gefäße der äußeren Körperteile erweitern und gleichzeitig der Blutdruck ansteigt, dann wirken zwei Faktoren in entgegengesetztem Sinne auf die Bauchgefäße ein: Die Volumzunahme der äußeren Körperteile ist einerseits mit einer Verengerung der Bauchgefäße verknüpft, der gesteigerte Blutdruck sucht andererseits die Bauchgefäße zu dehnen. Ein Beispiel, in dem sich diese beiden Faktoren nacheinander an der Volumkurve des Darmes geltend machen, werden wir noch in Fig. 47 beschreiben. Es handelt sich dort um die Reaktion eines Epileptikers auf intellektuelle Lust. Unter dem Einfluß einer starken Blutdrucksteigerung steigt dort zuerst das Volumen des Darmes gleichzeitig mit dem des Armes an, dann aber zeigt sich das gegensätzliche Verhalten der Darmgefäße, und das Darmvolumen sinkt ziemlich schnell ab und nimmt ein tieferes Niveau ein, als vor dem Reize. Auf die durch den gesteigerten Blutdruck verursachte passive Erweiterung der Bauchgefäße folgt also hier eine Verengerung derselben, welche durch die Gefäßerweiterung der äußeren Körperteile bedingt ist. — Aus dieser Abbildung glaube ich vielleicht auch noch etwas über die Art des Gegensatzes zwischen äußeren Körperteilen und Bauchorganen entnehmen zu dürfen. Bei genauerer Betrachtung der Fig. 47 erkennt man, daß die antagonistische Verengerung der Bauchgefäße, als sie zur Geltung kommt, anfangs am stärksten ist, um dann wieder etwas nachzulassen. Dies weist vielleicht darauf hin, daß es sich nicht nur um eine rein mechanische Verengerung der Bauchgefäße handelt, indem sie ihrer Kontraktilität passiv nachgeben, sondern daß die Gefäßerweiterung der äußeren Körperteile einen Reiz, möglicherweise auf reflektorischem Wege, auf die Bauchgefäße ausübt, demzufolge sie sich aktiv kontrahieren.

Der entgegengesetzte Einfluß, den der Blutdruck und die Vasodilatation der äußeren Körperteile auf die Volumkurve des Darmes ausüben, kommt durchaus nicht immer in so charakteristischer Weise wie in der zuletzt besprochenen Figur zur Geltung; hier war die starke Blutdrucksteigerung für das Studium dieser Dinge besonders geeignet. Wenn die Blutdrucksteigerung und die Erweiterung der Armgefäße weniger deutlich ist oder die eine oder andere ganz fehlt, dann bietet das Plethysmogramm des Darmes, entsprechend der entgegengesetzten Beeinflussung durch verschiedene Faktoren, ein weniger eindeutiges Verhalten dar, wofür wir in Fig. 19 ein Beispiel sahen.

2. Der Mechanismus der normalen und der psychasthenischen Kreislaufreaktion.

Im Vorhergehenden untersuchten wir die allgemeinen Beziehungen zwischen Blutdruck und Plethysmogramm, welche sich geltend machen, wenn psychische Reize auf den Blutkreislauf einwirken. Dabei zeigte sich schon, namentlich bei Besprechung des Armplethysmogrammes, daß ein und derselbe Reiz unter abnormen Verhältnissen Reaktionen auslösen kann, welche von der normalen Reaktion weit verschieden sind. Im folgenden werden wir nunmehr den Mechanismus dieser verschiedenen Reaktionsweisen zu untersuchen haben, wie sich die Reaktionen einerseits bei geistig Gesunden und andererseits bei psychisch abnormen Individuen, insbesondere bei Geisteskranken, abspielen. Hierbei fassen wir zunächst nur die Reaktionen auf geistige Arbeit, sensorielle Aufmerksamkeit und Unlust ins Auge, während wir die Reaktionen auf Lustgefühle einstweilen beiseite lassen. Auch hier muß ich aber wieder betonen, daß ich selbst erst auf Grund meines gesamten Versuchsmateriales zu den jetzt zu besprechenden Ergebnissen kam; und daß ich nur, um Wiederholungen zu vermeiden, deduktiv vorgehe.

a) *Die normale Reaktion des Blutkreislaufes auf psychische Vorgänge.*

Die normale Reaktion des Blutkreislaufes auf geistige Arbeit, sensorielle Aufmerksamkeit und Unlust verläuft, von gewissen, später zu besprechenden Einzelheiten abgesehen, in der Hauptsache folgendermaßen: Die Volumkurve des Armes und des Ohres sinkt, die Volumkurve des Gehirnes und Darmes steigt an; desgleichen steigt auch der Blutdruck an. Nimmt man Arm und Ohr gleichbedeutend mit den äußeren Körperteilen — nach den Untersuchungen E. Webers ist man zu dieser Verallgemeinerung wohl berechtigt —, und setzt man den äußeren Körperteilen Gehirn und Bauchorgane als innere Körperorgane entgegen, so ist der Vorgang der normalen Kreislaufreaktion auf die genannten psychischen Vorgänge folgender: Das Blut verschiebt sich von den äußeren Körperteilen nach den inneren unter gleichzeitiger Steigerung des allgemeinen Blutdruckes. Die Blutdrucksteigerung und die Gefäßkontraktion der äußeren Körperteile sind nach unseren Ausführungen auf Seite 57f. der Hauptsache nach voneinander unabhängige Erscheinungen, indem die Zunahme des Blutdruckes im wesentlichen durch eine intensivere Tätigkeit des Herzens bedingt ist und nicht durch die Kontraktion der Gefäße. Im Hinblick auf den gleich zu besprechenden Mechanismus der pathologischen Kreislaufreaktion kann ferner die Gefäßverengerung der äußeren Körperteile auch nicht eine Folgeerscheinung der Gefäßerweiterung der Bauchorgane sein, sondern die letztere ist vielmehr eine Folge der ersteren.

Die Vasokonstriktion der äußeren Körperteile und die intensivere Herztätigkeit, welche zu einer Steigerung des Blutdruckes führt, sind also gleichgeordnete Erscheinungen und werden beide durch den psychophysiologischen Prozeß in der Hirnrinde ausgelöst. Die Gefäßerweiterung der Bauchorgane ist dagegen im Vergleich hierzu eine vorwiegend passive Erscheinung, welche in der oben besprochenen Weise teils durch die Volumabnahme der äußeren Körperteile, teils durch die Steigerung des Blutdruckes hervorgerufen wird.

Schematisch stellt sich der Mechanismus der normalen Kreislaufreaktion auf geistige Arbeit, sensorielle Aufmerksamkeit und Unlust nach dem Gesagten sehr wahrscheinlich folgendermaßen dar:

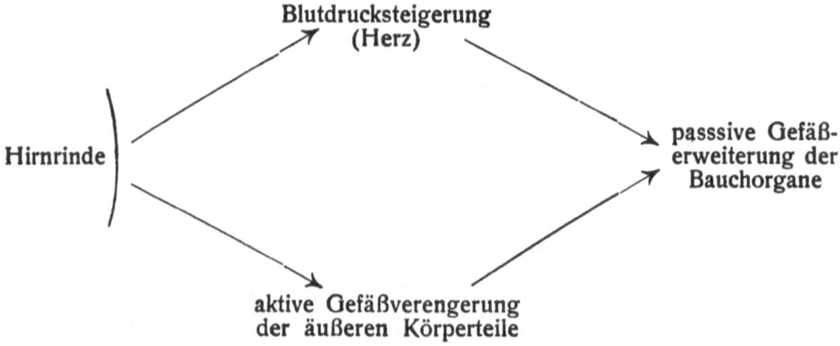

Schema der normalen Kreislaufreaktion.

Zu diesem Schema ist noch das Verhalten der Hirngefäße hinzuzufügen, welche sich aktiv erweitern und hierbei vom Blutdruck unterstützt werden. Die Dilatation der Hirngefäße steht also ebenfalls in direkter Abhängigkeit von dem psychophysiologischen Prozeß in der Hirnrinde.

Das Beispiel einer normalen Reaktion auf geistige Arbeit stellt Fig. 20 dar.

Diese Figur stammt von einem 25jährigen gesunden Krankenpfleger, Ludwig Z. Von + bis — wird die Rechenaufgabe 3 × 18 richtig gelöst. Bald nach dem +-Zeichen steigt die Blutdruckkurve an und ist noch am Ende der Figur nicht zur ursprünglichen Höhe zurückgekehrt. Die Volumkurve des Armes sinkt nach kurzem Anstieg stark ab, so daß die Schreibfeder anstößt, und steigt ebenfalls erst allmählich wieder zum früheren Niveau an. Die Volumkurve des Ohres zeigt einen der Armkurve entsprechenden Verlauf.

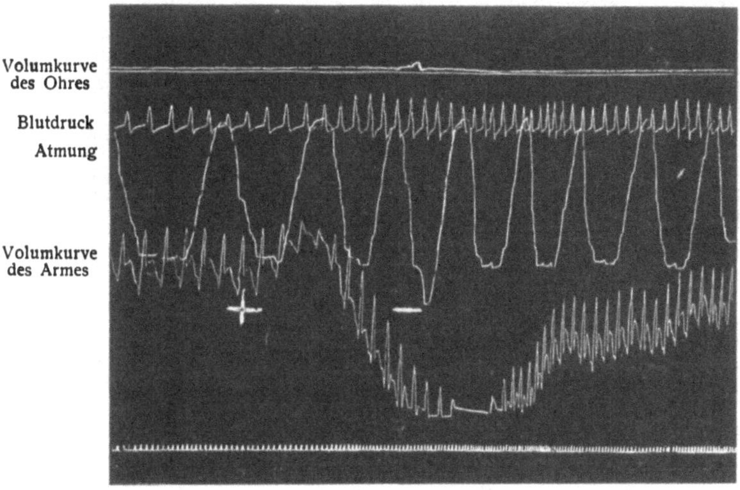

Fig. 20. Normale Reaktion auf geistige Arbeit. Von + bis — wird die Rechenaufgabe 3 × 18 richtig gelöst. (Versuchsperson L. Z., aufgezeichnet 31. I. 14.)

Die Reaktion überdauert also beträchtlich die psychische Tätigkeit, welche sie ausgelöst hat. Bemerken möchte ich übrigens, daß, wenn auch die eben beschriebene Reaktion auf geistige Arbeit als normal bezeichnet wird, die Versuchsperson sich doch vielleicht in einer leichten Erregung befand, wie sie am Experimentiertisch leicht auftritt. Im Sinne einer solchen Erregung können nämlich die ziemlich erhebliche Blutdrucksteigerung und die deutlichen respiratorischen Oszillationen des Blutdruckes gedeutet werden.

Um das entgegengesetzte Verhalten des Hirn- und Armvolumens zu demonstrieren, sei Fig. 21 angeführt, bei welcher es sich um eine

Reaktion auf sensorielle Erwartung handelt; sie ist wiederum von der Seite 49 erwähnten Versuchsperson Stanislaus Z. aufgenommen. Unter dem Einfluß der Erwartung einer leisen Berührung steigt in Fig. 21 die Volumkurve des Gehirnes wellenförmig an, während die Volumkurve des Armes sinkt.

Was das Verhalten des Blutdruckes bei der Einwirkung psychischer Reize anbetrifft, so kann man mitunter starke wellenförmige Schwankungen desselben beobachten, unter Umständen derart, daß die Berge der Blutdruckwellen über dem bisherigen Niveau, die Wellentäler unter demselben liegen. Das Wesentliche ist aber auch hier die Blutdrucksteigerung, welche den Zustand der Tätigkeit dem Zustand der relativen Ruhe gegenüber kennzeichnet. Wenn in seltenen Fällen mit dem

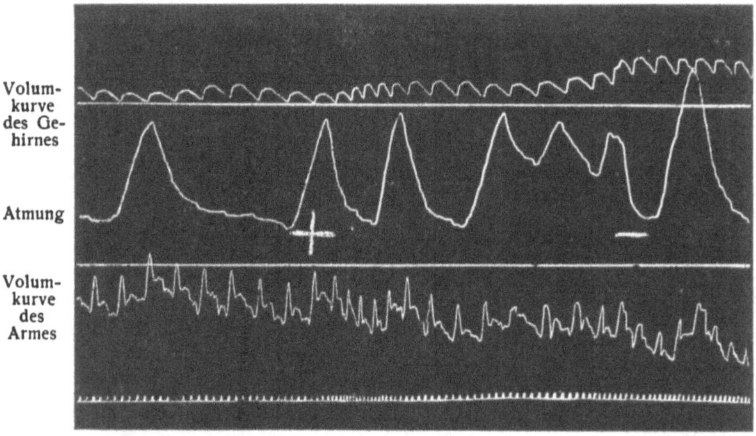

Fig. 21. Normale Reaktion auf sensorielle Erwartung. Bei + Ankündigung einer leisen Berührung, bei – wird „jetzt" gesagt. (Versuchsperson S. Z., aufgezeichnet 4. IX. 13.)

Reiz eine Blutdrucksenkung einsetzt, die nicht als Teilerscheinung einer Mayerschen Welle oder sonst irgendwie physiologisch zu erklären ist, so ist daran zu denken, ob sich die Versuchsperson nicht schon vor dem Reiz in lebhafterer psychischer Tätigkeit, insbesondere in affektiver Erregung, befand, so daß mit dem Reiz ein Zustand größerer Ruhe eintrat. — Wenn die Blutdrucksteigerung nur gering ist oder an der Blutdruckkurve jegliche Veränderungen fehlen, so können dennoch die Veränderungen der Gefäßweite wie gewöhnlich auftreten. Die von der Hirnrinde ausgelöste Blutdrucksteigerung und die Vasokonstriktion der äußeren Körperteile gehen nämlich hinsichtlich ihrer Intensität nicht miteinander parallel.

Die eben beschriebene normale Kreislaufreaktion gilt nur für geistige Arbeit, sensorielle Aufmerksamkeit und Unlust, sofern diese letztere vorzugsweise mit einer Hemmung und nicht mit einer Beschleunigung des Gedankenablaufes einhergeht. Sie gilt aber nicht oder nur teilweise für lustbetonte Reize. Die Reaktion auf lustbetonte Reize, auf die wir erst bei Besprechung des Lustgefühles eingehen werden, zeigt nicht denselben regelmäßigen Verlauf, wie die beschriebene Reaktion auf die genannten psychischen Vorgänge. Schon deshalb haben die Lustreaktionen nicht die gleiche praktische Bedeutung, wenn es gilt, Abweichungen vom Normalen zu erkennen. Zu diesem letzteren Zweck eignet sich aus Gründen, die wir noch erfahren werden, am sichersten die Reaktion auf geistige Arbeit; zur praktischen Beurteilung dieser Reaktion reicht in der Regel schon die gleichzeitige Registrierung des Armplethysmogrammes und Blutdruckes nebst Atemkurve hin.

b) Die psychasthenische Reaktion des Blutkreislaufes auf psychische Vorgänge.

Während unter normalen Bedingungen bei geistiger Arbeit, sensorieller Aufmerksamkeit und Unlust das Armvolumen sinkt, steigt es unter pathologischen Bedingungen sehr oft an. Dieser Anstieg des Armplethysmogrammes entspricht sehr genau einem Anstieg der Blutdruckkurve. Gelegentlich kommt es auch vor, daß die Veränderungen der letzteren den Veränderungen des ersteren um einen Puls vorauseilen; derartiges sahen wir in Fig. 11, wo es sich um die Reaktion eines Ermüdeten auf geistige Arbeit handelte. Die zweifellose Abhängigkeit des Armvolumens vom Blutdruck deuteten wir schon dort in der Weise, daß die Armgefäße als Teilerscheinung der allgemeinen Ermüdung so sehr erschlafft waren, daß sie sich nicht mehr aktiv zu kontrahieren vermochten, sondern jeder Steigerung des Blutdruckes passiv nachgaben. Ein ähnliches Nachgeben der Armgefäße gegenüber dem ansteigenden Blutdruck ist auch in Fig. 22 zu sehen. Diese Figur ist eine Reaktion des 38jährigen Paralytikers Wilhelm P. auf geistige Arbeit. Die Kurven wurden während der Lumbalpunktion aufgenommen.

Die Krankheit dieses Mannes soll vor etwa einem Jahre im Anschluß an eine Bleikolik begonnen haben. Seit dieser Zeit zeigt sich zunehmende Demenz, Vergeßlichkeit und allgemeine Hinfälligkeit. Mitunter treten bei dem Kranken Erregungszustände auf. Zurzeit ist er apathisch. Die körperliche Untersuchung ergibt nahezu fehlende Lichtreaktion der Pupillen, differente Patellarreflexe und starke Sprachstörung. Die Wassermannsche Reaktion des Blutes und Liquors ist positiv, der Globulin- und Zellgehalt des Liquors sind erhöht.

In der genannten Figur wird von + bis — eine leichte Multiplikationsaufgabe gelöst. Hierbei steigen alle drei Kurven an, sowohl das Armvolumen als auch (etwas später) die Druckkurve der Spinalflüssigkeit, wie auch die Blutdruckkurve. Die letztere ist technisch nicht ganz vollkommen, weil sie mit der den Manometerdruck registrierenden Schreibfeder aufgenommen ist.

Daß die Druckkurve des Liquor cerebrospinalis etwas später ansteigt, als das Armvolumen, mag gleichfalls in der Art dieser Messung begründet sein; das vom eröffneten Schädel aufgenommene Plethysmogramm des Gehirnes pflegt nämlich eher prompter zu reagieren, als das Armplethysmogramm.

Wenn auch die Kurven des Armvolumens in den Fig. 11 und 22 in gewissen Einzelheiten voneinander abweichen, so stimmen sie doch darin überein, daß an Stelle der normalen Senkung ein Anstieg des Volumens erfolgt, und daß dieser Anstieg jedesmal mit einem Anstieg des Blutdruckes einhergeht. Ähnliche Beispiele pathologischer Reaktionen, in denen der Anstieg des Armplethysmogrammes sehr genau einem Anstieg der Blutdruckkurve entspricht, könnte ich noch in großer Zahl anführen. Schon jetzt können wir deshalb allgemein sagen: Der

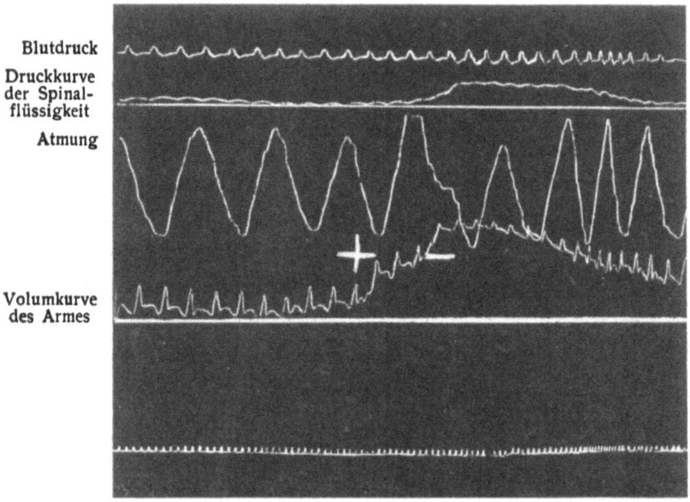

Fig. 22. Reaktion eines Paralytikers (W. P.) auf geistige Arbeit. Von + bis – wird eine leichte Multiplikationsaufgabe richtig gelöst. Aufgezeichnet 23. X. 13.

pathologische Anstieg des Armvolumens bzw. des Volumens der äußeren Körperteile ist mechanisch durch die Steigerung des Blutdruckes bedingt und hat seinen Grund darin, daß die normalerweise von der Hirnrinde ausgehende vasokonstriktorische Innervation der äußeren Körperteile mehr oder weniger versagt und die Gefäße infolgedessen dem ansteigenden Blutdruck passiv nachgeben.

Das Volumen der Bauchorgane zeigt unter diesen pathologischen Bedingungen ein unregelmäßigeres Verhalten und ist nach dem früher Gesagten von zwei Faktoren abhängig, welche ihren Einfluß in entgegengesetztem Sinne ausüben: Der steigende Blutdruck sucht die Bauchgefäße ebenso wie die Armgefäße passiv zu dehnen, während die Gefäßerweiterung der äußeren Körperteile eine Verengerung der Bauchgefäße zur Folge hat. Die Verengerung hat man sich ebenso wie die unter normalen Verhältnissen auftretende Erweiterung der Bauchgefäße zum Teil jedenfalls als eine passive, rein mechanische zu denken; sehr wahrscheinlich kommt dazu aber noch eine aktive, vom Nervensystem ausgehende.

Der eben geschilderte Mechanismus der pathologischen Kreislaufreaktion, die wir im Hinblick auf ihr Vorkommen und ihre mögliche psychologische Bedeutung bei psychisch abnormen Zuständen auch die „psychasthenische Reaktion des Kreislaufes“ nennen werden, gestaltet sich demnach schematisch folgendermaßen:

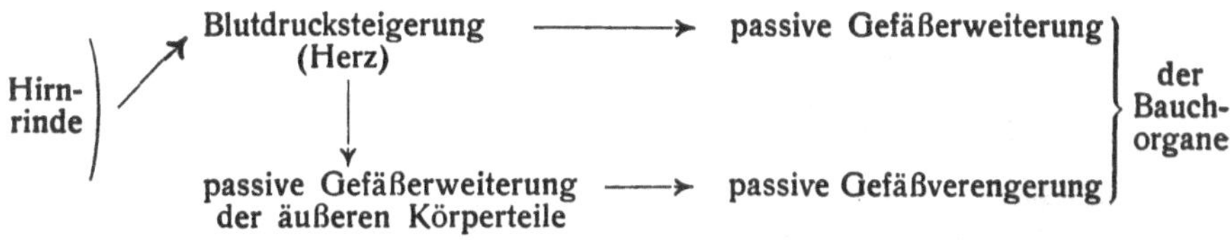

Schema der psychasthenischen Kreislaufreaktion.

Die Bezeichnung „psychasthenische Reaktion“ trifft natürlich nicht für diejenigen pathologischen Kreislaufreaktionen zu, welche auf einer subkortikalen Läsion der Vasokonstriktoren beruhen. So fand z. B. *Simons*, daß die normale Reaktion der Armgefäße an das Intaktsein des N. medianus und ulnaris geknüpft ist, während sie durch eine Läsion des N. radialis nicht betroffen wird. Hiernach verlaufen die Vasokonstriktoren der Armgefäße in den beiden erstgenannten Nerven. Eine Störung der normalen Kreislaufreaktion kommt ferner auch bei Arteriosklerose, Herzkrankheiten und wahrscheinlich noch bei vielen anderen Krankheiten vor.

Ob es sich im gegebenen Falle um eine psychasthenische Reaktion handelt, d. h. ob die Funktionsstörung der Vasokonstriktoren in der Hirnrinde lokalisiert ist, läßt sich in folgender Weise entscheiden. Man darf sich niemals mit der Untersuchung eines einzigen psychischen Vorganges begnügen, sondern man muß stets verschiedene Reize, teils intellektueller, teils sensorieller Natur, anwenden. Wenn sich alsdann Abweichungen von der normalen Reaktion bei *intellektuellen* psychischen Vorgängen *häufiger* vorfinden als bei sensoriellen, so hat man es mit der psychasthenischen Reaktionsweise zu tun. Liegt die Störung der Kreislaufreaktion dagegen außerhalb der Hirnrinde, wie es z. B. bei der erwähnten Läsion der Armnerven der Fall ist, so sind alle Reaktionen, sowohl diejenigen auf intellektuelle, wie auch die auf sensorielle Reize, in gleichmäßigerer Weise gestört.

Um einen ungefähren Einblick zu gewinnen, wie häufig sich die psychasthenische Reaktion bei den einzelnen Kategorieen psychischer Vorgänge vorfindet, zählte ich einerseits diejenigen Fälle, in denen ein zweifelloser Anstieg des Armplethysmogrammes nebst Blutdrucksteigerung, d. h. also die psychasthenische Reaktion, vorlag, und andererseits diejenigen, in denen eine zweifellose Volumsenkung vorhanden war. Die Zählung erstreckte sich vorzugsweise auf diejenigen Krankheitsbilder, in welchen die psychasthenische Reaktion überhaupt ziemlich häufig auftritt, nämlich: Paralyse, Melancholie, Manie, Dementia paranoides, Hebephrenie und Epilepsie. Danach ergaben sich für die Häufigkeit der psychasthenischen Reaktion im Vergleich zur Volumsenkung folgende Prozentzahlen:

Geistige Arbeit[1] . . . . 66 %
Intellektuelle Unlust . . . . 54 %
Sensorielle Unlust . . . . 24 %
Sensorielle Erwartung[1] . . . . 24 %
Indifferente Sinnesreize (Tast- oder Gehörswahrnehmungen) . . . . 6 %
(Sensorielle Lust . . . . 32 %.)

Die Fälle, bei denen die reaktive Veränderung der Volumkurve ausblieb oder wegen ihrer Geringfügigkeit fraglich war, oder in denen das Volumen hin- und herschwankte, blieben bei dieser Berechnung außer Betracht. Wenn also bei geistiger Arbeit die psychasthenische Reaktion in 66 % auftrat, so soll dies heißen, daß unter 100 Volumreaktionen die Volumkurve 66 mal anstieg und 34mal sank. Die Zahlen sind insofern ungenau, als die Anzahl der Reaktionen, die bei jeder Krankheit auf jeden psychischen Vorgang entfielen, nicht dieselbe war, und als die Häufigkeit, mit der die psychasthenische Reaktion bei den einzelnen Krankheitsbildern auftritt, wechselt (vgl. die Tabelle auf Seite 145). Indessen mußte ich diese Ungenauigkeit mit in Kauf nehmen, weil bei Berücksichtigung nur einer einzigen Krankheit die Anzahl der Reaktionen auf manche Kategorien psychischer Vorgänge zu gering gewesen wäre, um brauchbar verwertet werden zu können, und die Berechnung dadurch noch viel mehr, als so, den Charakter des Zufälligen erhalten hätte. Am häufigsten untersuchte ich im allgemeinen die geistige Arbeit, nächstdem die sensorielle Unlust; man wird deshalb den Zahlen, die für diese Vorgänge gefunden sind, am meisten Zutrauen entgegenbringen dürfen. Das Resultat für sensorielle Lustreaktionen ist in Klammern hintangesetzt, weil der Volumanstieg bei einer Minderzahl dieser Reaktionen normal ist.

Die verschiedenen Kategorien psychischer Vorgänge lassen sich also hinsichtlich der Häufigkeit der bei ihnen vorkommenden psychasthenischen Reaktionen in eine Skala ordnen. Aus dieser Skala geht zunächst allgemein hervor, daß die Reaktion auf höhere, intellektuelle Vorgänge unter krankhaften Bedingungen häufiger gestört ist, als die auf sensorielle Reize. Diese Tatsache ist ein Beweis dafür, daß

---

[1] sc. ohne beabsichtigte Gefühlsbetonung.

die Reaktion auf intellektuelle Vorgänge auch wirklich von der Hirnrinde ausgeht und nicht etwa subkortikal-reflektorisch durch den Sinnesreiz hervorgerufen wird, welcher im Experiment die intellektuelle Tätigkeit auslöst. Selbst wenn Sinnesreize schon auf subkortikal-reflektorischem Wege, unter Vermeidung der Hirnrinde, auf das Gefäßsystem einwirken, so wäre hieraus nicht zu erklären, weshalb gerade die Reaktion auf intellektuelle Vorgänge unter pathologischen Bedingungen soviel ausgeprägtere Störungen erleidet. Im Hinblick hierauf und auf die weitere Tatsache, daß die psychasthenische Reaktion besonders häufig bei der progressiven Paralyse vorkommt, wo wir es mit einem wohlbekannten organischen Krankheitsprozeß der Hirnrinde zu tun haben, darf mit großer Wahrscheinlichkeit angenommen werden, daß die hier in Rede stehende Innervationsstörung der Vasokonstriktoren in der Hirnrinde und nicht etwa in der Peripherie lokalisiert ist.

Daß die Reaktionen auf geistige Arbeit früher gestört sind, als die Reaktionen auf gefühlsbetonte Reize, suchte E. Weber in der Weise zu erklären, daß die affektive Seite der psychischen Tätigkeit im allgemeinen weniger stark in Anspruch genommen sei und deshalb weniger schnell ermüde, als die intellektuelle. Wäre diese Annahme richtig, so müßte sich meines Erachtens namentlich an den Unlustreaktionen der Melancholie, bei welcher die affektive Seite der psychischen Tätigkeit sehr stark in Anspruch genommen ist, oder an den Unlustreaktionen der Hebephrenie, bei der es sich um einen affektiven Verblödungsprozeß handelt, die psychasthenische Reaktion nachweisen lassen. In beiden Fällen sind aber nach meinen Untersuchungen die Reaktionen auf geistige Arbeit wesentlich stärker gestört, als diejenigen auf Unlust (sowohl sensorielle, wie intellektuelle Unlust).

Die verschiedene Häufigkeit, mit der die psychasthenische Reaktion bei den einzelnen Kategorien psychischer Vorgänge auftritt, dürfte viel eher von dem Gesichtspunkt der Entwicklungsgeschichte zu erklären sein: Die höheren psychischen Funktionen haben sich sowohl onto- wie phylogenetisch zuletzt entwickelt; deshalb sind ihnen weniger Nervenelemente in der Hirnrinde zugeordnet, als wie z. B. den Vorgängen der sensoriellen Unlust oder einer indifferenten Sinneswahrnehmung. Es ist nun klar, daß, wenn die kortikale Innervation der Vasokonstriktoren allgemein und gleichmäßig geschädigt wird, daß dann diejenigen Kategorieen psychischer Vorgänge von der Störung am frühesten und schwersten betroffen werden, welche die geringste Anzahl von Nervenelementen in der Hirnrinde zu ihrer Verfügung haben. Die Schädigung der zu diesen wenigen Nervenelementen gehörigen wenigen vasokonstriktorischen Fasern muß sich in empfindlicherer Weise geltend machen.

Es unterliegt denn auch keinem Zweifel, daß die intellektuelle Unlust in der individuellen Entwicklung des Menschen auf einer früheren Entwicklungsstufe zur Ausbildung gelangt, als die geistige Arbeit. Die sensorielle Unlust und die sensorielle Erwartung sind in der Häufigkeitsskala zufällig durch dieselbe Zahl vertreten. Die Aufmerksamkeit auf herannahende Sinneseindrücke scheint hiernach mit der Differenzierung der Wahrnehmungen in lust- und unlustbetonte Wahrnehmungen in engeren entwicklungsgeschichtlichen Beziehungen zu stehen, während die unmittelbare Wahrnehmung gleichgültiger Sinneseindrücke auf der tiefsten Entwicklungsstufe steht. Zum mindesten steht die Konzentration der Aufmerksamkeit auf Sinnesreize auf einer wesentlich tieferen Stufe als die intellektuelle Aufmerksamkeitskonzentration, die geistige Arbeit, und man hat allen Grund, diese Vorgänge voneinander zu trennen.

Ähnliche Überlegungen allgemeiner Art, wie die eben angestellten, führen auch zur Erklärung einer anderen Tatsache. E. Weber fand, daß die Volumkurve des Ohres früher und häufiger abnorm reagiert als die des Armes. Diese Beobachtung kann ich bestätigen, wenn es auch in seltenen Fällen vorkommt, daß die Kurve des Ohres normal und die des Armes pathologisch reagiert. Nachdem wir ein Beispiel eines solchen seltenen Falles bereits in Fig. 15 gesehen haben, werden wir in der nun folgenden Fig. 23 das weitaus häufigere Vorkommnis vorfinden, daß die Volumkurve des Ohres ansteigt, während die des Armes sinkt.

Fig. 23 stammt von einem 55jährigen Manne, Bertram N., der an Hirnsyphilis leidet. Psychisch bietet dieser Kranke gesteigerte Erregbarkeit und Gedächtnisschwäche dar. Die Lichtreaktion der Pupillen ist erloschen. Paralytische Sprachstörung liegt nicht vor. Die Sehnenreflexe sind leicht gesteigert und auf beiden Seiten gleich. Die Radialarterien fühlen sich noch ziemlich weich an.

Der Versuch stellt die Reaktion auf einen Nadelstich dar. Unter dem Einfluß der sensoriellen Unlust sinkt das Volumen des Armes, während das Volumen des Darmes und des Ohres ansteigt. Und zwar setzen die Volumveränderungen sämtlich nahezu gleichzeitig ein. Die Blutdruckkurve zeigt keine Veränderung. Immerhin liegt diese Kurve etwas sehr nahe dem diastolischen Blutdruck, in dessen Nähe sich Blutdruckschwankungen weniger deutlich bemerkbar machen; bei höherem oder niedrigerem Manschettendruck hätte sich möglicherweise doch vielleicht eine Blutdrucksteigerung in dem vorliegenden Falle nachweisen lassen.

An der Volumkurve des Armes und der Bauchorgane ist hier allenfalls das eine zu bemerken, daß die Veränderungen dieser Kurven etwas geringer als in der Norm sind. Zweifellos pathologisch ist dagegen die Volumkurve des Ohres. Da eine Zunahme des Blutdruckes anscheinend nicht stattgefunden hat, so ist der Mechanismus der Reaktion in der Weise zu deuten, daß die Kontraktion der Armgefäße das Primäre ist. Die Armgefäße repräsentieren hier jedenfalls einen größeren Teil, aber im Hinblick auf die Volumkurve des Ohres nicht die Gesamtheit der äußeren Körperteile. Das durch Gefäßkontraktion verdrängte Blut weicht einerseits nach den Bauchorganen und andererseits in das paretische Gefäßgebiet des Ohres bzw. der äußeren Kopfteile aus.

Daß sich die Ohrgefäße, wie hier, so in der Regel, stärker paretisch erweisen als die Armgefäße, ist vermutlich auf die Größenverhältnisse und die allgemeine biologische Bedeutung dieser Körperteile zu beziehen. Es ist durchaus verständlich, daß der Arm entsprechend seiner Größe und seiner Bedeutung für den Gesamtorganismus durch eine größere Anzahl vasokonstriktorischer Nervenfasern in der Hirnrinde vertreten ist als die Ohrmuschel. Die wenigen Nervenfasern der Ohr-

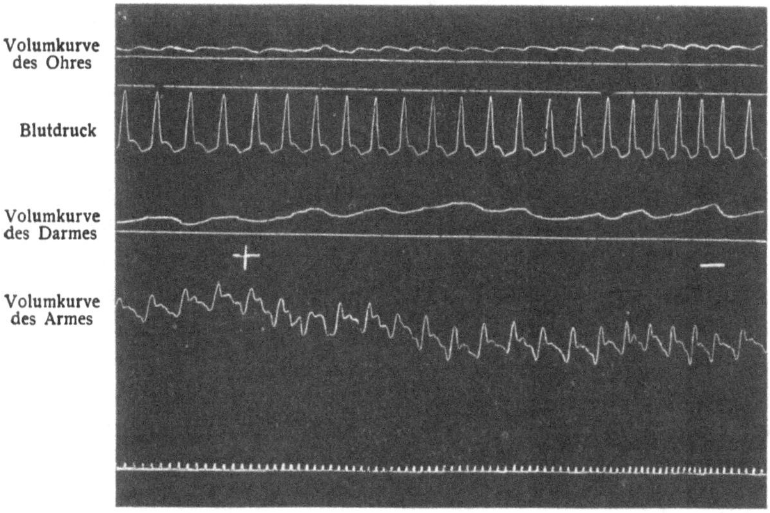

Fig. 23. Reaktion auf sensorielle Unlust von einem an Hirnsyphilis leidenden Manne (B. N.). Von + bis – wird mit einer Nadel langsam in die Haut des Armes gestochen. Aufgezeichnet 7. X. 13.

muschel werden deshalb von einer allgemeinen Schädigung der vasokonstriktorischen Nervenelemente in empfindlicherer Weise betroffen, als diejenigen des Armes.

So wie wir eben in Fig. 23 allein an der Volumkurve des Ohres eine zweifellose Abweichung von der Norm feststellen konnten, während die beiden anderen Volumkurven sich ungefähr normal verhielten, so gibt es zwischen der normalen und der ausgesprochen psychasthenischen Reaktionsweise zahlreiche allmähliche Übergänge, und die psychasthenische Reaktion kommt in vielen Modifikationen vor.

So leicht es einerseits ist, die ausgesprocheneren Formen des psychasthenischen Reaktionsweise sicher zu erkennen, so schwer ist es andererseits oft, zu sagen, wo man die Grenze des Normalen ziehen soll. Hierbei muß man sich zunächst klar darüber sein, was man hier unter „normal“ versteht. Es wäre nicht richtig und würde der hier behandelten Untersuchungsmethode den Wert einer solchen völlig nehmen, wenn man a priori als Regel aufstellen wollte, daß alle Personen, welche nach den sonst üblichen klinischen Untersuchungsmethoden als normal zu bezeichnen sind, folglich auch eine normale vasomotorische Reaktionsweise darbieten müßten, und wenn man hieraus den Begriff der „normalen Kreislaufreaktion“ ableiten wollte. Mitunter stößt man nämlich bei scheinbar ganz gesunden Individuen wider Erwarten auf eine ausgesprochen psychasthenische Reaktion im vorhin dargelegten Sinne, die beispielsweise das Residuum eines früheren chronischen Alkoholmißbrauches sein kann.[1] Da nun der innere Mechanismus der Kreislaufreaktion ziemlich klar ist, so ist es wohl richtig, auf dieser Erkenntnis fußend, den Begriff der normalen Reaktionsweise genauer abzugrenzen. Hiernach wäre denn also eine Reaktion auf geistige Arbeit um so normaler, je schneller die Volumkurve der äußeren Körperteile sinkt und je intakter sich somit die Funktion der Vasokonstriktoren erweist. Die primäre Elevation der Volumkurve, die wir in Fig. 12 sahen, deutet dagegen, sobald sie in stärkerer Ausbildung auftritt, auf das Vorhandensein einer leichten Schwäche der Vasokonstriktoren hin. Es ist nun freilich zuzugeben, daß der Begriff dieser „stärkeren Ausbildung“ kaum genauer zu definieren ist. Was man unter der stärkeren Ausbildung der primären Elevation der Volumkurve verstehen soll, bleibt vielleicht ebensosehr der Willkür und dem Sprachgebrauch des Untersuchers überlassen, wie z. B. die Entscheidung, ob man im gegebenen Falle die Sehnenreflexe eines Neurasthenikers als „lebhaft“ oder schon als „leicht gesteigert“ bezeichnen soll.

Um einen ungefähren Einblick in die Reaktionsweise einer Versuchsperson zu gewinnen, genügt niemals eine einzige Reaktion. Die Reaktionen im Beginn einer Sitzung sind infolge Erregung und Befangenheit seitens der Versuchsperson oft ganz anders als im weiteren Verlauf der Sitzung. Die Erregung kann sogar infolge der bei ihr mitunter sehr erheblichen Blutdrucksteigerung zu sehr abnormen Reaktionen führen, welche über das normale Verhalten der Versuchsperson täuschen (vgl. Fig. 13). Wenn man sich über die Reaktionsweise einer Versuchsperson in Kürze ungefähr orientieren will, so geht man in der Weise vor, daß man vor allem mehrere Reaktionen auf geistige Arbeit aufnimmt. Hier treten gemäß der Häufigkeitsskala der psychasthenischen Reaktion am frühesten und stärksten etwaige Störungen zutage. Läßt die Reaktion

[1] Vgl. Fig. 3 meiner vorläufigen Mitteilung im Neurol. Centralbl. 1914 Nr. 2.

auf geistige Arbeit Abweichungen von der Norm erkennen, so muß man noch einige Reaktionen, am einfachsten auf sensorielle Unlust (Nadelstich), anstellen, um zu erfahren, ob es sich wirklich um die psychasthenische Reaktionsweise handelt, d. h. ob die Störung in der Hirnrinde lokalisiert ist. Tritt die Störung bei den sensoriellen Reaktionen weniger deutlich hervor, so ist jene Frage zu bejahen. Auf manche Einzelheiten, welche bei der Beurteilung der Reaktionen zu berücksichtigen sind, werden wir noch weiter unten (Seite 109f.) eingehen.

Für die praktische Beurteilung der Reaktionsweise einer Person reicht im allgemeinen die gleichzeitige Registrierung der Blutdruckkurve und des Armplethysmogrammes nebst Atemkurve hin. Nur hin

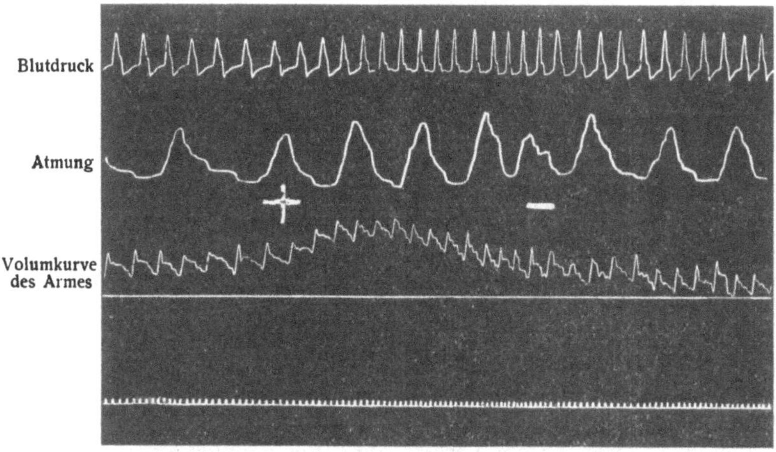

Fig. 24. Reaktion einer Hysterischen (M. N.) auf geistige Arbeit. Von + bis – wird die Rechenaufgabe 4 × 16 richtig gelöst. Aufgezeichnet 24. X. 13.

und wieder vorkommende Abweichungen von der Norm, die das Ohrplethysmogramm etwa darbietet, sind noch vorsichtiger zu bewerten, als solche des Armplethysmogrammes.

Zwischen der etwas stärkeren Ausbildung der primären Elevation, wie wir sie in Fig. 12 sahen, und der schweren Reaktionsparese des Armplethysmogrammes, wie wir letztere in Fig. 22 bei dem Paralytiker beobachteten, existieren zahlreiche Übergänge. Fig. 24 liefert ein Beispiel, in welchem die primäre Elevation der Armvolumkurve sehr groß und zweifellos pathologisch ist, während die Volumsenkung nur gering ist.

Diese Figur stammt von der 21 jährigen Margarete N., die vor zwei Jahren an einer hysterischen Abasie litt, seit anderthalb Jahren aber selbst Krankenpflege ausübt und diese Tätigkeit ordnungsgemäß versieht. In der Jugend soll sie zeitweise an Chorea gelitten und im Alter von 15 Jahren einen

Gelenkrheumatismus gehabt haben. Zurzeit besteht noch als hysterisches Symptom gesteigerte Affekterregbarkeit, ferner ein leichter Grad von Chlorose, und an der Herzspitze hört man ein leises systolisches Geräusch.

In der genannten Figur wurde von + bis — die Rechenaufgabe 4 × 16 richtig gelöst. Während der geistigen Arbeit steigt das Volumen des Armes an und sinkt erst nach der Antwort etwas unter das frühere Niveau. Der Anstieg der Volumkurve geht mit einem Anstieg der Blutdruckkurve einher und kann mit Rücksicht auf den nachherigen geringen Volumabfall und die bei demselben anhaltende Blutdrucksteigerung im Sinne einer großen primären Elevation aufgefaßt werden.

Nicht immer muß, wie hier, der Anstieg der Volumkurve mit dem Beginn der psychischen Tätigkeit einsetzen; vielmehr kommt es auch vor, daß die Gefäße erst später erschlaffen. In Fig. 19 stieg das Volumen des Armes anfangs nur sehr wenig an, sank dann aufs frühere Niveau zurück und stieg erst später stärker an. Sicherlich hängt der Verlauf der Volumkurve ferner auch davon ab, ob die Versuchsperson mit gleichmäßiger Schnelligkeit rechnet oder zwischendurch pausiert, was aber nicht zu kontrollieren ist.

Wenn im Bisherigen nur von der Parese der Vasokonstriktoren die Rede war, so ist noch eine weitere Möglichkeit zu berücksichtigen, nämlich die, daß auch die kortikale Innervation des Herzens erlahmen kann. In diesem Falle ist die Blutdrucksteigerung und damit auch der Volumanstieg während der psychischen Tätigkeit nur gering, wie z. B. in Fig. 28, oder die Reaktion bleibt während der psychischen Tätigkeit sogar ganz aus, wie in Fig. 33.

Außer durch den Grad der kortikalen Parese wird die Form der psychasthenischen Reaktion ferner durch den Zustand bestimmt, in welchem sich das Gefäßsystem bereits ohne die Einwirkung bestimmter Reize befindet. Es kann sich hierbei um spastische oder paretische Dauerzustände handeln. Befinden sich die Armgefäße in spastischem Zustande, so wird der Volumanstieg bei der psychasthenischen Reaktion nur gering ausfallen oder ganz fehlen, weil die Blutdrucksteigerung nicht stark genug ist, um die kontrahierten Gefäße zu dehnen. Sind die Armgefäße paretisch, so werden sie einer Zunahme des Blutdruckes leichter nachgeben und mit stärkerer Volumzunahme reagieren. Ebenso wie der Volumanstieg kann auch die reaktive Volumsenkung infolge von Gefäßspasmus nur sehr gering ausfallen und so, trotzdem die kortikale Innervation bei einzelnen Reaktionen an sich intakt ist, ein pathologisches Aussehen gewinnen. Auf die Bedingungen für das Auftreten spastischer und paretischer Dauerzustände werden wir in Abschnitt 3 zurückkommen.

Aus dem Gesagten ergibt sich schon jetzt, daß die Reaktionen auf psychische Vorgänge sowohl im Hinblick auf den Grad der kortikalen Parese des Gefäßsystemes, als auch auf den

Zustand, in welchem sich das Gefäßsystem schon ohne die Einwirkung äußerer Reize befindet, außerordentlich zahlreiche Variationen darbieten können.

Das Verhalten des Hirnplethysmogrammes unter pathologischen Bedingungen.

Da über das Verhalten des Hirnvolumens bei Lust- und Unlustreizen in der Literatur widersprechende Angaben vorliegen, dagegen in bezug darauf wohl ziemliche Übereinstimmung herrscht, daß das Hirnvolumen bei geistiger Arbeit normalerweise ansteigt, so werden wir hier zunächst untersuchen, wie sich das Hirnvolumen unter pathologischen Bedingungen bei geistiger Arbeit verhält.

Eine normale Reaktion auf sensorielle Erwartung, von welcher sich die normale Reaktion auf geistige Arbeit kaum unterscheidet,

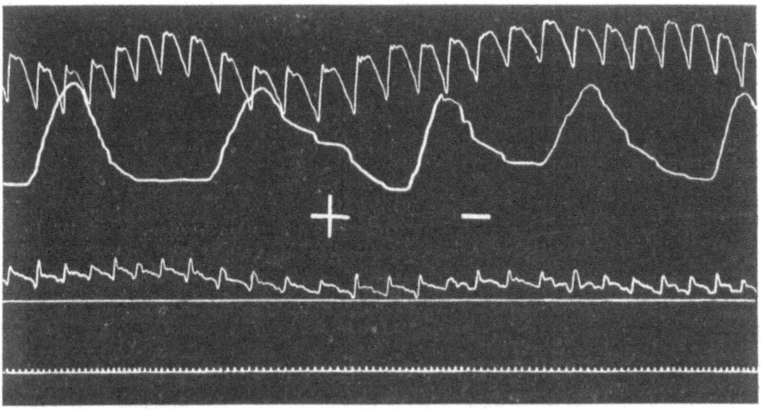

Fig. 25. Reaktion des Hirnvolumens auf geistige Arbeit bei fehlender oder minimaler Reaktion des Armvolumens. Von + bis – wird die Rechenaufgabe 6 × 18 richtig gelöst. (Versuchsperson A. B., aufgezeichnet 1. XI. 13. Verkleinert auf $^{9}/_{10}$ des Originals.)

lernten wir in Fig. 21 kennen. Das Hirnvolumen stieg dort an, während das Armvolumen sank.

Eine pathologische Reaktion, in welcher sich das Armvolumen nur sehr wenig verändert, stellt Fig. 25 dar.

Es handelt sich hier um dieselbe Versuchsperson Alexander B., mit welcher Berger einen Teil seiner 1907 veröffentlichten hirnplethysmographischen Untersuchungen anstellte; Berger hat auch eine Photographie dieses Mannes veröffentlicht. Derselbe ist jetzt 39 Jahre alt. 1904 wurde er wegen Erscheinungen, die auf eine Affektion des Kleinhirnes hinwiesen, über dem linken Kleinhirn trepaniert. Es fand sich jedoch weder ein Tumor noch ein Abszeß, an den im Hinblick auf eine vorausgehende Mittelohreiterung gedacht worden war; auf dem linken Ohr war bereits vorher die Radikaloperation gemacht worden. Seit der Operation im Jahre 1904 ist Patient auf Wanderschaft und gibt zu, viel Bier und Schnaps getrunken zu haben;

er wurde auch mehrfach wegen Zechprellerei bestraft. Zurzeit ergibt die neurologische Untersuchung folgende Abweichungen von der Norm: Enge, etwas differente Pupillen mit unausgiebiger Lichtreaktion. Geringer horizontaler Nystagmus beim Blick nach rechts und links. Zungenabweichung nach links. Fehlen des linken Patellarreflexes. Bei Romberg sofortiges Umfallen nach links. Wassermannsche Reaktion des Blutes negativ. (Augenhintergrund normal.) — Da die Zungenabweichung bei Ablenkung der Aufmerksamkeit nicht konstant ist und namentlich auch das Taumeln weniger stark hervortritt, wenn man den Kranken nicht sofort unterstützt, so glaube ich in Übereinstimmung mit Berger, daß bei diesen Symptomen Simulation im Spiele ist, indem es der dringende Wunsch des Kranken war, von der Landstraße fort und in eine Anstalt zu kommen. Was für uns zu wissen jedenfalls von Wichtigkeit ist, ist, daß es sich um einen chronischen Alkoholisten handelt.

Das Hirnplethysmogramm der Fig. 25 zeigt hohe Pulsationen, höhere, als das Hirnplethysmogramm der Versuchsperson Stanislaus Z. Die Höhendifferenz rührt wahrscheinlich daher, daß es sich hier um einen großen Schädeldefekt mit weicher Narbe handelt, während in dem anderen Falle die Narbenkontraktur stärker war. Unter dem Einfluß der geistigen Arbeit steigt das Hirnvolumen an, was im Hinblick auf die Respirationskurve kaum durch die nur leicht veränderte Atmung bedingt sein kann. Die vorher sehr deutlichen Respirationsschwankungen gleichen sich während des Anstieges fast ganz aus. Das Armvolumen war vor der geistigen Arbeit im Begriff, etwas zu sinken, während der Arbeit geht es in einen leichten Anstieg über. Diese äußerst geringfügige Veränderung des Armplethysmogrammes, dazu die niedrige Pulsationshöhe desselben und die zahlreichen Wellen im katakroten Schenkel der Pulswelle lassen auf einen spastischen Zustand der Armgefäße schließen.

Die reaktive Veränderung des Armplethysmogrammes ist also in der vorliegenden Abbildung nur gering: Die Armgefäße befinden sich in einem spastischen Dauerzustande, in welchem sie sich Reizeinwirkungen gegenüber ziemlich refraktär verhalten. Die Hirngefäße nehmen dagegen an diesem Gefäßspasmus nicht teil, sie reagieren in Fig. 25 annähernd normal. Allerdings ist zu bemerken, daß in anderen Reaktionen dieser Versuchsperson auch die Erweiterung der Hirngefäße öfters ausblieb. Als Ursache der hier zu konstatierenden Abweichungen von der Norm wird man wohl in erster Linie den chronischen Alkoholabusus dieser Versuchsperson in Betracht ziehen müssen, da ich es auch anderweitig bestätigt fand, daß der Alkohol die kortikale Innervation des Gefäßsystems schwer zu schädigen vermag.

Berger fand, daß bei der Versuchsperson Alexander B. im Gegensatz zu einer anderen Versuchsperson, die ihm zu seinen Untersuchungen diente, die Pulsationshöhe der Hirnkurve während der Inspiration abnahm. Der Schluß, den er daraus zieht, daß große venöse Räume in der Nähe des Schädeldefektes liegen müßten, welche bei der Inspiration entleert werden, scheint mir nicht ohne weiteres bindend zu sein, weil auf die Respirationsschwankungen noch sonstige individuelle Faktoren ihren Einfluß auszuüben vermögen, so in dem vorliegenden Falle der Spasmus, die Volumstarre des übrigen Gefäßsystemes. Es ist ferner auch nicht richtig, wenn Berger die Reaktionslosigkeit des Hirnplethysmogrammes, die er bei der Versuchsperson Alexander B. festzustellen glaubte, darauf bezieht, daß der Schädeldefekt über dem Kleinhirn liegt, und daß nur die Gefäße der Großhirnrinde auf psychische Reize reagierten. Selbst wenn letzteres zuträfe, so müßte doch die Reaktionslosigkeit einen anderen Grund haben, weil, wie wir in Fig. 22 sahen, selbst die Druckkurve der Spinalflüssigkeit in der Lumbalgegend noch die Erweiterung der Hirngefäße verrät. Der Hirnrückenmarkskanal bildet ein Ganzes, und die Ausgiebigkeit der Reaktionen des Hirnplethysmogrammes hängt, soweit ich sehe, hauptsächlich davon ab, wie die Reaktionsweise des Gefäßsystemes im allgemeinen ist, und ferner von der Beschaffenheit der Hautnarbe, welche den Schädeldefekt deckt.

Eine weitere pathologische Reaktion zeigt Fig. 26.

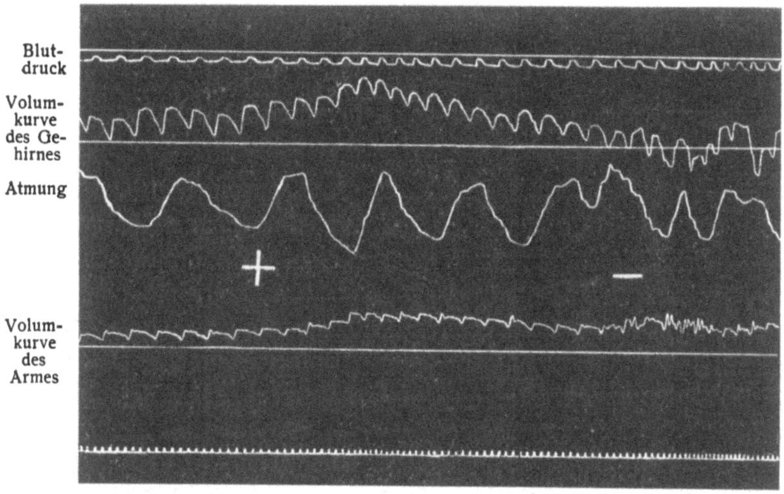

Fig. 26. Reaktion des Hirnvolumens auf geistige Arbeit bei gleichzeitigem leichten Anstieg des Armvolumens. Von + bis – wird die Rechenaufgabe 7 × 18 richtig gelöst. (Versuchsperson H. F.; aufgezeichnet 21. X. 13.)

Versuchsperson ist die 25jährige Hedwig F. Dieselbe wurde 1908 in die Klinik aufgenommen mit dem Symptomenkomplex eines Tumor cerebelli. Die Symptome bestanden hauptsächlich in Stauungspapille, Kopfschmerzen, Erbrechen, cerebellarer Ataxie, Schwindel und Nystagmus. Dazu bildete sich allmählich eine linksseitige spastische Hemiparese aus. Die Kopfschmerzen wurden an einer bestimmten Stelle des Hinterhauptes lokalisiert. Es wurde die Diagnose auf rechtsseitigen Kleinhirntumor gestellt und über dem rechten Kleinhirn trepaniert. Ein Tumor fand sich jedoch nicht. Die Krankheitssymptome bildeten sich nach der Operation zurück, und zurzeit wird nur noch mitunter über Kopfschmerzen und Schwindel geklagt. Es muß sich also hier um die Erscheinungen eines sogenannten Pseudotumor cerebri gehandelt haben.

Das Armvolumen bietet in Fig. 26 unter dem Einfluß der geistigen Arbeit einen nicht sehr erheblichen, aber doch deutlichen Anstieg dar und bleibt noch über das Ende der Figur hinaus auf dem höheren Niveau. Ähnlich verhält es sich mit dem Blutdruck. Das Hirnvolumen steigt gleichfalls anfangs an, dann sinkt es aber, und zwar bis unter das frühere Niveau. Ein solch vorzeitiges Sinken des Hirnvolumens habe ich bei derselben Versuchsperson öfters beobachtet, und es ist möglich, daß es sich hierbei um eine Ermüdungserscheinung der Vasodilatatoren des Gehirnes handelt.

Endlich verweise ich nochmals auf die bereits beschriebene Fig. 22, wo der Anstieg des Druckes in der Spinalflüssigkeit mit einem beträchtlichen Anstieg des Armvolumens einherging.

Zusammenfassend glaube ich sagen zu dürfen, daß die pathologische Reaktion des Armvolumens nicht mit einer Umkehr der Reaktion des Hirnvolumens einhergehen muß, daß aber auch an den Hirngefäßen Ermüdungssymptome vorzukommen scheinen.

3. Über Deutung und Kennzeichen angiospastischer und angioparetischer Kurven.

Bei der erwiesenen Abhängigkeit des Herzens und der Gefäße von einzelnen psychischen Vorgängen ist es eigentlich ganz selbstverständlich, daß auch die pathologischen Dauerzustände des Bewußtseins, durch welche die verschiedenen Psychosen charakterisiert sind, ihren Einfluß auf das Gefäßsystem geltend machen. Wenn auch über die Art und die sekundären Folgen dieses Einflusses noch manches im dunkeln liegt, so lassen sich doch schon jetzt gewisse Gesetzmäßigkeiten auffinden.

Es ist wohl kein Zufall, daß bei chronischen Erregungszuständen, wie sie z. B. im manisch-depressiven Irresein oder in der progressiven Paralyse gegeben sind, die vasomotorischen Kurven schon im sogenannten Ruhezustand, d. h. ohne Einwirkung äußerer Reize, besonders oft deutliche Zeichen von Gefäßspasmus darbieten. Bei solchen chronischen Erregungszuständen befindet sich offenbar die ganze Hirnrinde in einem Zustande gesteigerter Erregung, und es ist verständlich, daß diese gesteigerte Erregung der gesamten Hirnrinde eine dauernd verstärkte Innervation der Vasokonstriktoren zur Folge hat, welche den normalen Tonus der Gefäße weit übertreffen kann. Dem widerspricht allerdings zunächst anscheinend die Tatsache, daß man, verknüpft mit dem Gefäßspasmus, die psychasthenische Reaktionsweise antrifft, welche nach dem Gesagten auf einer kortikalen Parese der Vasokonstriktoren beruht. Die in der psychasthenischen Reaktion zum Ausdruck kommende Angioparese ist denn auch zweifellos ein Faktor, den man bei Beurteilung der pathologischen Dauerzustände des Gefäßsystemes berücksichtigen muß: Der Einfluß, den die dauernd gesteigerte Erregung der Hirnrinde auf den Kontraktionszustand der Gefäße ausübt, wird durch die hinzukommende Angioparese modifiziert. An und für sich führt die gesteigerte Erregung der Hirnrinde stets zu einer stärkeren Innervation der Vasokonstriktoren, wodurch die Bedingungen für einen Gefäßspasmus gegeben sind. Der Grad andererseits, in welchem die Vasokonstriktoren paretisch sind, verhindert diese stärkere Innervation und wirkt im Sinne der Gefäßparese. Die Parese der Vasokonstriktoren ist, abgesehen vielleicht von manchen tiefen Bewußtseinsstörungen, stets nur eine partielle und tritt, wie bereits dargetan, vorwiegend bei den komplizierteren, intellektuellen

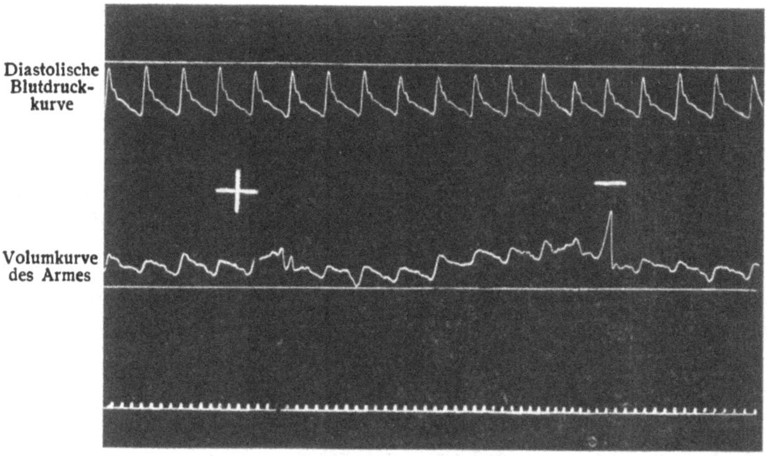

Fig. 27. Reaktion eines Melancholikers (A. G.) auf geistige Arbeit. Diastolische Blutdruckkurve. Von + bis – wird die Rechenaufgabe 7 × 13 richtig gelöst. Aufgezeichnet 28. III. 13.

Bewußtseinsvorgängen hervor. Wenn nun diese partielle Parese der Vasokonstriktoren keinen allzu großen Umfang erreicht, dann überwiegt die verstärkte Innervation der noch funktionierenden, ungeschädigten Vasokonstriktoren, und es kommt so trotz psychasthenischer Reaktionsweise zu Erscheinungen von Angiospasmus. Ein Beispiel eines solchen Gefäßspasmus ist in Fig. 27 zu sehen.

Es handelt sich hier um einen 52jährigen, stark gehemmten Melancholiker, Anton G., dessen Krankheit erst vor kurzem begann. Er leidet unter schweren Selbstvorwürfen und glaubt, zur Strafe für seine Sünde die Sünde der ganzen Welt tragen zu müssen. Vor neun bis zehn Jahren hat er bereits einen ersten derartigen Anfall überstanden. Der Kranke erhält zur Zeit 3mal täglich 20 Tropfen Opium.

In der genannten Figur ist die Volumkurve des Armes in verschiedener Hinsicht bemerkenswert. Zunächst zeigt sie während ihres ganzen Verlaufes so ziemlich die gleiche Pulsform: Niedrige Pulse, der katakrote Schenkel bildet mit dem anakroten mitunter sogar einen rechten Winkel. Der katakrote Schenkel der Pulswelle fällt auf durch zahlreiche Erhebungen, oszillierende Schwankungen, unter denen die dikrote Welle, die unter normalen Bedingungen an der plethysmographischen Kurve sehr deutlich zu sein pflegt, kaum zu erkennen ist. Die zahlreichen Schwankungen des katakroten Pulsschenkels sind natürlich nicht das getreue Abbild der Pulswelle, sondern sind unter anderem durch die Eigenschwingungen der übertragenden Wassermasse mitverursacht. Nichtsdestoweniger müssen sie aber eine tiefer liegende Ursache in der Beschaffenheit der Pulswelle haben, wie der Vergleich mit Pulskurven derselben Versuchsperson aus der Zeit der Rekonvaleszenz lehrt (vgl. Fig. 57b). Die geringe Höhe der Pulse und die Oszillationen des katakroten Schenkels sind charakteristisch für Gefäßspasmus, welcher sich in dem vorliegenden Falle auch unmittelbar durch die blasse Hautfarbe, die etwas kühle Hauttemperatur und den verminderten Turgor des Unterhautzellgewebes kundgibt. Was aber außer der Pulsform in Fig. 27 den Gefäßspasmus verrät, ist die geringe Reaktion der Volumkurve auf die geistige Arbeit. Sowohl die anfängliche Senkung, als auch der nachträgliche Anstieg sind nur gering. Ohne den Gefäßspasmus wäre die Reaktion des Armvolumens wahrscheinlich ausgiebiger gewesen.[1]

So zweifellos, wie hier, ist nicht immer der Gefäßspasmus zu erkennen, und die Beurteilung der Pulsform des Plethysmogrammes bereitet oft Schwierigkeiten. Am Sphygmogramm gibt bekanntlich die systolische Nebenwelle (Elastizitätselevation) und die dikrote Welle (Rückstoßelevation, Klappenschlußwelle) bis zu einem gewissen Grade Aufschluß über den Spannungszustand der Arterie. Bei starker Spannung des Arterienrohres tritt die systolische Nebenwelle stärker hervor und rückt näher an den Gipfel der Pulswelle. Je geringer andererseits die Spannung des Arterienrohres ist, desto tiefer hat die dikrote Welle ihren Sitz, und desto deutlicher ist diese. Mosso verwandte seinen Plethysmographen auch als Hydrosphygmographen und erkannte an den mit diesem Apparat erhaltenen Sphygmogrammen sehr gut die Einzelheiten der Pulswelle. Der Plethysmograph von Lehmann ist, wie Lehmann selbst zugibt, für das Studium des Sphygmogrammes weniger geeignet. Vor dem Mossoschen Plethysmographen hat er den Nachteil, daß der Gummiärmel den Arm von seiner direkten Berührung mit dem Wasser trennt, wodurch Einzel-

[1] Auch wenn die Deutung der Kurve wegen der fehlenden Atmung nicht ganz einwandsfrei ist, so ändert dies kaum etwas an der Geringfügigkeit der Volumreaktion, durch welche sich auch die anderen Versuche in derselben Sitzung auszeichneten.

heiten an der Pulswelle verwischt werden. Bei beiden Apparaten sind es ferner die Eigenschwingungen der übertragenden Wassermasse, welche die Pulswelle entstellen; dazu kommt noch die Schleuderung der ziemlich massiven Schreibfeder an dem Uskoffschen Apparat in Betracht. Trotz dieser und anderer Fehlerquellen lehrt aber die Erfahrung, daß auch an den plethysmographischen Pulskurven des Lehmannschen Apparates gewisse Verschiedenheiten in der Form der Pulswelle wahrzunehmen sind, welche mit der individuellen Beschaffenheit der Reaktionsweise in zweifellosem Zusammenhang stehen.

Wenn die Blutdrucksteigerung im Gefolge eines psychischen Vorganges einigermaßen beträchtlich ist und im Gegensatz hierzu sowohl die Senkung als auch der psychasthenische Anstieg, d. h. also alle Reaktionen, des Armplethysmogrammes nur gering ausfallen, so ist dies nur auf einen Gefäßspasmus zu beziehen; bei hochgradigem Gefäßspasmus kann man mit E. Küppers treffend von einer „reaktiven Volumstarre" sprechen. Mit einer derartig herabgesetzten Reaktionsfähigkeit der Volumkurve sind dann auch erfahrungsgemäß Veränderungen der Pulsform verknüpft, wie wir sie in der obigen Fig. 27 kennen lernten. Um es noch einmal zu wiederholen, sind die wichtigsten Eigenschaften der angiospastischen Pulswelle: niedrige Pulsationshöhe und zahlreiche kleine Erhebungen im katakroten Schenkel. Die letzteren müssen nicht immer schon am Gipfel der Pulswelle beginnen, mitunter geht vielmehr dem sanft abfallenden Teil des katakroten Schenkels, an dem sich die Oszillationen zeigen, ein schnellerer Abfall ohne Oszillationen voraus (vgl. hierzu Fig. 65 oder 74). Die dikrote Welle ist an ausgesprochen spastischen Kurven überhaupt nicht zu erkennen.

Eine Folge des Gefäßspasmus scheint es zu sein, daß die Volumkurve auf dem veränderten Niveau, welches sie unter dem Einfluß der psychischen Tätigkeit eingenommen hat, meist länger als normal verharrt. Nicht selten sieht man auch, daß spastische Volumkurven ohne ersichtlichen Grund, d. h. ohne Einwirkung äußerer Reize, kontinuierlich an- oder absteigen.

Die niedrige Pulsationshöhe des Armplethysmogrammes kann außer durch Angiospasmus auch durch einen niedrigen Pulsdruck bedingt sein. Die Höhe des Pulsdruckes läßt sich aus der Blutdruckkurve unter sinkendem Manschettendruck entnehmen, indem man die Höhe des systolischen und diastolischen Blutdruckes zahlenmäßig bestimmt. Einen ungefähren Begriff von der Höhe des Pulsdruckes gewinnt man auch aus der unmittelbaren Betrachtung der Blutdruckkurve unter sinkendem Druck, und zwar aus der Höhe derjenigen Pulszacke, welche die Stelle des diastolischen Druckes bezeichnet. Niedriger Pulsdruck und Gefäßspasmus können miteinander verknüpft sein, wie es besonders bei der Katatonie der Fall zu sein scheint. Nicht immer ist der Gefäßspasmus ein Zeichen für gesteigerte Erregung der Hirnrinde, sondern er kann auch anderen Ursprunges sein.

Außer den Veränderungen des Armplethysmogrammes weist oft auch der hohe Sitz der systolischen Nebenwelle an der kontinuierlichen Blutdruckkurve[1] auf das Vorhandensein eines Gefäßspasmus hin. Die Pulsationen des Ohrplethysmogrammes, welche bei meiner Art der Registrierung dieser Kurve schon normalerweise nur kleine Erhebungen darstellen, sind bei Angiospasmus verschwindend klein oder überhaupt nicht zu sehen.

Zweifellos spastische Armplethysmogramme sahen wir im bisherigen, außer an Fig. 27, an den Fig. 13, 14, 19, 24, 25 und 26. In Fig. 13 handelte es sich um die vorübergehende Erregung einer sonst gesunden Versuchsperson.

Ebenso wie der Angiospasmus, so gibt sich auch die Angioparese in verschiedener Weise an den vasomotorischen Kurven zu erkennen. Bei einer Parese der Armgefäße sind die Pulse des Armplethysmogrammes höher als normal, und die dikrote Welle tritt deutlicher hervor, während die kleinen Erhebungen unterhalb der dikroten Welle zurücktreten. Bei sehr hochgradiger Parese variieren die Pulse des Armplethysmogrammes innerhalb derselben Kurve stark in bezug auf Pulshöhe und Form des katakroten Schenkels. Derartiges zeigt Fig. 28.

Diese Figur ist von dem 44jährigen Paralytiker Heinrich L. aufgenommen. Der Kranke ist von Beruf Techniker und glaubt große Erfindungen gemacht zu haben. Die Demenz ist ziemlich weit vorgeschritten. Die Stimmung ist leicht enphorisch. Außer der Sprachstörung besteht träge Lichtreaktion der Pupillen, Reflexsteigerung und positive Wassermannsche Reaktion.

In Fig. 28a wurde von + bis — die Rechenaufgabe 4 × 18 richtig gelöst. Dabei steigt der Blutdruck etwas an und gleichzeitig das Armplethysmogramm. Besonders bewerkenswert ist Fig. 28b. Diese stellt einen Ausschnitt des Armplethysmogrammes dar, wie es unmittelbar vor Fig. 28a mit der großen Steigröhre des Plethysmographen aufgenommen wurde. Die einzelnen Pulswellen sind an dieser Kurve schwer zu unterscheiden, und so glaubte ich denn zuerst, daß diese Unregelmäßigkeiten der Kurve durch Zitterbewegungen des Armes bedingt seien. Als ich darauf versuchsweise die kleine Steigröhre aufschraubte, wurde ich eines anderen belehrt. Nunmehr waren die einzelnen Pulse ohne weiteres zu erkennen, wie Fig. 28a zeigt. Auffallend sind jedoch auch hier die starken Höhen- und Formdifferenzen der einzelnen Pulse, ohne daß dieselben etwa von der Atmung abhängig wären. Diese Verschiedenheit der einzelnen Pulse ist vielleicht durch eine besonders hochgradige Parese des Gefäßsystemes bedingt. Die Pulswellen, welche in die peripheren Gefäße vordringen, werden an der normal gespannten Arterienwand in regelmäßiger Weise gebrochen. Bei schlaffer Arterienwand dagegen ist die vorhergehende Pulswelle noch nicht abgeklungen, wenn die folgende beginnt, und so kommt

[1] Da die Kapillare K_1 (Fig. 1) offen ist, so tritt an meinen Blutdruckkurven die systolische Nebenwelle nicht immer hervor.

es zu Erscheinungen, die auf Interferenz der Pulswellen hinweisen. Bei der großen Steigröhre mit der größeren übertragenden Wassermasse treten natürlich diese Störungen in vergrößertem Maßstabe hervor.

Außer der Parese der Vasokonstriktoren glaube ich aus der Geringfügigkeit der Blutdrucksteigerung, die in Fig. 28 und in anderen

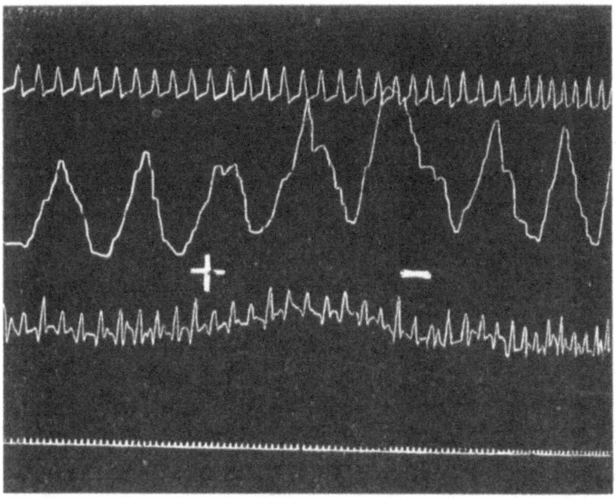

Fig. 28a. Reaktion eines Paralytikers (H. L.) auf geistige Arbeit. Von + bis – wird die Rechenaufgabe 4 × 18 richtig gelöst. Kleine Steigröhre am Plethysmographen. Aufgezeichnet 3. III. 14.

Reaktionen derselben Versuchsperson zu konstatieren ist, auch auf eine Parese der kortikalen Herzinnervation schließen zu dürfen.

Eine zweifellose, wenn auch weniger hochgradige Gefäßparese als in Fig. 28, sahen wir in den Fig. 11 und 22.

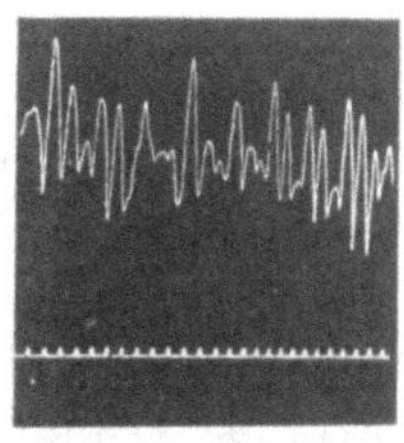

Fig. 28b. Armplethysmogramm, unmittelbar vor *a* mit der großen Steigröhre aufgenommen.

Bezüglich des Ohrplethysmogrammes ist zu bemerken, daß seine Pulsationen bei Angioparese stärker hervortreten, als unter normalen Verhältnissen oder gar bei Angiospasmus.

Die ausgesprochen paretischen Kurven sind in meinem Kurvenmaterial viel geringer an Zahl, als die zweifellos spastischen. Dies beruht wahrscheinlich einesteils darauf, daß der Angiospasmus bei pathologischen Zuständen in der Tat häufiger vorkommt, als die Angioparese. Andererseits eigneten sich vorgeschrittene Paralytiker, bei welchen Gefäßparese noch am ehesten vorkommen dürfte, wegen ihrer Demenz schlecht zur Untersuchung und wurden aus diesem Grunde weniger herangezogen.

Betonen möchte ich noch, daß ich in vielen Fällen meines Versuchsmateriales nicht sicher zu entscheiden vermag, ob Gefäßspasmus oder

Gefäßparese vorliegt, trotzdem die Kurven deutlich von der Norm abweichen; möglicherweise hätte hier mitunter noch die Aufzeichnung des Sphygmogrammes Klarheit gebracht. Jedenfalls liegen aber auch die Dinge sehr kompliziert. Wenn z. B. im Beginn der progressiven Paralyse oft deutlicher Gefäßspasmus vorliegt und derselbe später allmählich in Gefäßparese übergeht, so gibt es ein Zwischenstadium, in welchem der eine krankhafte Zustand dem entgegengesetzten anderen den Platz räumt, ohne daß sich jedoch in diesem Zwischenstadium die Vasokonstriktoren in normalem Zustande befänden. Nicht für ausgeschlossen halte ich es auch, daß sich die größeren Arterien von den kleineren verschieden verhalten, derart, daß etwa die letzteren vor den ersteren paretisch werden.

4. Die Mayerschen Blutdruckwellen.

In dem eben Gesagten haben wir einiges darüber erfahren, in welcher Weise sich die Form der plethysmographischen Pulswelle unter pathologischen Bedingungen verändern kann, wobei wir unser Hauptaugenmerk auf die Kurve des sogenannten Ruhezustandes richteten. Wir wenden uns nunmehr noch zwei weiteren Eigentümlichkeiten zu, welche die vasomotorischen Kurven bereits ohne Einwirkung äußerer Reize darbieten. Zunächst betrachten wir die Schwankungen von langsamer Periodik, welche von der Atmung unabhängig sind und von Sigmund Mayer im Jahre 1876 beschrieben wurden.

Mayer untersuchte diese Blutdruckwellen hauptsächlich an Kaninchen, außerdem auch an Hunden und Katzen. Als ihre wesentliche Eigenschaft hebt er hervor, daß sie nicht regellos auftreten, sondern einen unverkennbaren Rhythmus zeigen. Beim nicht kurarisierten Tier kommen meist sechs bis neun derartiger Schwankungen auf die Minute. Im einzelnen besitzen die Wellen wechselnde Eigenschaften. Zunächst müssen sie nicht während der ganzen Dauer eines Versuches auftreten, sondern sie können ohne nachweisbaren Grund auch fehlen. Die Höhe der Wellen ist eine sehr verschiedene. Der Abstand des Wellengipfels vom Wellental kann zwischen 3 und 20 mm Quecksilber betragen. Oft zeigt sich eine Periodizität in der Weise, daß hohe Wellen mit flachen Wellen oder längere mit kürzeren regelmäßig alternieren. Zwischen dem auf- und absteigenden Schenkel einer einzelnen Schwankung bestehen im allgemeinen keine wesentlichen Unterschiede; gelegentlich ist die Pulsfrequenz im absteigenden Schenkel etwas verringert. Das Zustandekommen dieser periodischen Schwankungen des Blutdruckes versuchte S. Mayer hauptsächlich durch eine Beeinflussung des Vasomotorenzentrums von seiten des Atmungszentrums zu erklären.

Knoll nahm seinerseits an, daß überhaupt Reize mannigfacher Art, so besonders sensible Reize, das Gefäßzentrum in Erregung setzen, auf welche dieses reflektorisch mit periodischen Entladungen reagiert. — Wohl zu unterscheiden von den periodischen Schwankungen sind die arhythmischen Schwankungen des Blutdruckes, für welche Mayer verschiedene Ursachen annimmt; es kann sich dabei sowohl um den Einfluß psychischer Vorgänge, als auch um Änderungen des Stoffwechsels, vielleicht auch um Reflexvorgänge sonstiger Art handeln.

Die wellenförmigen, rhythmischen Schwankungen, welche S. Mayer an der Blutdruckkurve von Tieren beschrieben hat, wurden von Mosso auch am Plethysmogramm des Menschen wahrgenommen. Nach Mosso sollen sich die periodischen Schwankungen der plethysmographischen Volumkurve, welche passiv durch Schwankungen des Blutdruckes hervorgerufen werden, von denjenigen Schwankungen, die durch eine aktive Kontraktion der Gefäße zustande kommen, besonders dadurch unterscheiden, daß die letzteren im Gegensatz zu den ersteren mit einer wesentlichen Veränderung der Pulsform einhergehen.

Nach den Beobachtungen, die ich gesammelt habe, sind die in Rede stehenden periodischen Undulationen an der Blutdruckkurve im allgemeinen leichter und regelmäßiger zu verfolgen, als am Plethysmogramm. Eine von einer normalen Versuchsperson aufgenommene Kurve, welche die Wellen sowohl an der Blutdruck- als auch an der Volumkurve darbietet, zeigt Fig. 29.

Es handelt sich hier um den 36jährigen gesunden Krankenpfleger Max Sch. Am Plethysmogramm des Armes sieht man im Anfang der Figur eine vollständige Welle; während der zweiten Welle wirkt ein Reiz ein, welcher die Kurve zum Sinken bringt. Die systolische Blutdruckkurve bietet in ihrem Verlauf drei vollständige Wellen dar und am Ende der Figur noch die Hälfte einer vierten. An der ersten Welle sieht man den gleichsinnigen Verlauf des Plethysmogrammes und der Blutdruckkurve.

Was an der vorliegenden Figur und an zahlreichen anderen Kurven ohne weiteres auffällt und besonders hervorzuheben ist, ist das Fortbestehen der Blutdruckwellen während der Einwirkung äußerer Reize. Während die Volumkurve sinkt und dann in der Regel irgendwelche deutlichen wellenförmigen Schwankungen vermissen läßt, bleiben an der Blutdruckkurve die Undulationen bestehen. Nur insofern ist an der Blutdruckkurve eine Veränderung zu beobachten, als die Wellenberge und Wellentäler während und im Gefolge der Reizeinwirkung höher als zuvor sind. Wenn also die Blutdrucksteigerung keine allzu hochgradige ist, was von der Art des psychischen Vorganges und von der individuellen Reaktionsweise abhängt, dann bleiben die Blutdruckwellen in ähnlicher Deutlichkeit wie vorher bestehen, und die Blutdrucksteigerung äußert sich in einer Erhöhung der bereits vorhandenen

Wellenberge und meist auch der Wellentäler. Ist die Blutdrucksteigerung sehr erheblich, dann werden die Wellen der Blutdruckkurve undeutlicher, indem sich die Wellentäler mit den Wellenbergen mehr oder weniger ausgleichen.[1] Die Wellen sind aber auch dann bei Betrachtung der Kurve schräg von der Seite her in der Regel noch zu erkennen.

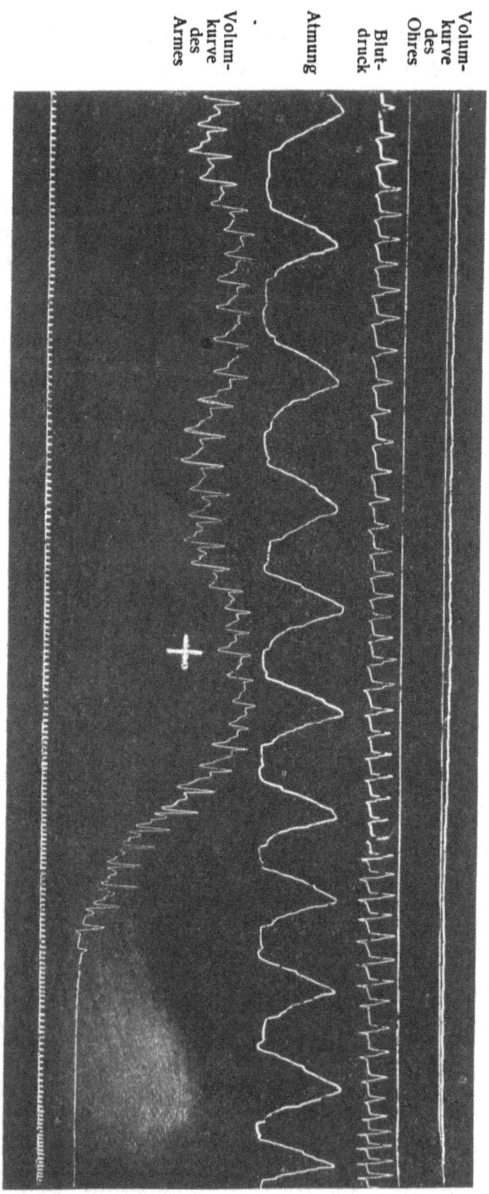

Fig. 29. Mayersche Blutdruckwellen bei einem Gesunden (M. Sch.). Bei + intellektuelle Unlust. Aufgezeichnet 20. X. 13.

Wenn die Undulationen schon unter normalen Bedingungen in verschiedener Deutlichkeit hervortreten, so ist diese Verschiedenheit unter pathologischen Bedingungen noch größer. Indem hiervon noch bei den einzelnen Krankheitsbildern die Rede sein wird, führe ich hier nur die „Ruhekurve“ eines 41 jährigen manischen Kranken, Michael W., an, der vor vier Jahren zum ersten Male manisch erregt war und nun seit etwa acht Monaten hochgradige motorische Unruhe, Ideenflucht und Rededrang zeigt. Die Untersuchung war wegen des unruhigen Verhaltens des Kranken mit großen Schwierigkeiten verknüpft. Zu bemerken ist, daß an der Herzspitze ein leichtes systolisches Geräusch zu hören ist, und daß von Zeit zu Zeit einzelne Pulsschläge aussetzen.

[1] Zum Teil ist dieser Ausgleich auch durch einen Mangel der Technik vorgetäuscht, indem die Blutdruckkurve, wenn sie höher ist, an und für sich Blutdruckveränderungen weniger deutlich anzeigt.

Die Blutdruckkurve der Fig. 30 zeigt zwei Mayersche Wellen. Aus der absoluten Höhe der Blutdruckkurve ist zunächst zu entnehmen, daß der Pulsdruck dieses Kranken ein sehr beträchtlicher war, was auch mit der zahlenmäßigen Messung übereinstimmt. Sodann fällt weiterhin die außerordentlich starke Niveaudifferenz zwischen Wellenberg und Wellental in die Augen. Es ist klar, daß bei derartig starken Blutdruckschwankungen ein annähernd konstanter Wert des Blutdruckes überhaupt nicht existiert.

Im Anschluß an diese Kurve ist es wohl erlaubt, die Frage nochmals aufzuwerfen, welchen Ursprunges die periodischen Undulationen des Blutdruckes sind. Während Lehmann dieselben für psychisch bedingt hält, suchen andere Autoren sie mehr physiologisch zu erklären, durch Reize verschiedener Art, welche das Gefäßzentrum bei seiner ununterbrochenen Tätigkeit und bei seiner großen Wichtigkeit für den Gesamt-

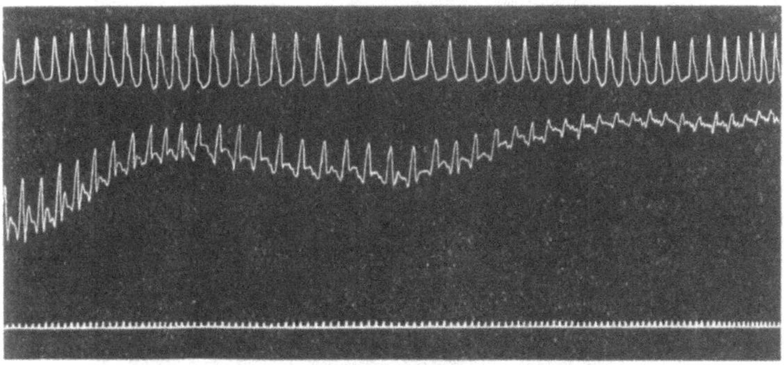

Fig. 30. Mayersche Blutdruckwellen bei einem Manischen (M. W.). Aufgezeichnet 17. III. 13. Verkleinert auf $^{3}/_{4}$ des Originals.

organismus fortwährend treffen müssen. Auch ich sehe nicht ein, weshalb diese Wellen ausschließlich von der Hirnrinde abhängig sein sollten. Andererseits liegt es aber nahe, ihre ungewöhnlich starke Ausbildung bei dem manischen Kranken in Fig. 30 mit dem Symptom der Ideenflucht und der hochgradigen psychischen Erregung dieses Kranken in Verbindung zu bringen. In dem vorliegenden Falle dürfte also die Hirnrinde, wenn auch nicht den alleinigen, so doch einen sehr wesentlichen Anteil an dem Auftreten der Wellen haben.

Zu beachten ist ferner in der genannten Figur, daß die Volumkurve ansteigt, trotzdem die zweite Blutdruckwelle niedriger ist als die erste. Gleichen Blutdruckwerten entsprechen also durchaus nicht gleiche Ordinaten des Plethysmogrammes. Die Weite der Gefäße folgt nicht etwa völlig passiv den Undulationen des Blutdruckes, sondern es bestehen hier ähnliche Beziehungen zwischen Blutdruck und Blutvolumen, wie wir sie hinsichtlich der Hirngefäße kennen gelernt haben. Daraus, daß bei den periodischen Undulationen dem Ansteigen des Blutdruckes eine Erweiterung und nicht eine Verengerung der Armgefäße entspricht, geht ferner hervor, daß die Mayerschen Blutdruckschwankungen nicht etwa durch rythmische Kontraktionen der peripheren Gefäßmuskulatur bedingt sind, sondern daß sie eine Funktion der Herztätigkeit sind.

Bezüglich der Entstehung der Mayerschen Wellen darf also zurzeit gesagt werden, daß die psychische Tätigkeit hieran jedenfalls auch ihren Anteil hat, nicht etwa in dem Sinne, daß mit den einzelnen Wellen gleichartige Schwankungen der psychischen Tätigkeit einhergehen, sondern die von der Hirnrinde im wachen Zustande jederzeit ausgehenden Reize vereinigen sich mit anderen, rein physio-

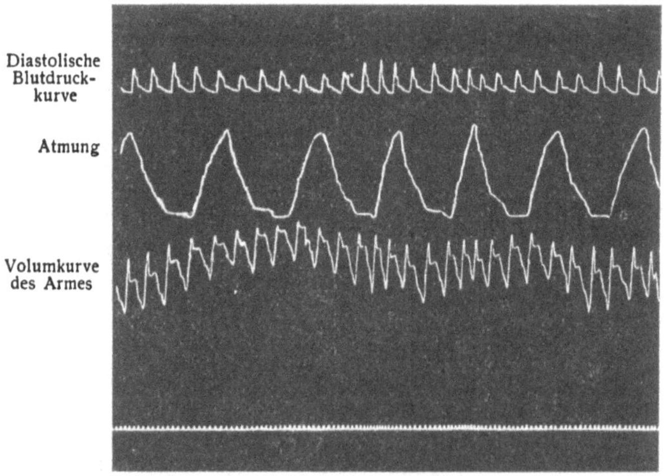

Fig. 31. Mayersche Blutdruckwellen bei einem Gesunden (A. W.). Diastolische Blutdruckkurve. Aufgezeichnet 23. V. 14.

logischen Reizen und bedingen gemeinsam eine periodisch verstärkte Innervation des Herzens.

Ein wichtiges Unterscheidungsmerkmal der Mayerschen Blutdruckwellen gegenüber den durch die Atmung bedingten Blutdruckschwankungen ist die Steigerung des diastolischen Blutdruckes bei den ersteren. Während die systolische Blutdruckkurve bei den periodischen Undulationen gleichzeitig mit dem Anstieg des Plethysmogrammes zu- und mit einem Abfall desselben an Höhe abnimmt, verhält es sich mit der diastolischen Blutdruckkurve umgekehrt: Dem Ansteigen des Volumens entspricht ein Kleinerwerden der diastolischen Blutdruckkurve und der Volumsenkung ein Höherwerden derselben. Dieses zeigt sich in dem Beispiel der Fig. 31, welche von der normalen Versuchsperson August W. aufgenommen ist.

Man sieht hier zwei Wellen. Am Ende der zweiten Welle tritt am Plethysmogramm eine Atmungsschwankung stärker hervor. Am Gipfel der ersten Welle des Plethysmogrammes zeigt sich außerdem deutlich eine Abnahme der Pulshöhe, die nicht etwa allein durch Fehler der Übertragung bedingt sein kann. Diese Abnahme der Pulshöhe ist vielmehr auf eine Abnahme des Pulsdruckes und der hohe Sitz der systolischen Nebenwelle auf den vermehrten Druck im Arteriensystem zu beziehen. Hiernach kommen also auch bei den Mayerschen Wellen Veränderungen der Pulsform vor. Sehr deutlich ist an der vorliegenden Figur das andersartige Verhalten der Blutdruckkurve im Vergleich zu Fig. 30 zu erkennen.

Zur Verwechslung mit einer Mayerschen Welle könnte unter normalen Verhältnissen die Reaktion auf ein Lustgefühl Anlaß geben. Bei den anderen von uns untersuchten Vorgängen ist eine solche Verwechslung nicht möglich, weil bei geistiger Arbeit, sensorieller Aufmerksamkeit und Unlust die Blutdrucksteigerung nicht mit einer Volumzunahme, sondern mit einer Volumsenkung des Armes einhergeht. Um die Mayerschen Wellen von Lustreaktionen oder sonst irgendwie rein physiologisch bedingten Schwankungen zu unterscheiden, liefert die Periodizität des Kurvenverlaufes einen Anhaltspunkt.

5. Die Respirationsoszillationen.

Über die Eigentümlichkeiten der Atemschwankungen des Plethysmogrammes machen unter anderen W. Gent und G. Saiz nähere Angaben. Das gewöhnliche Verhalten des Armplethysmogrammes gegenüber der Atmung besteht nach Gent darin, daß dem Übergang von Ex- in Inspiration der Gipfel der plethysmographischen Atmungswelle entspricht und dem Übergang von In- in Exspiration das Wellental. In diesem Falle findet also bei der Art, wie wir hier die Atmung registrieren, ein abwechselndes Konvergieren und Divergieren der Respirations- und Volumkurve statt (s. z. B. Fig. 57b). Anders pflegen sich die Kurven bei tiefer und langsamer Atmung zu verhalten. Hier fällt der Wellengipfel der Volumkurve mit dem Gipfel der Inspiration ungefähr zusammen, oder er folgt ihm etwas nach und fällt in den Beginn der Exspiration. Das Wellental der Volumkurve fällt alsdann mit dem Übergang von Ex- in Inspiration zusammen bzw. in den Beginn der letzteren. Im letzteren Falle verlaufen die Respirations- und Volumkurve ungefähr gleichsinnig (vgl. z. B. Fig. 7). Ähnlich wie bei tiefer und langsamer Atmung ist auch das Verhalten bei tiefer und rascher Atmung. Zwischen den genannten Kurvenbildern gibt es natürlich Übergänge. Pulslänge und Pulshöhe sind nach Gent im aufsteigenden Schenkel der plethysmographischen Atmungswelle gewöhnlich größer als im absteigenden. Nur bei willkürlich langsamer und tiefer Atmung sind die Pulse im aufsteigenden Schenkel kürzer. Schnelle und flache Atemzüge lassen keine Atemschwankungen des Volumens aufkommen, sie lassen sogar etwa vorhandene Atemschwankungen verschwinden; hierbei pflegt die Volumkurve im ganzen zu sinken. Dieses Sinken ist, wie ich schon früher bei Besprechung der Atmungsversuche von Binet und Courtier, Seite 50, ausführte, möglicherweise durch die Aufmerksamkeitskonzentration der Versuchsperson bedingt.

Über die Faktoren, welche das Auftreten der Atmungsschwankungen beherrschen und begünstigen, besteht noch keine völlige Klarheit. Daß sie sowohl an der Blutdruck- wie an der Volumkurve unter normalen Bedingungen ganz fehlten, konnte ich bei Betrachtung größerer Kurvenabschnitte wohl niemals beobachten; in geringer Ausbildung waren sie stets vorhanden. Unter dem Einfluß von Affekten und namentlich unter pathologischen Bedingungen beim manisch-depressiven Irresein sind sie, wie G. Saiz beobachtete, oft sehr stark ausgeprägt (s. Fig. 57b oder 58).

Die Beziehungen zwischen Atmung, Blutdruck und Armplethysmogramm habe ich an 40 Versuchspersonen genauer studiert und bin dabei zu folgenden Resultaten gekommen.

Am gleichmäßigsten zeigten sich die Beziehungen zwischen Atmung und Blutdruck. Fast immer war der Blutdruck am tiefsten in der Nähe des Überganges der Inspiration in die Exspiration.[1] Weniger gleichmäßig war im Gegensatz hierzu das Verhalten des Plethysmogrammes. Meistens ging der An- und Abstieg des Plethysmogrammes dem An- und Abstieg des Blutdruckes ungefähr parallel, oder das Plethysmogramm folgte den Veränderungen des Blutdruckes um einen Puls nach, wie es in Fig. 11 bei der Angioparese zu sehen war. In 11 von den 40 Fällen war jedoch entschieden ein nicht übereinstimmendes Verhalten zwischen dem Blutdruck und Plethysmogramm zu konstatieren: Mit der Blutdrucksenkung fiel der Wellenberg des Plethysmogrammes zusammen (siehe z. B. Fig. 7). Hier hat sich also der Einfluß der Atmung an Blutdruck und Plethysmogramm in verschiedener Weise geltend gemacht; d. h. die durch die Atmung verursachte Druckzunahme im Gefäßsystem fällt nicht mit der Volumzunahme der äußeren Körperteile zusammen.

Da, wo die respiratorischen Blutdruckschwankungen nicht in gleichem Sinne wie die Volumschwankungen des Gefäßsystemes erfolgen, wird man die ersteren wohl am ehesten mit den intrathorakalen Druckschwankungen, welche die Atmung begleiten, erklären müssen.

---

[1] Wenn man meine Kurven hierauf genau untersuchen will, so ist noch zu berücksichtigen, daß die Atmung im Vergleich zu den anderen Kurven etwas verspätet aufgeschrieben ist.

Während der Inspiration nimmt der negative Druck im Thorax zu, und infolgedessen wird die Systole des Herzens erschwert, was auf Blutdrucksenkung hinwirkt. Die respiratorischen Volumschwankungen sind, entsprechend ihrem unregelmäßigeren Verhalten, wahrscheinlich durch verschiedenartigere Faktoren, als der Blutdruck, beeinflußt. Bei dem gewöhnlichen Atmungstypus nimmt während der Inspiration der Druck in der Bauchhöhle durch Tiefertreten des Zwerchfelles zu und der Druck in der Brusthöhle ab. Durch die Druckzunahme in der Bauchhöhle wird mehr Blut zum rechten Herzen getrieben. Gleichzeitig wird durch die Druckabnahme in der Brusthöhle das Blut dorthin angesaugt, und die Lungen füllen sich stärker mit Blut. In der Exspiration verlieren wiederum die Lungen ihr Blut, und dasselbe entweicht wieder nach der Bauchhöhle und den Extremitäten, weshalb die Volumkurve der letzteren in der Exspiration ansteigt.

Bei langsamer und tiefer Atmung, insbesondere bei langsamer und passiver Exspiration, macht sich die exspiratorische Entleerung des Brustkorbes am Armvolumen unmittelbar weniger bemerkbar, sondern erst durch Vermittlung des Schlagvolumens des Herzens. In diesem Falle füllen sich während der Inspiration die Lungen stärker mit Blut, und entsprechend der Blutzunahme der Lungen wächst das Schlagvolumen des Herzens. Während der Exspiration nimmt dagegen das Blutvolumen der Lungen wieder ab und dementsprechend auch das Schlagvolumen des linken Ventrikels. In Anklang an den Mechanismus bei gewöhnlicher Atmung kann die Abnahme des Schlagvolumens und damit des Extremitätenvolumens auch etwas verspätet erfolgen. Bei tiefer und langsamer Atmung nehmen während der Exspiration wahrscheinlich die Bauchorgane infolge der Druckabnahme in der Bauchhöhle einen beträchtlichen Teil des Blutes auf, welches den Thorax verläßt. Dieser Faktor fällt bei aktiver Exspiration, an welcher die Bauchmuskeln beteiligt sind, fort. Eine solche aktive Exspiration vermute ich in Fig. 32.

Diese Figur stammt von einem 19jährigen Mädchen, Gertrud W., welches seit drei Monaten manisch erregt ist. Sie ist ideenflüchtig, singt und lacht. Die Untersuchung war anfangs dadurch erschwert, daß die Kranke sehr unregelmäßig atmete und oft den Atem anhielt. Sie wurde deshalb aufgefordert, gleichmäßiger zu atmen. Die Folge war, daß sie jetzt zum Scherze absichtlich bald sehr tief, bald sehr flach atmete. Hiervon gibt Fig. 32 ein Bild.

Das Armvolumen nimmt hier nicht, wie wir es eben bei langsamer und tiefer Atmung beschrieben haben, und wie es z. B. in Fig. 7 zu sehen war, mit der Inspiration zu und mit der Exspiration ab, sondern es folgt dem gewöhnlichen Atemtypus. Der Blutdruck verhält sich dem Volumen entsprechend. Bei der frequenteren Atmung am Ende der Abbildung sind respiratorische Volumschwankungen nur angedeutet vorhanden. Bemerkenswert ist noch an dieser Figur, daß die Rechenaufgabe 4×16, die von + bis — ausgerechnet wurde, unmittelbar zu keiner deutlichen Blutdrucksteigerung geführt hat. Möglicherweise ist die nachträgliche Blutdrucksteigerung noch auf die geistige Arbeit zu beziehen, wie ich ähnliches auch bei einem anderen manischen Kranken (Fig. 62) beobachtete; bei diesem dauerte die Arbeit allerdings kürzer. Übrigens war die leichte Rechenaufgabe bis zu einem gewissen Grade nur die Fortsetzung der bereits vorher vorhandenen Aufmerksamkeitskonzentration auf die absichtlich veränderte Atmung.

Außer den genannten Faktoren, welche den Einfluß der Atmung auf das Gefäßsystem vermitteln, gibt es noch andere, darunter solche nervöser Art, und es ist hierüber in den Lehrbüchern der Physiologie nachzulesen.

In Übereinstimmung mit mir fanden auch Erlanger und Testerling, daß sich der Blutdruck der Atmung gegenüber sehr gleichmäßig verhält. Einerlei, ob die Atmung langsam, schnell, thorakal oder abdominal ist, der Blutdruck sinkt nach diesen Autoren immer während der Inspiration und steigt während der Exspiration. Nur bei sehr

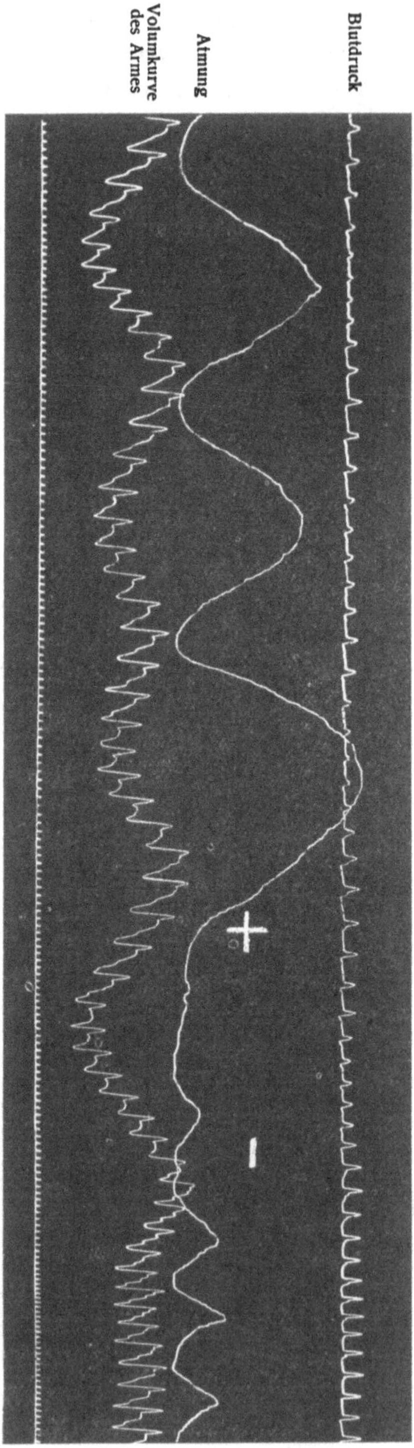

Fig. 32. Kurven einer manischen Kranken (G. W.). Absichtlich veränderte Atmung. Von + bis - wird die Rechenaufgabe 4 × 16 richtig gelöst. Aufgezeichnet 26. IX. 13.

verlangsamter Atmung soll die Abnahme des Blutdruckes schon vor dem Ende der Exspiration beginnen und sein Anstieg vor dem Ende der Inspiration.

Worauf hier noch besonders hinzuweisen ist, ist das Verhalten des *diastolischen Blutdruckes*. Die diastolische Blutdruckkurve verläuft unter dem Einfluß der Atmung mit der systolischen Blutdruckkurve bemerkenswerterweise gleichsinnig. Das sieht man, wenn man Fig. 20 mit dem Ende der Fig. 36 vergleicht. Man sieht es ferner auch an fast jeder Blutdruckkurve unter sinkendem Druck; in Fig. 2 liegt sowohl im ansteigenden Teil der Kurve, welcher der systolischen Blutdruckkurve entspricht, als auch im absteigenden, welcher der diastolischen Blutdruckkurve entspricht, jedesmal eine niedrige Pulszacke hinter dem Gipfel der Inspiration. Die diastolische Blutdruckkurve hat also hier ebenfalls ihre tiefste Stelle in der Nähe des Überganges von In- und Exspiration. Es kommt allerdings auch vor, daß unmittelbar vor oder hinter der niedrigsten Pulszacke in gleicher oder noch größerer Nähe zu der bezeichneten Stelle die höchste Pulszacke der diastolischen Kurve liegt. Ein solcher schroffer Übergang scheint mitunter bei sehr schneller Inspiration aufzutreten, bildet aber nicht die Regel.

Aus dem gleichsinnigen Verhalten der systolischen und diastolischen Blutdruckkurve während der Atmung ist zu entnehmen, daß sich der diastolische Blutdruck nicht oder nur wenig verändert. Da aus der systolischen Blutdruckkurve eine Veränderung des systolischen Blutdruckes zu erkennen ist, so kann aus der gleichsinnigen Veränderung der diastolischen Blutdruckkurve nur eine Veränderung des *Pulsdruckes* erschlossen werden, wie sie etwa schon durch die Veränderung des systolischen Blutdruckes allein gegeben ist. Würde gleichzeitig mit dem systolischen Blutdruck auch der diastolische irgendwie wesentlich ansteigen, so müßte die systolische Kurve zu-, die diastolische aber abnehmen. Die diastolische Blutdruckkurve hat also bei der Atmung die Bedeutung einer *Pulsdruckkurve*.

Durch diesen letzteren Umstand unterscheiden sich die Respirationsschwankungen des Blutdruckes wesentlich von den *Mayer*schen Undulationen, bei welch letzteren der diastolische Blutdruck ebenfalls deutlich variiert. Dieser Unterschied scheint mir möglicherweise darauf zu beruhen, daß die Undulationen in erster Linie oder ausschließlich durch zentrale nervöse Einflüsse beherrscht werden, die Respirationsoszillationen dagegen mehr durch mechanische Einflüsse, welche direkt auf das Herz und das Gefäßsystem einwirken.

Die *Deutlichkeit*, mit welcher die Respirationsoszillationen an den vasomotorischen Kurven auftreten, hängt von verschiedenen Bedingungen ab. Daß die Tiefe und Frequenz der Atmung dabei eine Rolle spielt, haben wir aus Fig. 32 gesehen. Vor allem interessiert uns hier aber, zu erfahren, inwiefern bestimmte Bewußtseinszustände an ihrem Hervortreten beteiligt sind. In dieser Hinsicht hat bereits Lehmann gewisse Gesetzmäßigkeiten gefunden. Er beobachtete deutliche Atmungsschwankungen am Armplethysmogramm einerseits dann, wenn die Versuchsperson schläfrig war, und andererseits dann, wenn sie sich in affektiver Erregung befand. Es handelt sich also hierbei um sehr verschiedenartige Zustände. Der Angabe Lehmanns, daß die affektive Erregung speziell in deprimierter Stimmung bestehen müsse, wenn das Plethysmogramm im Ruhezustande die Respirationsoszillationen darbietet, kann ich nicht ohne weiteres zustimmen. Nach meinen Beobachtungen vermag schon die gewöhnliche Erregung, welche sich vieler Versuchspersonen namentlich im Beginn der Untersuchung bemächtigt, stark ausgeprägte Respirationsoszillationen hervorzurufen. Ein Beispiel einer solchen erregten Versuchsperson bot Fig. 13 dar. An dieser und den anderen Kurven ähnlicher Art, welche ich besitze, waren außerdem stets Zeichen von Gefäßspasmus zu erkennen, wie dies bei einer normalen erregten Versuchsperson auch leicht verständlich ist; denn wenn die Vasokonstriktoren gut funktionieren, d. h. nicht paretisch sind, so muß eine gesteigerte Erregung der Hirnrinde zu einer verstärkten Innervation des Gefäßsystemes führen, welche sich eben in Erscheinungen von Gefäßspasmus äußert.

Ähnlich, wie normale Versuchspersonen, wenn sie erregt sind, deutliche Respirationsoszillationen am Plethysmogramm darbieten, beobachtete G. Saiz diese Schwankungen auch bei manischen und deprimierten Kranken. Da es sich in allen diesen Fällen offenbar um verwandte Erscheinungen handelt, so werden wir dem Wesen dieser Erscheinung am zweckmäßigsten erst dann nachgehen, wenn wir auch die beim manisch-depressiven Irresein zu beobachtenden Tatsachen kennen, und wir werden deshalb bei Betrachtung dieses Krankheitsbildes auf die eben berührte Frage zurückkommen.

Ein anderer Bewußtseinszustand, bei welchem die Respirationsschwankungen des Plethysmogrammes stärker als gewöhnlich hervortreten, ist, wie erwähnt, die Schläfrigkeit. Das Verhalten der Volumkurve beim Einschlafen, während des Schlafes und beim Erwachen unterzog K. Brodmann einer eingehenden Untersuchung. Außer dem Armvolumen untersuchte er gleichzeitig auch das Hirnvolumen, wozu ihm eine Versuchsperson mit Schädeldefekt zur Verfügung stand (dieselbe Versuchsperson, an welcher Berger seine hirnplethysmographischen Untersuchungen über den Einfluß von Medikamenten anstellte). Ebenso wie Lehmann, beobachtete auch Brodmann im Zustande der Schläfrigkeit ein stärkeres Hervortreten der respiratorischen und Mayerschen Wellen, und zwar auch an der Kurve des Gehirnes. Beim Einschlafen findet Brodmann eine Zunahme des Hirnvolumens nebst einer Vergrößerung der Hirnpulse und häufig auch eine Zunahme des Armvolumens. Bei dem gewöhnlichen, nicht affektbetonten, Erwachen nimmt das Hirnvolumen wieder ab; das Armvolumen zeigt gleichfalls eine kurze Abnahme, um dann wieder etwas anzusteigen.

Die Untersuchung der Volumkurven während des Schlafes hat zu weniger einheitlichen Ergebnissen geführt. Brodmann gibt an, daß zwar nicht selten die Kurven des Armes und Gehirnes während des Schlafes alle größeren Schwankungen vermissen lassen, daß aber andererseits das Hirnplethysmogramm oft gerade bei durchaus ruhigem und tiefem Schlafe gewaltige Undulationen aufweist. In diesem letzteren Sinne äußert sich auch Lehmann im 3. Bande seiner „Körperlichen Äußerungen psychischer Zustände", wo er das labile Gleichgewicht des Gefäßsystemes als charakteristisch für die Schlafzustände bezeichnet; die Frequenz des Herzschlages und der Tonus der verschiedenen Gefäßgebiete können während des Schlafes fortwährende, anscheinend voneinander unabhängige Veränderungen erleiden.

Wenn das, was wir oben über den Mechanismus der psychischen Beeinflussung des Kreislaufes sagten, richtig war, so müßte sich daraus auch das Verhalten des Gefäßsystemes beim Einschlafen, Schlafen und Erwachen ableiten lassen. Durch die im wachen Zustande auch während der sogenannten Ruhe fortwährend ablaufenden psychischen Vorgänge bleibt das Herz und das Gefäßsystem von der Hirnrinde aus dauernd innerviert und erhält so einen gewissen Tonus. Im Zustande der Schläfrigkeit nimmt dieser, von der Hirnrinde ausgehende, Tonus ab, und bei ruhigem, traumlosem Schlaf ist anzunehmen, daß er fast ganz aufhört. Der Abnahme des Gefäßtonus beim Einschlafen entspricht offenbar die von Brodmann beobachtete Zunahme des Hirn- und Armvolumens und die Vergrößerung der Hirnpulse. Umgekehrt entspricht der Zunahme des Gefäßtonus beim Erwachen die Abnahme des Hirnvolumens und die anfängliche Abnahme des Armvolumens. Der auf die anfängliche Abnahme folgende Anstieg des letzteren ist vielleicht durch die Zunahme des Blutdruckes beim Erwachen bedingt. Wie nämlich die Untersuchungen von Hammond,[1] Mosso und Colombo, Brush und Fayerwether und anderen ergeben haben, findet beim Eintritt des Schlafes eine Senkung des Blutdruckes statt. Daß Lehmann im Gegensatz zu diesen Autoren beim Einschlafen eine Zunahme und beim Erwachen eine Abnahme des Blutdruckes fand, ist offenbar ein Irrtum,

[1] Hammond, Sleep and its derangements. Neuyork 1869. Zitiert nach E. Weber.

indem er den Blutdruck nicht direkt maß, sondern aus dem Verhalten der Pulsverspätung seine diesbezüglichen Schlüsse zog.

Was uns vor allem hier interessierte, war das Verhalten der Respirationsoszillationen. Ihr Auftreten in dem Zustande der Schläfrigkeit, der dem Einschlafen vorausgeht, fällt in das Stadium, in welchem der kortikale Tonus des Gefäßsystemes abnimmt. Es liegt also nahe, die Atmungsschwankungen mit diesem Nachlassen des kortikalen Tonus des Gefäßsystemes in Beziehung zu bringen. In der Tat ist es auch wohl denkbar, daß die größere Selbständigkeit und Unabhängigkeit des Gefäßsystemes von der Hirnrinde solche Faktoren mehr zur Geltung kommen läßt, welche ohne Mitwirkung der Hirnrinde auf das Gefäßsystem einwirken. Zu diesen letzteren Faktoren gehört zweifellos die Atmung.

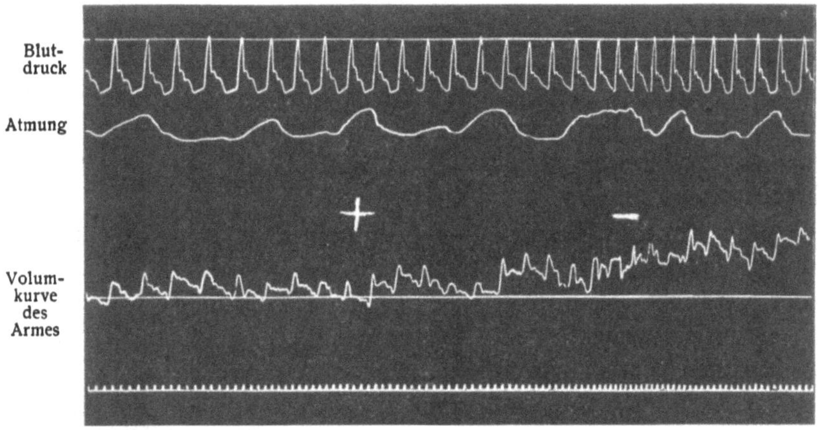

Fig. 33. Reaktion einer paralytischen Kranken (M. St.) auf geistige Arbeit. Bei + wird die Rechenaufgabe 4 × 19 aufgegeben, bei − als Antwort „126“ gesagt. Aufgezeichnet 6. V. 13.

Außer bei der Schläfrigkeit finden sich die Respirationsoszillationen auch sonst bei Zuständen mäßiger Gefäßparese. Beispiele hierzu bilden Fig. 11 mit der Reaktion des Ermüdeten, ferner Fig. 15, in welcher sich die Atmung besonders stark an der Blutdruckkurve bemerkbar machte, und sodann Fig. 33, die wir sogleich beschreiben werden.

Etwas auffallend ist es, daß die Respirationsoszillationen während des Schlafes nicht mit der gleichen Deutlichkeit hervortreten wie unmittelbar vor dem Einschlafen. Dazu ist indessen zu bemerken, daß sie anscheinend auch sonst bei hochgradiger Gefäßparese wiederum an Deutlichkeit nachlassen, wofür Fig. 28 ein Beispiel gab. Die Undulationen, welche im Schlaf an der Volumkurve zu sehen sind, mögen außer durch Träume noch durch subkortikale und periphere Einwirkungen auf das Gefäßsystem und Gefäßzentrum bedingt sein.

Als ein Beispiel, welches dartun soll, wie die Hirnrinde im Wachzustande schon ohne Einwirkung äußerer Reize dem Gefäßsystem einen gewissen Tonus verleiht und wie bei Verminderung dieses Tonus die Respirationsoszillationen sogleich deutlicher hervortreten, sei noch Fig. 33 angeführt.

Diese Abbildung stammt von einer 43jährigen Frau, Margarete St., die an progressiver Paralyse leidet. Die körperliche Untersuchung ergibt träge Lichtreaktion der Pupillen, Reflexsteigerung und Sprachstörung. Die Untersuchung des Liquors ergibt positive Reaktionen nach Wassermann und Nonne-Apelt, sowie Pleocytose. Psychisch bietet die Patientin Defekte der Merkfähigkeit und stumpfes Verhalten dar. Die Stimmung ist zurzeit sehr labil, bald euphorisch, bald weinerlich.

Vor Beginn der geistigen Arbeit, der Rechenaufgabe, sind die Respirationsoszillationen an der Volumkurve nur schwach ausgeprägt. Unter dem Einfluß des Kopfrechnens werden dieselben dann aber zweifellos deutlicher, und das Volumen steigt im ganzen etwas an. Der Blutdruck steigt nicht an, im Gegenteil, er scheint sogar bei genauer Betrachtung der Kurve etwas zu sinken. An der Blutdruckkurve ist außerdem während der Arbeit ein Herabrücken der systolischen Nebenwelle zu beobachten. Nach Beendigung der geistigen Arbeit steigt das Armvolumen stärker an, und gleichzeitig steigt auch der Blutdruck an; die systolische Nebenwelle rückt wieder hinauf.

Wir haben also in Fig. 33 folgenden Sachverhalt vor uns: Die, wenn auch geringe, Blutdrucksenkung, das Herabrücken der Elastizitätselevation, der leichte Anstieg des Armvolumens und in gleichem Sinne auch die Zunahme der Respirationsoszillationen weisen auf eine verminderte Innervation, eine Hypotonie des Gefäßsystemes während der geistigen Arbeit im Vergleich zu dem Aussehen der Kurven vor der Arbeit hin. Nach Beendigung der Arbeit steigt dagegen die Volumkurve und der Blutdruck so an, als ob jetzt erst die Arbeit begänne.

Die Erklärung für diese, offenbar verspätete Reaktion möchte ich hier folgendermaßen geben: Während der geistigen Arbeit konzentriert sich die Erregung der Hirnrinde auf solche Nervenbahnen, von denen aus sowohl die Innervation des Herzens als auch die der Gefäße unterbrochen oder wenigstens erheblicher gestört ist. Deshalb wird der kortikale Tonus des Gefäßsystemes, ähnlich wie beim Einschlafen, vermindert; die Armgefäße erweitern sich etwas, der Blutdruck nimmt vielleicht etwas ab, die Respirationswellen werden deutlicher. Nach Beendigung der Arbeit verbreitet sich die Erregung, die sich in jenen, von dem Gefäßsystem abgeschnittenen Bahnen aufgespeichert hat, wieder auf solche Bahnen, von denen aus die Innervation des Gefäßsystemes noch möglich ist, und findet hier endlich einen Ausweg aus der Hirnrinde.

Die Erregung, welche mit der geistigen Arbeit in der Hirnrinde einherging, setzt sich also erst jetzt, verspätet, in Ausdrucksbewegungen um.

Aus der eben besprochenen Figur und dem vorher Gesagten geht somit übereinstimmend hervor, daß die Hirnrinde im Wachzustand dauernd dem Gefäßsystem einen gewissen Tonus verleiht, und daß dieser Tonus, je stärker er ist, die Respirationsoszillationen um so mehr nivelliert. Bei hochgradigem Gefäßspasmus sind deshalb die Respirationsoszillationen an der Volumkurve überhaupt nicht zu erkennen, während sie bei größerer Selbständigkeit des Gefäßsystemes, und bei größerer Unabhängigkeit desselben von der Hirnrinde, deutlicher hervortreten.

Im Anschluß hieran ist noch zu erwähnen, daß Traube und Hering auf experimentellem Wege beim Tier periodische Blutdruckschwankungen erzeugt und dieselben als vom Respirationszentrum abhängige Schwankungen des Blutdruckes gedeutet haben. Traube erhielt die Wellen, wenn er beim kurarisierten Tier die künstliche Respiration aussetzte, Hering in der Weise, daß er durch sehr frequente Lufteinblasungen von nur geringem Umfang dem Blut des Versuchstieres eine gewisse venöse Beschaffenheit gab. Nach Hering beträgt die Druckdifferenz zwischen dem Gipfel und tiefsten Punkt dieser Wellen bei Hunden im Maximum 50 mm Quecksilber. Die Zeitlänge einer Welle schwankt bei Hunden zwischen 5 und 15 Sekunden, bei Katzen zwischen 3 und 7 Sekunden. Die Pulsfrequenz ist im auf- und absteigenden Schenkel im allgemeinen gleich groß, hin und wieder im aufsteigenden Schenkel etwas kleiner. Hering kommt auf Grund seiner Untersuchungen zu dem Ergebnis, daß diese Blutdruckwellen vom Gefäßsystem erzeugt werden, wobei eine mittelbare und untergeordnete Tätigkeit des Herzens nicht auszuschließen sei. Daß die Wellen durch eine langsame, rhythmische Beeinflussung seitens des Atemzentrums bedingt seien, schließt Hering daraus, daß man synchron mit den einzelnen Wellen Zuckungen in den Extremitäten der Tiere und rudimentäre Atembewegungen wahrnehmen kann. Als differentialdiagnostische Merkmale zwischen den Traube-Heringschen Wellen und den vorher besprochenen Mayerschen Wellen führt S. Mayer unter anderem an, daß die ersteren bei hohem Blutdruck, die letzteren bei niedrigem auftreten, daß die letzteren im Gegensatz zu den ersteren durch Veränderungen der künstlichen Atmung sehr leicht beeinflußt werden, daß die ersteren höher sind, als die letzteren, endlich daß die Pulswellen bei den Mayerschen Wellen in bezug auf ihre Höhe Schwankungen darbieten. Das letztere Unterscheidungsmerkmal ist freilich nicht ganz einwandfrei, da man auch an den Kurven der Heringschen Arbeit Schwankungen der Pulshöhe wahrnehmen kann.

Mir erscheint es sehr fraglich, ob die Traube-Heringschen Wellen zu den bei gewöhnlicher Atmung auftretenden Respirationswellen engere Beziehungen haben. Daraus, daß Hering synchron mit den Blutdruckwellen rudimentäre Atembewegungen beobachtete, kann man wohl noch nicht auf eine Abhängigkeit der Blutdruckwellen vom Atemzentrum schließen; es könnte sich hierbei auch um Parallelerscheinungen handeln. Da die rein mechanischen, durch die Atmung gegebenen Faktoren, welche an dem Auftreten der gewöhnlichen Respirationsoszillationen einen sehr beträchtlichen Anteil haben, bei den Traube-Heringschen Wellen völlig außer Betracht bleiben, so werden die letzteren im Gegensatz zu den ersteren vielmehr von nervösen Einflüssen beherrscht. Insofern stehen die Traube-Heringschen Wellen viel näher den Mayerschen Wellen, mit denen ich sie deshalb freilich nicht ohne weiteres identifizieren will.

6. Die einzelnen Arten psychischer Vorgänge in ihrem Einfluß auf den Blutkreislauf.

Wenn wir auch die normale und die psychasthenische Reaktion des Blutkreislaufes auf geistige Arbeit, sensorielle Einstellung der Aufmerksamkeit und Unlust in ihren Grundzügen bereits geschildert haben, so sind hier doch noch manche Einzelheiten nachzutragen. Fernerhin sind noch die Reaktionen auf lustbetonte psychische Vorgänge zu besprechen.

a) Geistige Arbeit.

Die Reaktion auf geistige Arbeit ist, wie bereits erwähnt, am ausschlaggebendsten für die Beurteilung, ob das Gefäßsystem eines Individuums normal oder pathologisch reagiert. Deshalb ist es von Wichtigkeit, auch die Modifikationen zu kennen, welche diese Reaktion unter normalen Verhältnissen darbieten kann. Um die Reaktionsarten verschiedener Individuen miteinander vergleichen zu können, empfiehlt es sich, mit der Art der geistigen Arbeit wenig zu variieren, d. h. nur soweit, als es durch die Unterschiede der individuellen Leistungsfähigkeit der Versuchsperson gefordert ist. So bedienten wir uns in der Regel leichterer Multiplikationsaufgaben, vorwiegend aus dem großen Einmaleins. Nach den dynamometrischen Untersuchungen A. Lehmanns erfordert bei solchen Aufgaben das Merken der Teilresultate und die Addition derselben die größte Arbeit.

Die normale Reaktion auf geistige Arbeit besteht darin, daß das Volumen der äußeren Körperteile, des Armes und Ohres, sinkt, während das Volumen des Gehirnes und Darmes ansteigt. Sowohl hier, wie überhaupt bei allen vasomotorischen Reaktionen ist zu beachten, daß ein kurz dauernder psychischer Vorgang von der ihn begleitenden Reaktion unter Umständen weit überdauert wird. Eine Rechenaufgabe kann schon beendigt sein, wenn die Volumsenkung eben erst beginnt, um die Zeit der eigentlichen psychischen Tätigkeit um ein Vielfaches zu übertreffen. Deshalb muß man die Reaktion in toto betrachten und darf nicht nur das Verhalten der Kurven während der Arbeit berücksichtigen.

Eine Reaktion wurde oben als „um so normaler" bezeichnet, je schneller die Volumkurve des Armes zu sinken beginnt. Hieran wird sie nicht selten durch die gleichzeitig einsetzende Blutdrucksteigerung zunächst verhindert. In Fig. 13 war die Blutdrucksteigerung ein Ausdruck der Erregung der Versuchsperson und so stark, daß sie die Volumsenkung völlig verhinderte. Im Hinblick darauf, daß leicht erregbare Individuen mit einer stärkeren Steigerung des Blutdruckes reagieren, glaube ich die Blutdrucksteigerung, soweit sie durch eine verstärkte kortikale Innervation des Herzens zustande kommt, unter normalen Verhältnissen allgemein als Audruck der affektiven Seite des Seelenlebens auffassen zu dürfen. Die Kontraktion der Gefäße wird dagegen in erster Linie auf die intellektuelle oder sensorielle Tätigkeit als solche zu beziehen sein und ist somit im vorliegenden Falle der Ausdruck der geistigen Arbeit im engeren Sinne. Da die intellektuelle Tätigkeit kaum jemals ganz isoliert von affektiver Erregung vorkommt, so ist sie in der Regel mit einer, wenn auch nur leichten, Steigerung des Blutdruckes verbunden.[1] Der Grad der Blutdrucksteigerung und die Intensität der Gefäßkontraktion sind nun schon unter normalen Verhältnissen individuell sehr verschieden. Das Beispiel einer Versuchsperson, welche mit ziemlich geringen Veränderungen sowohl der Blutdruck- als auch der Volumkurve reagierte, ist in Fig. 34 zu sehen.

Diese Reaktion stammt von dem 29jährigen gesunden Krankenpfleger Martin S. Die Arbeit ist beendigt, als die Volumkurve des Armes eben zu sinken beginnt. Die Senkung dauert fort, und das Armplethysmogramm erreicht erst geraume Zeit später das ursprüngliche Niveau. Die Blutdrucksteigerung ist unbedeutend.

Das Beispiel einer Versuchsperson, welche mit ziemlich starker Blutdrucksteigerung, aber auch mit starker Volumsenkung zu reagieren pflegte, lernten wir in Fig. 20 kennen. Bei einzelnen Versuchspersonen war die Volumsenkung schon bei einer leichteren Tätigkeit so stark, daß die Breite des Papierstreifens nicht ausreichte, um die Volumveränderung in ganzer Ausdehnung fortlaufend aufzuzeichnen.

Wie Frankfurther und Hirschfeld gezeigt haben, hängt ferner die Intensität der Volumsenkung bei ein und derselben Versuchsperson

---

[1] Eine geringe, von der Hirnrinde unabhängige Blutdrucksteigerung ist übrigens auf die Wirkung der peripheren Gefäßkontraktion und auf die physiologische Beeinflussung des Herzens durch diese zurückzuführen.

von der Anstrengung ab, welche die Arbeit erfordert. Bei einer größeren Arbeit, einer schwereren Rechenaufgabe, kontrahieren sich die Armgefäße stärker als bei einer leichteren Arbeit.

Mitunter macht sich auch die Konstellation in verschiedener Weise an dem Verlauf der Reaktion bemerkbar. Wenn die Versuchsperson schon vor Beginn der Arbeit ihre Aufmerksamkeit auf irgendwelche Gedankengänge stärker konzentriert hat, dann ist die Volumsenkung geringer, als wenn ein Zustand möglichster Ruhe vorausging. A. Lehmann hat insbesondere einen Zustand der gespannten Erwartung beschrieben, welcher sich mancher Versuchspersonen am Experimentiertisch unwillkürlich bemächtigt, indem sie die mit ihnen angestellten

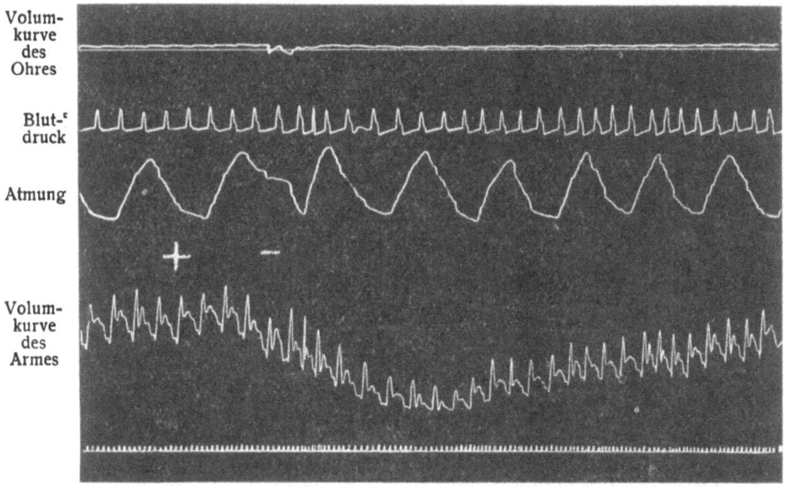

Fig. 34. Normale Reaktion auf geistige Arbeit. Bei + wird die Rechenaufgabe 4 × 19 aufgegeben, bei – als Antwort „67“ gesagt. (Versuchsperson M. S., aufgezeichnet 17. I. 14.)

Untersuchungen mit unbeabsichtigter Spannung verfolgen. In diesem Zustande ist das Armvolumen dauernd vermindert und die Pulshöhe kleiner, und es rufen Reize keine Veränderungen der Volumkurve oder sogar einen Volumanstieg hervor. Weiterhin ist auch zu berücksichtigen, daß die Reaktion nicht rechtzeitig abklingt, wenn die Versuchsperson nach der Arbeit ihre Gedanken nicht wieder zerstreut, wenn sie z. B. die Aufgabe nochmals nachrechnet. Es sind noch andere Beeinflussungen durch die Konstellation möglich, so kann z. B. die Versuchsperson über die richtig beantwortete Rechenaufgabe Freude empfinden, so daß das Volumen schneller als gewöhnlich zum früheren Niveau zurückkehrt und dasselbe vielleicht übersteigt. Endlich fällt noch unter den Begriff der Konstellation, so wie ihn Ziehen gefaßt hat, der Einfluß der unbewußten Gedächtnisresiduen, der latenten Vorstellungen, auf den Bewußtseinsinhalt.

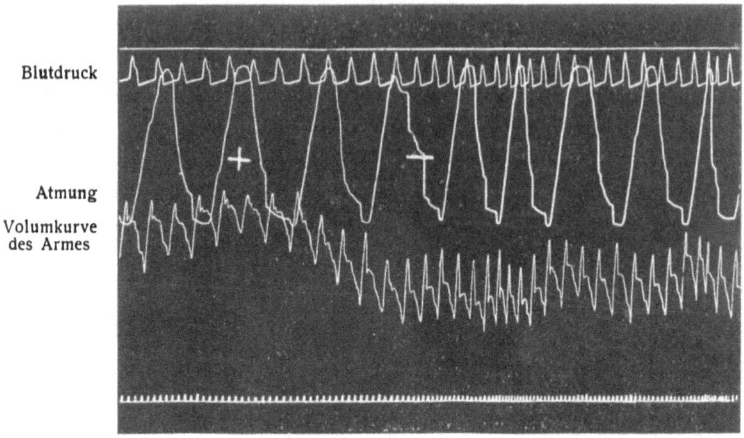

Fig. 35a. Reaktion eines Gesunden auf geistige Arbeit. Von + bis – wird die Rechenaufgabe 3 × 17 richtig gelöst. (Versuchsperson J. H., aufgezeichnet 16. I. 14.)

Als Ausdruck der verschiedenartigen Konstellation glaube ich vielleicht die beiden Reaktionen der Fig. 35 einander gegenüberstellen zu

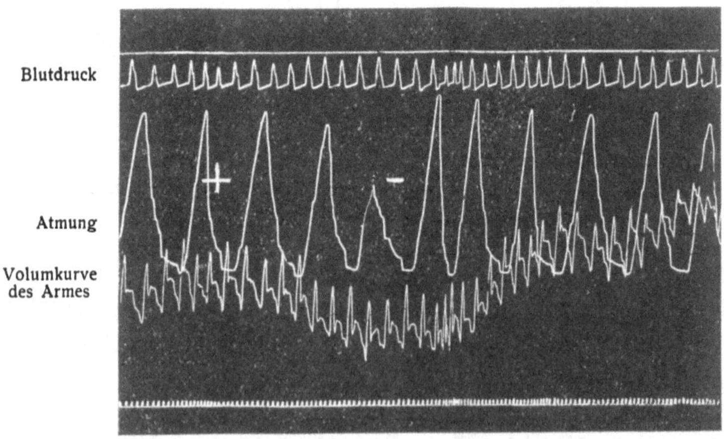

Fig. 35b. Reaktion auf geistige Arbeit von derselben Versuchsperson in derselben Sitzung wie Fig. 35a. Von + bis – wird die Rechenaufgabe 2 × 19 richtig gelöst.

dürfen. Diese beiden Reaktionen sind von dem 27jährigen gesunden Krankenpfleger Johann H. an demselben Tage und in derselben Sitzung aufgenommen. In Fig. 35a zeigt die Volumkurve nach der Senkung einstweilen keine deutliche Tendenz zum Anstieg, in Fig. 35b sinkt sie nur wenig und steigt ungewöhnlich früh über das frühere Niveau hinaus an. Die Arbeit ist in beiden Fällen ungefähr die gleiche. Zu bemerken ist noch, daß hier, wie in Fig. 20, die Respirationsoszillationen, besonders an der Blutdruckkurve, ziemlich stark ausgeprägt sind, was darauf hinweist, daß sich die Versuchsperson in leichter Erregung befand.

Wie das eben angeführte Beispiel lehrt, kann also der Grad der Volumsenkung und der Grad des bald nachher erfolgenden Volumanstieges durch Faktoren bestimmt sein, die mit der geforderten geistigen Arbeit an und für sich nichts zu tun haben. Wie wir schon früher hervorgehoben haben, darf man sich darum niemals mit einer einzigen Reaktion auf geistige Arbeit begnügen und daraus allgemeine Schlußfolgerungen auf die Reaktionsweise der betreffenden Versuchsperson ziehen, sondern dies ist nur aus einer Reihe von Versuchen möglich, welche außerdem nicht mehr unter dem Einfluß stärkerer Erregung stehen dürfen, welche sich im Anfang der Sitzung vieler Versuchspersonen bemächtigt.

Das Beispiel einer Reaktion, die infolge der stark ausgeprägten primären Elevation der Armvolumkurve schon an der Grenze des Normalen stand, gab Fig. 12. Die betreffende Versuchsperson reagierte meistens mit solch starker primärer Elevation, wie sie in dieser Abbildung zu sehen ist. Immerhin senkt sich in dieser Figur auch das Ohrplethysmogramm.

Pathologische oder abnorme Reaktionen auf geistige Arbeit haben wir teils in den Fig. 11, 13, 14, 19, 22, 24, 25, 26, 27, 28, 33 bereits gesehen, teils werden wir solche noch in den Fig. 37, 54, 55, 56, 59, 62, 63, 66, 69, 73, 76 kennen lernen.

Einige Bemerkungen beansprucht noch das Verhalten des diastolischen Blutdruckes. Mitunter zeigt die Volumkurve des Armes deutliche Veränderungen, z. B. einen Anstieg und eine Verkleinerung der Pulshöhe, ohne daß die systolische Blutdruckkurve einen entsprechenden, gleichzeitig beginnenden Anstieg des Blutdruckes erkennen ließe. Wenn man Fig. 20 betrachtet, so kann man im Zweifel sein, worauf die primäre Elevation und die mit derselben einhergehende Verkleinerung der Volumpulse des Armes zu beziehen sind. Hierüber gibt nicht die systolische, sondern die diastolische Blutdruckkurve in der nun folgenden Fig. 36 Aufschluß.

Diese Figur ist von derselben Versuchsperson Ludwig Z., wie Fig. 20, aufgenommen. An Stelle der systolischen Blutdruckkurve ist jedoch die diastolische Blutdruck- bzw. Pulsdruckkurve registriert. Das Armplethysmogramm zeigt im Beginn der Reaktion ein ganz analoges Bild wie in Fig. 20: Die primäre Elevation geht mit einer deutlichen Verkleinerung der Pulshöhe einher und tritt besonders dann hervor, wenn man sich die untere Begrenzungslinie der Volumkurve gezogen denkt; die Pulshöhe hat hier also von unten her abgenommen. Die Erklärung für diese Erscheinungen gibt die diastolische Blutdruckkurve: Gleichzeitig mit der Abnahme der Pulshöhe der Volumkurve ist eine starke Abnahme der diastolischen Blutdruckkurve zu beobachten. Daraus geht im Vergleich mit der systolischen Blutdruckkurve hervor, daß der Anstieg der Volumkurve und die Abnahme ihrer Pulsationshöhe im wesentlichen durch *Zunahme des diastolischen Blutdruckes* und die hierdurch gegebene *Verkleinerung des Pulsdruckes* bedingt sind. Nachdem die systolische Blutdruckkurve gleichfalls angestiegen ist, erlaubt die fortbestehende Verkleinerung der diastolischen Blutdruckkurve, welche noch am Ende der Fig. 36 wahrzunehmen ist, nicht mehr, eindeutig auf eine Verkleinerung des Pulsdruckes zu schließen, sondern läßt nur mehr eine Erhöhung des diastolischen Blutdruckes mit Sicherheit erkennen.

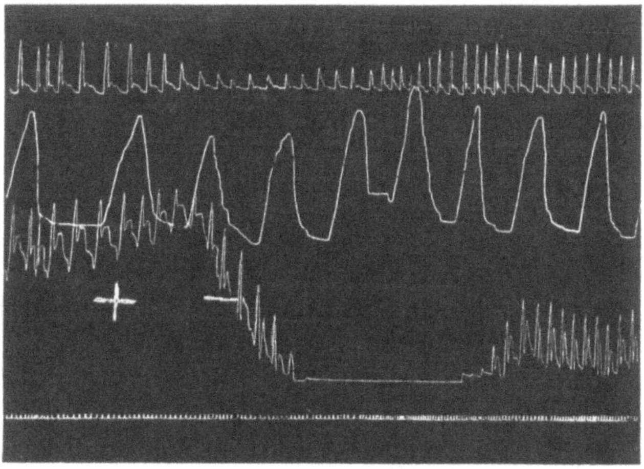

Fig. 36. Normale Reaktion auf geistige Arbeit, diastolische Blutdruckkurve. Von + bis – wird die Rechenaufgabe 3 × 19 richtig gelöst. (Dieselbe Versuchsperson L. Z. wie Fig. 20, aufgezeichnet 4. III. 14.)

Die diastolische Blutdrucksteigerung tritt somit in dem vorliegenden Beispiel früher oder wenigstens anfangs mit größerer Deutlichkeit hervor, als die Steigerung des systolischen Blutdruckes. Die durch sie bedingte Verkleinerung des Pulsdruckes erklärt die vorübergehende Verkleinerung der Pulshöhe des Plethysmogrammes.

Ganz analog wie die eben besprochene Verkleinerung der Armpulse ist die Verkleinerung der Hirnpulse in Fig. 37 zu deuten.

Dieser Versuch stammt von derselben Versuchsperson Hedwig F., wie Fig. 26; es handelt sich, wie dort, so auch hier um eine Reaktion auf geistige Arbeit. Der Manschettendruck lag zunächst oberhalb des diastolischen Blutdruckwertes. Während der geistigen Arbeit nimmt nun bemerkenswerterweise die Blutdruckkurve stark an Höhe ab, um nachher beträchtlich anzusteigen. Die Hirnpulsationen nehmen gleichzeitig mit der Blutdruckkurve an Höhe ab, was nicht etwa durch technische Fehler der Übertragung bedingt sein kann, da die gleichzeitige Veränderung des Volums zu gering ist. Nachher nehmen die Hirnpulsationen analog dem Verhalten der Blutdruckkurve an Höhe stark zu.

Dieses Verhalten der Kurven in Fig. 37 ist nur auf folgende Weise zu erklären: Der diastolische Blutdruck stieg unter dem Einfluß der geistigen Arbeit stark an und überstieg den äußeren Druck der Manschette. Bei diesem Übersteigen des Manschettendruckes nahm nun die Blutdruckkurve die Eigenschaften der diastolischen Blutdruckkurve an und verhielt sich folglich dementsprechend. Das heißt, die starke Abnahme der Pulszacken und die gleichzeitige Höhenabnahme der Volumpulse entsprechen einer starken Erhöhung des diastolischen Blutdruckes und einer hierdurch bedingten Verkleinerung des Pulsdruckes. In der Folge stieg dann auch der systolische Blutdruck stärker

Blut-
druck

Atmung

Volum-
kurve
des Gehirnes

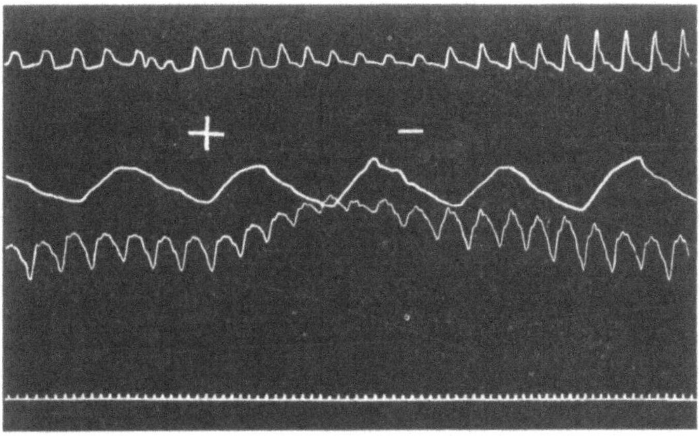

Fig. 37. Reaktion auf geistige Arbeit bei psychasthenischer Reaktionsweise des Armvolumens. Von + bis – wird die Rechenaufgabe 6 × 18 richtig gelöst. (Versuchsperson H. F., aufgezeichnet 27. IX. 13.)

an, während der diastolische wiederum sank; hierdurch nahm die Blutdruckkurve und die Pulsationshöhe des Plethysmogrammes wieder an Höhe zu.

Das eben beschriebene Verhalten der Blutdruckkurve ist unter pathologischen Bedingungen keine Seltenheit, wenn man den Manschettendruck zu nahe dem diastolischen Blutdruck wählt. Weshalb der diastolische Blutdruck unter pathologischen Bedingungen, d. h. bei der psychasthenischen Reaktionsweise, stärker ansteigt, als unter normalen Verhältnissen, ist nicht ganz klar. Nach meinen Beobachtungen steigt auch der systolische Blutdruck bei Gefäßparese unter dem Einfluß psychischer Vorgänge stärker an, als es normalerweise der Fall ist. Vielleicht ist die verstärkte Blutdrucksteigerung in der Weise zu erklären, daß die das Herz innervierenden Bahnen vikariierend für die mangelhaft funktionierenden Vasokonstriktoren eintreten. Möglicherweise ist auch die Weiterbeförderung des Blutes durch das Arteriensystem infolge der Gefäßparese erschwert, so daß das Herz infolgedessen eine größere Arbeit zu leisten hat. Bei Arteriosklerose ist die Erhöhung des diastolischen Blutdruckes eine wohl bekannte Tatsache, sie kommt aber nach dem Gesagten nicht allein bei Arteriosklerose vor.

Von besonderem Interesse ist die Bedeutung, die den Veränderungen der Pulshöhe der Volumkurve in Fig. 37 zukommt. Sie hängt dort vom Pulsdruck ab. Bei hohem Blutdruck und niedrigem Pulsdruck sind die Volumpulse niedrig; bei niedrigerem Blutdruck und hohem Pulsdruck sind sie hoch. Es wäre also verfehlt, wenn man die Pulsationshöhe des Plethysmogrammes allgemein als Maß der Herztätigkeit ansehen wollte. In dem vorliegenden Falle ist der Blutdruck dann am höchsten, wenn die Volumpulse am niedrigsten sind. Berger glaubte, aus der niedrigen Pulsationshöhe des Gehirnes, welche er besonders bei Unlustreaktionen beobachtete, auf eine Kontraktion der Piagefäße schließen zu dürfen; nach unseren Darlegungen ist dieser Befund also in anderer Weise zu deuten.

Von den früheren Autoren, welche die Reaktion des Armplethysmogrammes auf geistige Arbeit bei Gesunden untersuchten, fanden Angell und Lennan bei Lesen, Kopfrechnen usw. in 75 % der Fälle langsameres oder schnelleres Sinken der Volumkurve, in 25 % geringes Steigen. Dieses Steigen muß wohl nicht, wie Angell und Lennan meinen, auf gleichzeitiges Lustgefühl bezogen werden, sondern es ist hierbei auch an abnorme Reaktionsweise, Erregung u. dgl., zu denken. Über das Verhalten der Pulsfrequenz bei geistiger Arbeit macht unter anderen A. Lehmann genauere Angaben. Die Reaktion beginnt nach Lehmann mit wenigen geschwinden Pulsen. Während dieser Periode hat das Plethysmogramm die Tendenz zum Steigen (primäre Elevation). Indem die Volumkurve dann sinkt, folgt eine Periode von vier bis acht langsameren Pulsen. Schließlich steigt das Volumen wieder an bei geschwindem Puls. Bringt man dieses Verhalten der Pulsfrequenz und des Volumens in Beziehung zur Herztätigkeit, so nimmt die Frequenz des Herzschlages dann eine Zeitlang ab, wenn im peripheren Gefäßsystem infolge der Gefäßkontraktion der Herztätigkeit ein größerer Widerstand entgegengesetzt wird.

Bei länger dauernder gleichförmiger Arbeit hält sich nach Lehmann das Armvolumen ziemlich auf normaler Höhe, aber mit stark beschleunigtem Puls. Bei langdauernder, angestrengter Arbeit tritt, wie E. Weber zuerst festgestellt hat, eine Umkehr der normalen Reaktion auf; d. h. also nach unseren Untersuchungen, die Vasokonstriktoren ermüden. Und zwar tritt diese Ermüdung bei geistiger Arbeit nach Weber nicht so schnell ein, wie bei körperlicher Arbeit.

Bezüglich der Atmung lauten die Literaturangaben, soweit sie die geistige Arbeit oder intellektuelle Aufmerksamkeit von der sensoriellen Aufmerksamkeit trennen, wohl vorwiegend dahin, daß die Atmung bei der ersteren beschleunigt und abgeflacht ist.

b) Sensorielle Erwartung.

Die sensorielle Erwartung prüften wir in der Weise, daß wir eine feine Berührung oder das Herannahen einer Taschenuhr ankündigten und die Versuchsperson anzugeben hatte, wann sie die Berührung bzw. das Ticken der Uhr wahrnahm. Die Reaktion hierauf unterschied sich unter normalen Verhältnissen nicht irgendwie nennenswert von den Reaktionen auf geistige Arbeit. Sie zeigte die gleichen individuellen Unterschiede der Reaktionsweise hinsichtlich des Grades der Blutdrucksteigerung und der Volumsenkung wie diese. Wohl schien die Reaktion auf sensorielle Erwartung mitunter schwächer zu sein, als die Reaktion auf eine Rechenaufgabe, doch mochte dies darauf beruhen, daß es eben der Versuchsperson überlassen bleibt, wie sehr sie ihre Aufmerksamkeit auf den zu erwartenden Sinnesreiz anspannt, d. h. wie stark und wie beharrlich die Vorstellung der bevorstehenden Sinneswahrnehmung im Mittelpunkt ihres Bewußtseins steht.

Da also die normale Reaktion auf sensorielle Erwartung im Vergleich zu den Reaktionen auf geistige Arbeit wenig Neues darbietet, so beschränke ich mich hier auf die Wiedergabe nur einer Reaktion, die noch in anderer Hinsicht bemerkenswert ist.

E. Weber glaubte gefunden zu haben, daß bei der Richtung der Aufmerksamkeit auf Tastwahrnehmungen des im Plethysmographen liegenden Armes die Volumkurve dieses Armes ansteigt, während die des anderen Armes sinkt. Er sah darin eine zweckmäßige Einrichtung des Organismus, indem durch die arterielle Hyperämie der Haut die nervösen Tastorgane empfindlicher für die Wahrnehmung schwacher Reize würden. Seine diesbezüglichen Versuche stellte Weber teils an Blinden an, indem er von der Erwägung ausging, daß diese einen besonders fein ausgebildeten Tastsinn besitzen, und forderte dieselben auf, sich eine feine Handarbeit mit dem im Apparat liegenden Arm vorzustellen. Später ließ er die Versuchsperson auf die feinen Erschütterungen achten, welche sich von dem auf dem Tisch stehenden Kymographion auf den Plethysmographen übertrugen. Bei beiden Versuchsanordnungen will er einen Volumanstieg desjenigen Armes, auf den sich die Aufmerksamkeit konzentrierte, und eine Volumsenkung des anderen Armes beobachtet haben.

Um diese Angaben E. Webers nachzuprüfen, ging ich in folgender Weise vor: Die Versuchsperson nahm eine kleinere Elektrode, am besten eine kleine Schwammelektrode, in die Hand und steckte diesen Arm zusammen mit der Elektrode in den Plethysmographen. Eine größere Elektrode wurde auf die Brust aufgelegt. Wenn so alles vorbereitet war und die Aufzeichnung im Gange war, gab der Versuchsleiter einem Assistierenden die Anweisung, den elektrischen Strom langsam einschleichen zu lassen, und forderte gleichzeitig die Versuchsperson auf, es zu melden, sobald sie den Strom wahrnahm. Bald wurde der galvanische, bald der faradische Strom angewandt. Fig. 38 zeigt einen derartigen Versuch, welcher mit der gesunden Versuchsperson Max Sch. angestellt ist.

Bei + wurde der Reiz angekündigt, bei — nahm die Versuchsperson ihn wahr und sagte „jetzt". Das Resultat ist hier eine Senkung des Armvolumens.

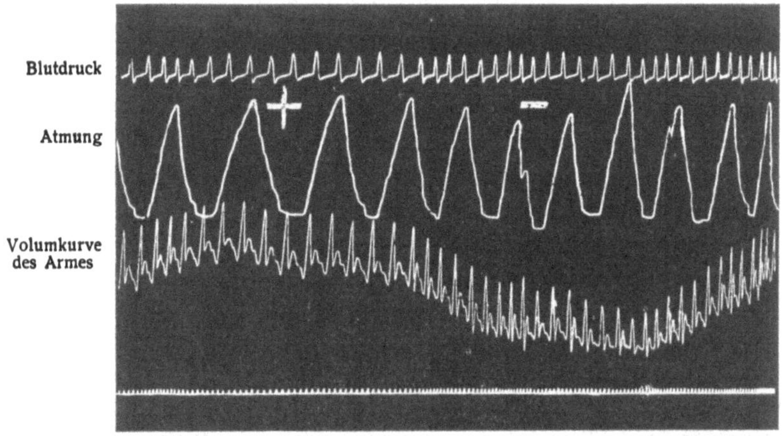

Fig. 38. Aufmerksamkeitskonzentration auf den im Plethysmographen liegenden Arm. Bei + wird ein elektrischer Reiz an diesem Arm angekündigt, bei – wird derselbe wahrgenommen und „jetzt" gesagt. (Versuchsperson M. Sch., aufgezeichnet 12. III. 14.)

Selbstverständlich mußte bei diesen Versuchen darauf geachtet werden, daß die Versuchsperson nicht etwa Furcht vor dem elektrischen Strom hatte. Mitunter wurde auch der Reiz angekündigt, aber der elektrische Strom nicht oder erst später eingeschaltet. Das Resultat war nun in fast allen diesen Fällen dasselbe, und zwar bestand es in einer Abnahme des Armvolumens. Im Gegensatz zu E. Weber beobachtete ich also das für die Aufmerksamkeitskonzentration allgemein charakteristische Verhalten des Volumens auch in demjenigen Körperbezirk, an welchem die Versuchsperson die Wahrnehmung erwartete.

Diesen Widerspruch zu den Untersuchungen Webers vermag ich nicht befriedigend zu erklären. Daß der elektische Strom etwa zu einer lokalen Kontraktion der Armgefäße geführt und dadurch ihre Dilatation verhindert hätte, ist nicht anzunehmen, da die Volumsenkung auch dann eintrat, wenn der Strom erst später oder überhaupt nicht eingeschaltet wurde. Weiterhin habe ich mir dann die Kurven, auf welche Weber seine Schlußfolgerungen stützt, genauer angesehen (E. Weber, Ein automatischer Regulationsmechanismus der Empfindungsstärke. Arch. f. Anat. u. Physiol. 1910, S. 451 f.).

Manche dieser Kurven sind ähnlich, wie die Seite 46 u. 47 besprochenen, durch die Plötzlichkeit ihrer Veränderungen suspekt auf Bewegungen des Armes, so z. B. der Abfall der ersten Kurve in Fig. 1, während deren freilich die Versuchsperson tief hypnotisiert gewesen sein soll; ähnlich Fig. 3. Der Volumanstieg in Fig. 4 kann sehr wohl auch durch das Nachlassen der Aufmerksamkeitskonzentration bedingt sein; denn als hier die Versuchsperson eine Wahrnehmung hatte, auf die sie ihre Aufmerksamkeit hinlenken durfte, brauchte sie sich zweifellos weniger anzustrengen, als vorher, wo sie ihre Aufmerksamkeit sehr mühsam konzentrieren mußte. Wahrscheinlich traten in diesem Versuch auch positive Gefühlstöne auf.

Was die Verwertbarkeit der Weberschen Versuche meines Erachtens am meisten in Frage stellt, ist die außerordentlich lange Zeit, während welcher die Versuchspersonen ihre Aufmerksamkeit anstrengen mußten. Es besteht hierbei sehr leicht die Gefahr, daß die Aufmerksamkeit und mit ihr die Vasokonstriktoren erlahmen, oder auch daß stärkere Gefühlstöne und Affekte irgendwelcher Art hinzukommen, welche ebenfalls die Reaktion wesentlich beeinflussen können. Wenn die Untersuchungen Webers richtig wären, dann hätte man übrigens erwarten können, daß die sensorielle Einstellung der Aufmerksamkeit auf Tastreize, so wie ich sie mit der Ankündigung feiner Berührungen prüfte, ebenfalls zu einer Vasodilatation der äußeren Körperteile führte. Denn wenn die Versuchsperson aufgefordert wird, auf eine feine Berührung zu achten, die sie irgendwo (unbestimmt, wo) treffen wird, dann wäre es zweckmäßig im Sinne Webers, wenn sich die gesamte Körperperipherie stärker mit Blut füllte. Tatsächlich trat hierbei in der Regel deutliche Volumsenkung auf.

Die Konzentration der Aufmerksamkeit ist von früheren Autoren in sehr verschiedener Weise untersucht worden, ohne daß indessen die sensorielle Aufmerksamkeit von der intellektuellen stets mit genügender Schärfe getrennt worden wäre. Diese Trennung ist, wie wir oben an dem Vorkommen der psychasthenischen Reaktion gesehen haben, für pathologische Verhältnisse unbedingt zu fordern.

Alechsieff ließ bei seinen Versuchen, welche er im Sinne der Gefühlstheorie Wundts über das Gefühl der Spannung anstellte, die Versuchsperson auf Metronomschläge achten. Indem er besonderen Wert auf die Ergebnisse der Selbstbeobachtung legt, glaubt er die innere Spannung von der äußeren, d. h. von den Organempfindungen, welche das Spannungsgefühl begleiten, unterscheiden zu müssen. Als besonders charakteristische Beschreibung der inneren Spannung betrachtet er folgende Aussage einer Versuchsperson: „Ich erwartete den nächsten Metronomschlag. Die Vorbereitung für die Auffassung dieses Eindruckes gab meinem Bewußtsein eine besondere Färbung, die ich innere Spannung nenne. Näher kann ich diesen Zustand nicht bestimmen, noch irgendwo in meinem Körper lokalisieren. Er ist mit meinem Bewußtsein verknüpft. Begleitende Spannungsempfindungen bemerkte ich nicht." Auch in den Beschreibungen anderer Versuchspersonen fand Alechsieff wohl die äußeren, nie aber die inneren Spannungsempfindungen vernachlässigt. Wie weit Alechsieff und die anderen Autoren, welche Untersuchungen über Wundts Theorie der Gefühle anstellten, im Recht sind, wenn sie die Spannung als elementares Gefühl, nämlich wie Lust und Unlust, ansehen, bleibe hier einstweilen dahingestellt. Im wesentlichen darf man wohl die sensorielle Einstellung der Aufmerksamkeit, so wie wir sie untersuchten, als die mehr oder minder lebhafte Vorstellung einer bevorstehenden Sinneswahrnehmung bezeichnen. In Analogie zu den Untersuchungen von Frankfurther und Hirschfeld über den Einfluß der Arbeitsintensität auf die Intensität der Volumsenkung ist es wahrscheinlich, daß auch bei der sensoriellen Aufmerksamkeit die Volumsenkung um so ausgiebiger ist, je mehr die Versuchsperson ihre Aufmerksamkeit anspannt.

In diesem Sinne betrachtet es auch Lehmann auf Grund seiner Untersuchungen über die Wirkung der Aufmerksamkeitskonzentration als das Wesentliche für den Ausfall der Reaktion, wie stark sich die Versuchsperson anstrengt, und erachtet es mit Recht für unzweckzweckmäßig, zwischen willkürlicher und unwillkürlicher Anspannung der Aufmerksamkeit zu unterscheiden, da diese Begriffe oft ineinander übergehen. Die Aufmerksamkeitsanspannung bei einer einfachen Sinneswahrnehmung geht nach Lehmann deshalb mit Pulsverlangsamung einher, weil sich die Versuchsperson dabei nur wenig anzustrengen braucht, die Aufmerksamkeit, welche eine schwerere geistige Arbeit beansprucht, ist dagegen mit Pulsbeschleunigung verknüpft.

Ähnlich wie wir, untersuchte Dougall die Aufmerksamkeit, indem er die Versuchsperson auf das schwer hörbare Ticken einer Taschenuhr achten ließ. Er fand dabei anfängliche Volumabnahme, der Puls war zuerst beschleunigt, worauf allmählich Pulsverlangsamung folgte; die Atmung war beschleunigt und etwas verflacht. Delabarre untersuchte den Einfluß der Aufmerksamkeit auf die Atmung unter anderem an der Hand von Reaktionsversuchen auf Gehörreize. Bei motorischer Reaktionsweise beobachtete er oft fast sistierende Atmung, sonst war die Atmung oberflächlich und dabei sehr regelmäßig. Zoneff und Meumann beobachteten, ohne die sensorielle von der intellektuellen

Aufmerksamkeit zu trennen, allgemein Beschleunigung und vorwiegend thorakale Verflachung der Atmung; bei höheren Graden namentlich der sinnlichen Aufmerksamkeit trat Atmungsstillstand und starke Verlangsamung des Pulses ein.

Was die Pulshöhe anbetrifft, so erleidet dieselbe nach Alechsieff unter dem Einfluß der Spannung keine regelmäßige Veränderung; der Puls ist nur etwas verlangsamt. Nach Wundt ist der Puls verlangsamt und geschwächt. Die Schwächung, d. h. Erniedrigung der Pulshöhe, würde hier durch eine starke Zunahme des diastolischen Blutdruckes mit gleichzeitiger Abnahme des Pulsdruckes zu erklären sein. Es ist deshalb eigentlich nicht richtig, in diesem Falle von einem „geschwächten" Puls zu sprechen. Ähnliche Differenzen wie bezüglich der Pulshöhe bestehen zwischen Wundt und Alechsieff auch hinsichtlich der Atmung. Nach Wundt ist dieselbe verlangsamt und verstärkt, nach Alechsieff gehemmt und verflacht.

Ebenso wie die geistige Arbeit, so ist natürlich auch die sensorielle Erwartung stets, wenn auch nur von einer schwachen, affektiven Erregung mit Lust- oder Unlustgefühlen begleitet.

c) *Unlust.*

Die sensorielle Unlust pflegt normalerweise von einer tiefen Volumsenkung der äußeren Körperteile begleitet zu sein. Oft genügt

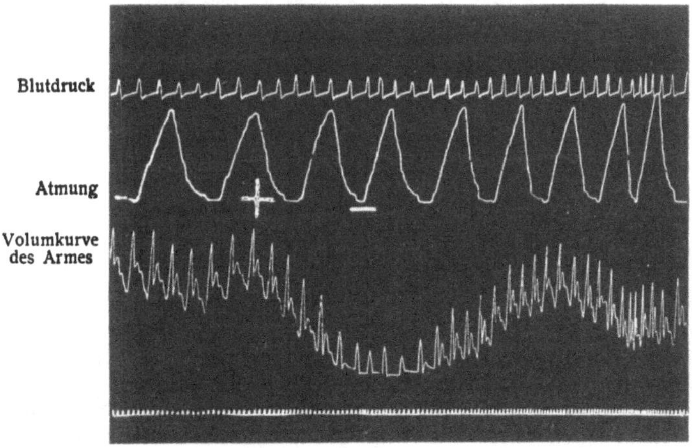

Fig. 39. Reaktion eines Gesunden (M. Sch.) auf sensorielle Unlust. Von + bis – Nadelstich in die Haut des Vorderarmes. Aufgezeichnet 12. III. 14.

schon ein ganz schwacher Nadelstich, um eine ausgiebige Volumsenkung hervorzurufen; eine solche Reaktion zeigt Fig. 39.

Diese Abbildung wurde ebenso, wie die vorher gezeigte Reaktion auf sensorielle Erwartung, von der Versuchsperson Max Sch. aufgenommen. Von + bis — wurde durch einen Nadelstich in die Haut des Armes ein leichter Schmerz verursacht. Hierbei sinkt die Volumkurve des anderen Armes, um alsbald nach Aufhören des Stechens wellenförmig wieder anzusteigen. Die Blutdrucksteigerung ist nur gering.

Bei nachhaltiger wirkenden sensoriellen Unlustreizen, wie z. B. dem Geschmack des Chinins oder des Magnesiumsulfats, ist die Dauer der Volumsenkung verschieden. Bald kehrt die Volumkurve des Armes sehr langsam zum früheren Niveau zurück, bald erfolgt der Wiederanstieg schneller. Es kommt hierbei anscheinend darauf an, wie sehr der Reiz beachtet wird, was bis zu einem gewissen Grade auch an den mimischen Unlustäußerungen zu erkennen ist. Die Reaktion einer

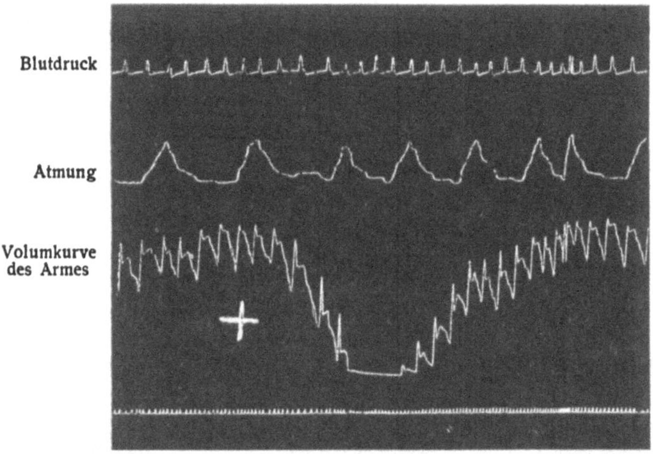

Fig. 40. Reaktion eines Gesunden (A. W.) auf sensorielle Unlust. Bei + Bittersalzlösung auf die Zunge. Aufgezeichnet 23. V. 14.

Versuchsperson, welche sich äußerlich dem Reiz gegenüber sehr gleichgültig verhielt, und bei der die Volumkurve schon bald wieder zum früheren Niveau zurückkehrt, ist in Fig. 40 zu sehen.

Es ist dies eine Reaktion des 27jährigen gesunden Krankenpflegers August W. Bei + wurde eine Lösung von Bittersalz auf die Zunge gebracht. Das Armplethysmogramm, welches noch eben leicht anstieg, sinkt schnell ab, wobei schon bei direkter Betrachtung eine Verlängerung des Pulses auffällt. Der Wiederanstieg der Kurve erfolgt ziemlich frühzeitig und schnell. Die Blutdrucksteigerung ist auch hier nicht sehr bedeutend.

Eine normale Reaktion auf intellektuelle Unlust sahen wir bereits in Fig. 29. Gegenstand dieser intellektuellen Unlust war eine unangenehme Nachrede, welche bei dem +-Zeichen der Versuchsperson mitgeteilt wurde. Die Volumkurve des Armes und Ohres sank unter dem Einfluß der unlustbetonten Vorstellung, während der Blutdruck stieg.

Die Abnahme der Pulsationshöhe des Armplethysmogrammes in den ersten drei Pulsen nach dem +-Zeichen in Fig. 29 ist auf eine stärkere Zunahme des diastolischen Blutdruckes und eine Verkleinerung des Pulsdruckes zu beziehen.

Wenn bei Unlustreizen die Blutdrucksteigerung beträchtlich ist und schnell einsetzt, dann kann es auch zu einer deutlichen primären Elevation der Volumkurve kommen. Diese ist bei der Unlust nicht so streng zu bewerten, wie bei der geistigen Arbeit und bei der sensoriellen Erwartung, weil die Blutdrucksteigerung anscheinend eine wesentliche Begleiterscheinung der Unlust darstellt. Das Krankheitsbild der Melancholie, bei welchem wir es mit einer krankhaften Steigerung der Unlust zu tun haben, ist nämlich von einer dauernden Steigerung des Blutdruckes begleitet, die im Angstaffekt besonders hochgradig ist, und man ist wohl berechtigt, diese Blutdrucksteigerung auf die Unlust und Angst zu beziehen. Jedenfalls geht auch die normale Reaktion auf Unlust mit einer Blutdrucksteigerung einher, und wenn dieselbe unter den gewöhnlichen Versuchsbedingungen nicht viel stärker hervortritt, als bei der geistigen Arbeit, so liegt dies wohl in erster Linie daran, daß starke intellektuelle Unlustgefühle am Experimentiertisch ohne Hypnose im allgemeinen schwer auszulösen sind.

Zur Untersuchung der Unlust haben manche Autoren Schreckreize angewandt. Derartige Reize sind aber erstens technisch ungeeignet, weil sie zu einem Zusammenfahren der Versuchsperson und dadurch zu einer Störung der Registrierung führen. Sodann nimmt das Erschrecken durch Sinnesreize aber auch, psychologisch betrachtet, eine besondere Stellung ein, indem es teils der sensoriellen, teils der intellektuellen Unlust zugehört. Beim Erschrecken sieht man hin und wieder auch an der diastolischen Blutdruckkurve eine momentane Zunahme, welche dem gewöhnlichen Kleinerwerden der Pulszacken vorausgeht; diese momentane Zunahme ist offenbar auch durch das Zusammenfahren bedingt.

Was bei der Unlust besonders interessiert, ist das Verhalten des Hirnvolumens. Hierüber sind die Angaben in der Literatur noch widersprechend. Berger gibt an, daß ein heftiger Schreck mit einer fast momentan einsetzenden hochgradigen Kontraktion der Hirngefäße einhergehe, wobei das Hirnvolumen vermehrt erscheine. Nach wenigen Sekunden erfolge dann eine vollständige Erschlaffung der Hirngefäße und eine Abnahme des Hirnvolumens. Bei unlustbetonten Empfindungen, d. h. länger einwirkenden sensoriellen Unlustreizen, nehme das Hirnvolumen ebenfalls zu, bei gleichzeitiger Abnahme der Pulsationshöhe. Auch bei deprimierter Stimmung ist nach Berger das Hirnvolumen relativ vergrößert mit verminderter Pulsationshöhe; gleichzeitig treten dann die Respirationswellen deutlicher hervor. Im Gegensatz zu Berger gibt Weber an, daß das Hirnvolumen bei der Unlust vermindert sei. Sowohl Berger wie Weber knüpfen an ihre Befunde theoretische Betrachtungen an, auf welche wir hier nicht weiter eingehen.

Diejenigen von meinen Hirnplethysmogrammen, welche als normal zu betrachten sind, stammen von der Versuchsperson Stanislaus Z., deren Krankheitsgeschichte Seite 49 mitgeteilt wurde. Um kurz zu wiederholen, handelt es sich um einen 36jährigen Mann mit einem traumatischen Schädeldefekt in der Gegend des linken Scheitelbeines. Da der Mann sonst ungefähr normal reagierte, so darf das gleiche auch vom Hirnvolumen angenommen werden.

Eine Reaktion dieser Versuchsperson auf sensorielle Unlust zeigt Fig. 41. Unter dem Einfluß eines Nadelstiches steigt das Hirnvolumen

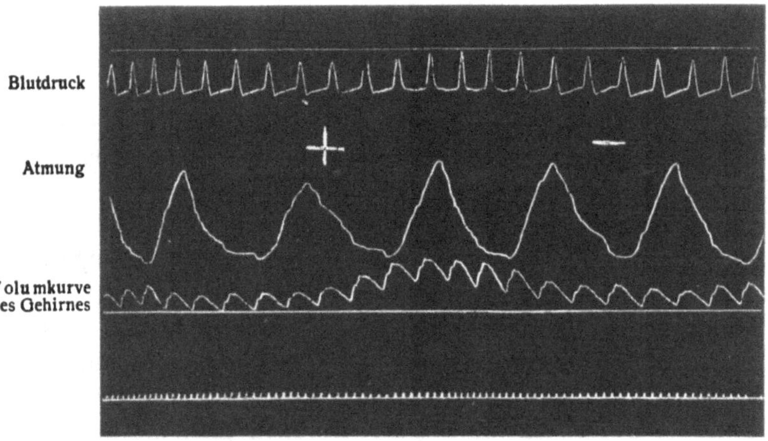

Fig. 41. Normale Reaktion auf sensorielle Unlust. Von + bis − Nadelstich in die Haut des Armes. (Versuchsperson S. Z., aufgezeichnet 5. IX. 13.)

und in entsprechender Weise auch die Blutdruckkurve an. Beide Kurven sinken aus unklarem Grunde schon vor dem Ende des Stechens wieder allmählich ab. Als die wesentliche Veränderung ist jedenfalls der Anstieg des Hirnplethysmogrammes und Blutdruckes zu erkennen.

Eine andere Reaktion auf sensorielle Unlust sahen wir bereits in Fig. 18. Im Gegensatz zu Fig. 41, wo sich das Hirnplethysmogramm vorzeitig wieder senkte, blieb es in Fig. 18 ohne ersichtlichen Grund noch längere Zeit nach Aufhören des Stechens auf dem höheren Niveau, während die Kurve des Darmes zur Norm zurückkehrte.

Eine Reaktion auf intellektuelle Unlust stellt Fig. 42 dar. Der Versuchsperson wurde hier erklärt, daß sie keine Unfallrente mehr bekomme. Unter dem Einfluß dieser Mitteilung steigt wiederum das Hirnplethysmogramm an, desgleichen der Blutdruck. Eine weitere Reaktion auf intellektuelle Unlust lernten wir in Fig. 6 kennen; doch war dort die Atmung in störender Weise verändert und hierdurch die Beurteilung der durch die Unlust bedingten Veränderungen erschwert.[1]

In allen vier Fällen und in noch anderen Fällen, die ich hier nicht mitteile, war als die wesentliche Begleiterscheinung der Unlust ein Anstieg des Hirnvolumens zu erkennen. Hierin stimmen also meine Befunde mit denjenigen Bergers überein. Die von Berger beobachtete Abnahme der Pulsationshöhe ist in meinen Kurven im allgemeinen nicht zu beobachten, in den vier mitgeteilten Kurven erscheinen die Hirnpulse sogar vergrößert. Die von Berger angegebene Verkleinerung der Pulsationshöhe könnte man auch keinesfalls

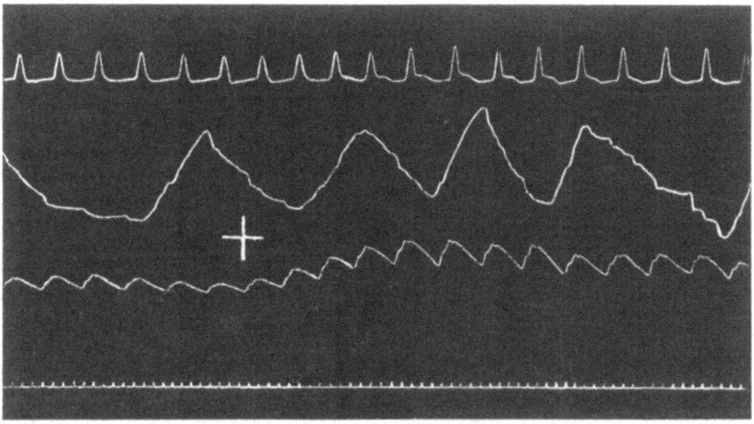

Fig. 42. Normale Reaktion auf intellektuelle Unlust. (Versuchsperson S. Z., aufgezeichnet 5. IX. 13.)

auf eine Kontraktion der Hirngefäße beziehen — denn diese erweitern sich ja —, sondern sie müßte durch eine Verkleinerung des Pulsdruckes bedingt sein, wie dies in Fig. 37 gezeigt wurde. Nun war

[1] Zu bemerken ist, daß die Fig. 41 und 42 beide in derselben Sitzung am 5. September 1913 aufgenommen wurden. Fig. 6 wurde tags darauf, am 6. September, aufgenommen, und zwar bald, nachdem sich die Versuchsperson aus Rückenlage, in welcher sie sich längere Zeit befunden hatte, zum Sitzen erhoben hatte. In horizontaler Lage waren die Hirnpulse verschwindend klein. Aus letzterem Grunde wurde am 7. September ausnahmsweise das Darmplethysmogramm im Sitzen aufgenommen. Die beträchtliche Höhe der Hirnpulse in Fig. 6 und 18 im Vergleich zu Fig. 41 und 42 mag auf eine gewisse Erregung der Versuchsperson zu beziehen sein, worauf auch die höhere Atmungs- und Pulsfrequenz hinweisen. In Fig. 6 mochte außerdem der Blutdruck durch das vorangehende Aufrichten aus Rückenlage noch vorübergehend erhöht sein. Die Erregung der Versuchsperson war darauf zu beziehen, daß sie für ihre Rente fürchtete; sie war, wie erwähnt, zur Begutachtung ihrer Erwerbsfähigkeit in die Klinik aufgenommen.

die Versuchsperson A. Str., deren sich Berger bei seinen im Jahre 1904 veröffentlichten Untersuchungen bediente, Epileptiker und mochte vielleicht deshalb abnorm und regelmäßig mit einer stärkeren Zunahme des diastolischen Blutdruckes reagiert haben. Das letztere gilt auch von der Versuchsperson Alexander B., welcher auch mir als Versuchsperson diente und zu dieser Zeit zweifellos pathologisch reagierte.

Wenn die Pulsverkleinerung auch durchaus keine regelmäßige Begleiterscheinung der Unlust ist, so scheint sie andererseits doch auch unter normalen Bedingungen, nicht nur am Gehirn, sondern auch an den äußeren Körperteilen bei der Unlust häufiger vorzukommen, als bei anderen psychischen Vorgängen. Die meisten Literaturangaben lauten nämlich dahin, daß bei der Unlust die Pulsfrequenz zunimmt und die Pulshöhe abnimmt. Gent findet bei sensoriellen Unlustreizen eine starke Reduktion der Pulshöhe und glaubt ferner einen Unterschied konstatieren zu können zwischen den asthenischen Unlustaffekten, bei welchen der Puls verlangsamt sei, und den sthenischen Unlustaffekten, bei denen er beschleunigt sei. Bei dem Wiederanstieg der Volumkurve des Armes überschreitet nach Lehmann die Pulshöhe oft die Norm. Bei sehr intensiver Unlust soll nach Lehmann die Pulshöhe sogar noch während der Volumzunahme abnehmen und die Pulsfrequenz stark beschleunigt sein. Wenn die Abnahme der Pulshöhe bei der Volumsenkung durch eine Abnahme des Pulsdruckes — an den äußeren Körperteilen vielleicht auch zum geringeren Teil durch die Gefäßkontraktion — bedingt ist, so ist andererseits die starke Zunahme der Pulshöhe während des Volumanstieges, welche sogar die Norm übersteigen kann, durch eine starke Zunahme des Pulsdruckes zu erklären. Im Hinblick darauf, daß die Abnahme der Pulsationshöhe auf einer besonders starken Steigerung des diastolischen Blutdruckes beruht, ist man hier ebensowenig wie bei der Spannung berechtigt, mit Wundt von einem „geschwächten“ Puls zu sprechen. — Beim Erschrecken zeigt die Volumkurve des Armes nach Lehmann zuerst geringe Neigung zum Steigen, im Sinne der primären Elevation; hierbei ist der Puls verkürzt. Alsdann sinkt das Volumen und steigt wieder zur früheren Höhe an. Dabei ist nach Lehmann die Pulsfrequenz fast stets verlangsamt, und zwar deutlicher während der Volumsenkung, als während des Volumanstieges. — Die Atmung ist nach Zoneff und Meumann bei der Unlust im allgemeinen verlangsamt und, vorwiegend thorakal, vertieft; ähnliche Angaben macht Alechsieff. Gent beobachtet bei unlustbetonten Geruchs- und Geschmacksreizen ex- oder inspiratorischen Stillstand der Atmung, bei Hautreizen leichtes Tieferwerden der Atmung. Außerdem findet Gent bei asthenischen Unlustaffekten neben verlangsamter und abgeflachter Atmung und Pulsverlängerung die Respirationsoszillationen in deutlicher

Ausprägung vor, weniger deutlich die Mayerschen Wellen; bei sthenischen Unlustaffekten sollen die vasomotorischen Wellen zurücktreten und der Puls, wie erwähnt, verkürzt sein. Die Volumsenkung bei der sensoriellen Unlust wird von Angell und Lennan in 90% der Fälle beobachtet.

d) Lust.

Die Volumabnahme der äußeren Körperteile, welche die experimentelle Untersuchung unter normalen Verhältnissen bei dem Unlustgefühl ergab, steht im Einklang mit der täglichen Beobachtung, daß bei Unlustaffekten, namentlich den sogenannten asthenischen, das Gesicht erblaßt. Eine ähnliche Übereinstimmung läßt sich zwischen der landläufigen Beobachtung und der experimentellen Untersuchung des Lustgefühles zunächst anscheinend nicht feststellen. Da die Beobachtung des täglichen Lebens lehrt, daß sich das Gesicht bei freudiger Erregung rötet und das Herz schneller schlägt, so könnte man daraus den Schluß ziehen, daß jedes Auftreten von Lustgefühlen und -affekten von einer Erweiterung der peripheren Gefäße begleitet sei. Diese Folgerung trifft jedoch in solcher Verallgemeinerung nicht zu. Die vasomotorischen Begleiterscheinungen des Lustgefühles werden vielmehr noch durch die gleichzeitige Konzentration der Aufmerksamkeit auf den lustbetonten Bewußtseinsinhalt mitbestimmt. Die Konzentration der Aufmerksamkeit auf den Reiz, welcher das Lustgefühl auslöst, macht sich namentlich bei der experimentellen Untersuchung des Lustgefühles geltend und beeinflußt die Ergebnisse derartiger Untersuchungen in einer Weise, wie es den Verhältnissen des täglichen Lebens nicht entspricht. Da die Aufmerksamkeitskonzentration von einer Volumsenkung der äußeren Körperteile begleitet ist, das Lustgefühl dagegen, nach der direkten Beobachtung zu urteilen, eine vermehrte Blutfülle der äußeren Körperteile zur Folge hat, so machen sich hier zwei Faktoren in entgegengesetztem Sinne geltend, und es kommt darauf an, welcher Faktor im gegebenen Falle der stärkere ist. Lehmann faßt dementsprechend denn auch die Reaktionen auf Lustreize als die resultierende Wirkung der Aufmerksamkeitskonzentration und des Lustgefühles auf.

Am reinsten muß das Lustgefühl fraglos dann zum Ausdruck kommen, wenn es weder an einen äußeren Reiz anknüpft noch auch etwa von der Versuchsperson sich selbst suggeriert wird, sondern wenn es ganz spontan auftritt. Es müßte sich also um eine zufällige Beobachtung handeln. Wenn ich in der Lage gewesen wäre, die vasomotorischen Kurven längere Zeit hindurch fortlaufend zu registrieren, so hätte ich ein derartiges Vorkommnis wohl eher gewärtigen können. Wenn man aber, wie es bei meiner Methode der Blutdruckmessung der

Fall ist, wegen des Manschettendruckes bestrebt sein muß, den einzelnen Versuch möglichst kurz zu gestalten, dann gehört ein zufälliges Auftreten von Lustaffekten immerhin zu den Seltenheiten. Das Beispiel eines solchen Falles, in welchem spontan eine **lustbetonte Vorstellung** auftrat, ist in Fig. 43 zu sehen.

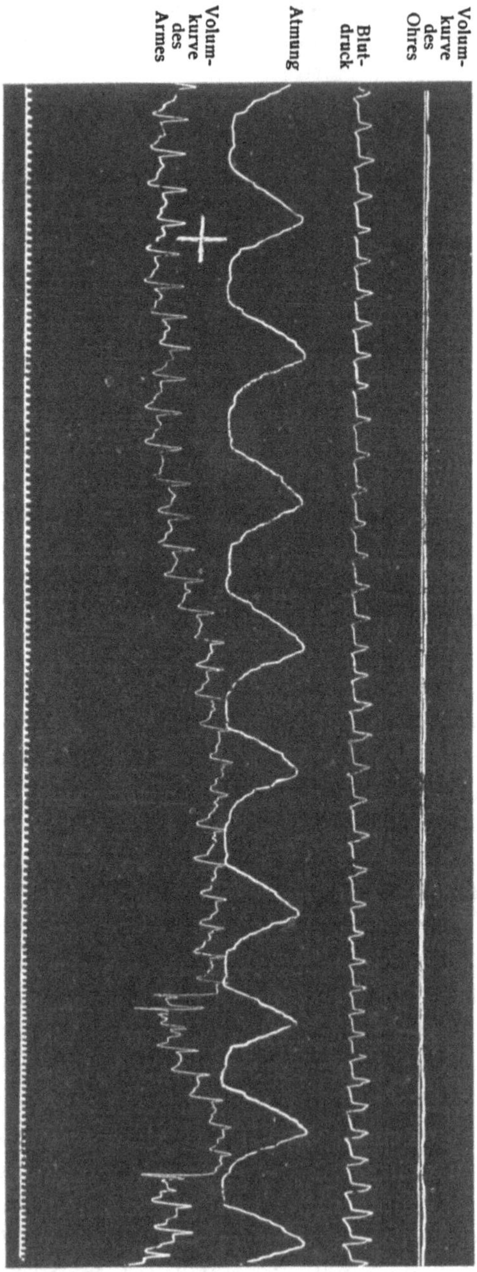

Fig. 43. Kurven eines Gesunden (M. Sch.). Bei + Ankündigung einer Rechenaufgabe, gegen Ende der Figur spontan intellektuelle Lust. Aufgezeichnet 20. X. 13.

Im Anfang dieser Figur, die von der mehrfach erwähnten Versuchsperson Max Sch. stammt, wurde bei + eine Rechenaufgabe angekündigt, aber nicht gegeben. Die Versuchsperson, welche sich sonst über das Rechnen in keiner Weise aufregte, muß sich auch hier sehr wenig um diese Mitteilung gekümmert haben; wenigstens läßt weder die Blutdruckkurve, noch das Armplethysmogramm eine deutliche Veränderung im Vergleich mit dem vorangehenden, hier nicht reproduzierten Kurvenabschnitt erkennen. Dagegen ist gegen die Mitte der Kurve ein spontaner Anstieg des Armplethysmogrammes zu konstatieren. Der auf den Beginn dieses Anstieges folgende Gipfel einer Mayerschen Blutdruckwelle, der zweiten solchen Welle in der Figur, erscheint höher als der Gipfel der ersten Welle. Das Armvolumen steigt bis zum vorletzten Pulsschlag in der Figur an. Die gegen Ende sichtbaren jähen Senkungen des Armplethysmogrammes sind durch das Öffnen des Nulldruckventiles bedingt, sind also artefiziell. Zuletzt, in der dritten Mayerschen Welle ist der Blutdruck deutlich erhöht und auch ein Anstieg des Ohrplethysmogrammes zu beobachten. Daraufhin wurde die Registrierung unterbrochen und nun die Versuchsperson befragt, ob sie an irgend etwas gedacht habe. Sie gab an, es wäre ihr eingefallen, daß heute ihr fünfjähriger Hochzeitstag sei. Es ist nun freilich nicht zu bestimmen, an welcher Stelle dieser Einfall kam. Daß er unmittelbar mit dem Volumanstieg begann, möchte ich nicht ohne weiteres behaupten. Durch retrospektive Betrachtung glaube ich bei mir selbst beobachtet zu haben, daß intensivere Gefühle, welche das gewöhnliche Denken begleiten, im allgemeinen nicht so unvermittelt auftreten, als es auf den ersten Blick scheinen möchte, sondern daß sie sich gewissermaßen erst anbahnen, indem das Denken allmählich in gefühlsbetontere Vorstellungen hineingerät. So möchte ich auch in der vorliegenden Fig. 43 nicht mehr behaupten, als daß sich bei dem Beginn des Volumanstieges der Vorstellungsablauf lustbetonteren Vorstellungen zuwandte, deren letzte dann jedenfalls die lebhafte Vorstellung des Hochzeitstages war.

Mitunter kann man auch beobachten, daß sich lustbetonte Affekte, die sich in Lachen äußern, schon vor dem Lachen in Veränderungen der vasomotorischen Kurven zu erkennen geben. In diesem Sinne glaubten wir in Fig. 10 bei dem Dementia praecox-Kranken die Blutdrucksteigerung auffassen zu müssen, welche dem Lachen in *a* schon vorausging. Eine ähnliche Beobachtung stellt auch Fig. 70 dar, die von einem Katatoniker aufgenommen ist; bei *L* fängt derselbe zu lächeln an, schon vorher beginnen aber alle Kurven, Arm- und Ohrplethysmogramm und Blutdruckkurve kontinuierlich anzusteigen.

Wenn der freudige Affekt nicht, wie es in den eben besprochenen Fällen der Fall war, spontan auftritt, sondern durch einen äußeren Reiz ausgelöst wird, so ist, wie bemerkt, unter normalen Verhältnissen die Konzentration der Aufmerksamkeit auf den Reiz oft so stark, daß statt des Volumanstieges, der für das Lustgefühl eigentlich charakteristisch ist, eine tiefe Volumsenkung auftritt. Der Einfluß der Aufmerksamkeitsanspannung überwiegt dann also den Einfluß des Lustgefühles, wobei aber natürlich ein Lustgefühl gleichwohl vorhanden sein kann. Der Volumanstieg ist nämlich nicht etwa die unbedingte Voraussetzung für das Auftreten von Lustgefühlen, sondern das Lustgefühl hat unter bestimmten Voraussetzungen und zwar wahrscheinlich besonders dann, wenn es in stärkerer Intensität auftritt, einen Anstieg des Armvolumens zur Folge. Bei Anwendung intellektueller Lustreize erhielt ich bei normalen Versuchspersonen ungefähr ebenso oft eine Volumzunahme wie eine Volumabnahme des Armes; der letzteren ging aber, was nicht unerwähnt bleiben darf, öfters eine deutliche primäre Elevation der Volumkurve voraus. Bei sensorieller Lust erhielt ich fast immer eine Volumabnahme. Die Konzentration der Aufmerksamkeit war also bei den sensoriellen Reizen dem Auftreten der Volumzunahme hinderlicher, als bei den intellektuellen Reizen.

Die Reaktionen mit Volumabnahme bieten nichts wesentlich Neues im Vergleich zu den Reaktionen auf geistige Arbeit, sensorielle Erwartung und Unlust dar, und es ist deshalb nicht nötig, derartige Kurven noch zu reproduzieren. Vielmehr seien hier noch einige von denjenigen Kurven wiedergegeben, in denen eine Volumzunahme wahrzunehmen ist. Fig. 44 und 45 stellen solche Reaktionen auf intellektuelle Lust dar.

Fig. 44 wurde von demselben 29jährigen gesunden Krankenpfleger Martin S. erhalten, von welchem auch die Reaktion auf geistige Arbeit in Fig. 34 stammt. Wie in der folgenden Fig. 45, so wurde auch hier die Versuchsperson durch den Reiz absichtlich nicht sogleich auf eine bestimmte Vorstellung gelenkt, sondern der Reiz wurde allgemeiner gehalten. Es wurde zu der Versuchsperson ganz unerwartet gesagt: „Nun denken Sie sich einmal etwas recht Schönes!" Wie die Versuchsperson nachträglich auf Befragen angab, besann sie sich kurz und dachte dann an ihre Heimat. Die Kurven bieten hierbei folgendes Verhalten dar: Die Blutdruckkurve steigt nach dem +-Zeichen sofort an, während das Arm- und Ohrplethysmogramm zunächst

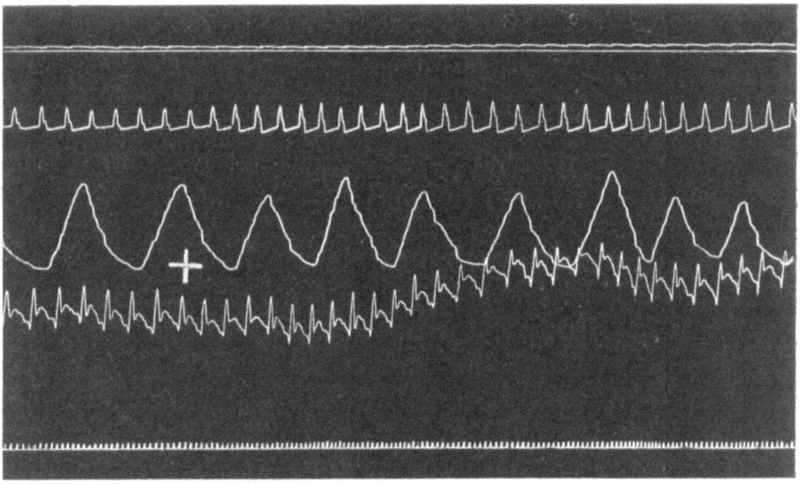

Fig. 44. Reaktion eines Gesunden (M. S.) auf intellektuelle Lust. Aufgezeichnet 17. I. 14.

in derselben Richtung wie bisher weiter verlaufen. Etwas später erst steigen auch diese Kurven an. Anfangs, als die Versuchsperson der erteilten Aufforderung gemäß nach einer lustbetonten Vorstellung suchte, müssen sich die Gefäße des Armes und Ohres, obwohl die betreffenden Kurven zunächst keine Änderung des Verlaufes zeigen, dennoch etwas kontrahiert haben, weil sie dem ansteigenden Blutdruck noch das Gleichgewicht halten. Hätten sie sich nicht kontrahiert, so hätten sie wahrscheinlich schon früher dem ansteigenden Blutdruck nachgegeben. Später läßt die Gefäßkontraktion nach, wie aus dem Anstieg der Volumkurven zu ersehen ist.

Ähnliches ist in Fig. 45 zu beobachten. Hier führt die Versuchsperson, der 27jährige Krankenpfleger Johann H., die Aufforderung, an etwas recht Schönes zu denken, in der Weise aus, daß sie angeblich, ohne sich viel zu besinnen, an einen Kuß dachte. Dabei sieht man zunächst eine Senkung des Arm- und Ohrplethysmogrammes. Nach der Senkung steigt das Ohrplethysmogramm über das frühere Niveau hinaus an, gleichzeitig nimmt der Blutdruck zu. Da die Senkung der Ohrkurve etwas ungewöhnlich schnell erfolgt, so könnte man daran denken, daß sie durch eine Kopfbewegung verursacht sei; dem widerspricht aber das gleichsinnige Verhalten des Armvolumens. Insofern das Ohrplethysmogramm früher und deutlicher ansteigt als das Armvolumen, reagiert es hier also stärker auf die lustbetonte Vorstellung als das Armplethysmogramm.

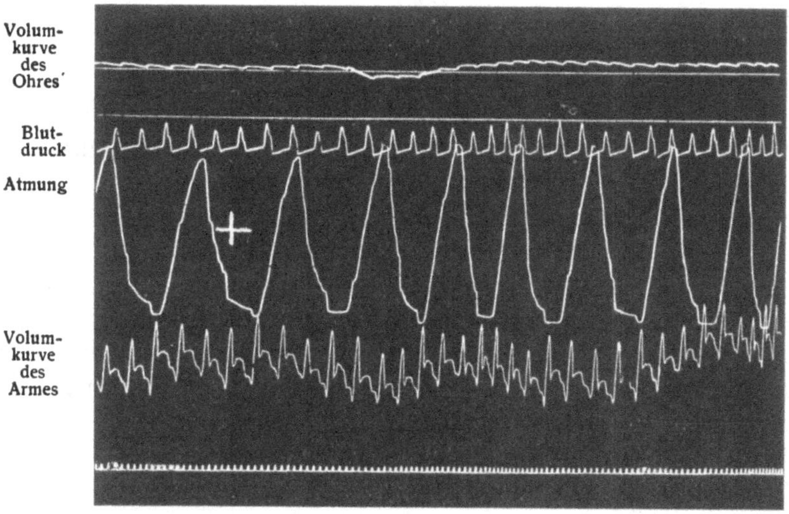

Fig. 45. Reaktion eines Gesunden (J. H.) auf intellektuelle Lust. Aufgezeichnet 16. I. 14.

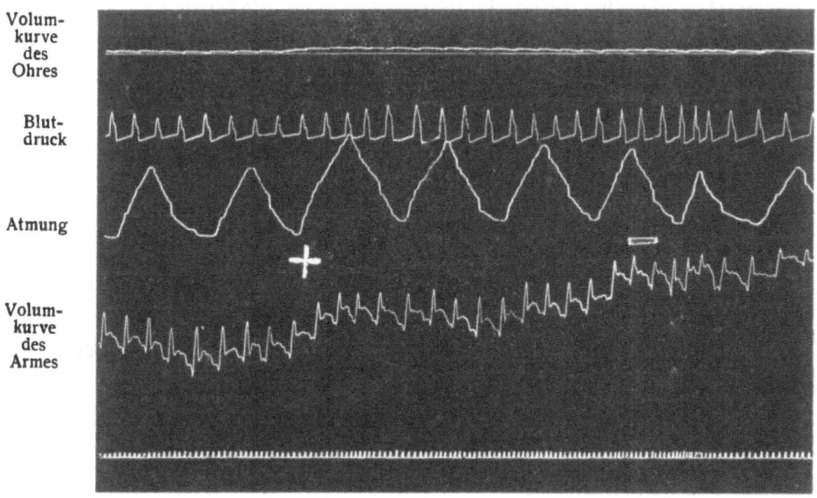

Fig. 46. Reaktion eines Gesunden (M. S.) auf sensorielle Lust. Von + bis – Einatmen wohlriechender Essenz. Aufgezeichnet 17. I. 14.

Eine Reaktion auf sensorielle Lust, während welcher die Volumkurven ansteigen, zeigt Fig. 46, welche wie Fig. 44 von der Versuchsperson Martin S. aufgenommen ist. Von + bis — wird eine wohlriechende Essenz eingeatmet. Das Ohrplethysmogramm steigt dabei nur wenig an, deutlich ist der Anstieg des Blutdruckes und des Armvolumens.

Wenn die hier angeführten Kurven aus den erwähnten Gründen auch nicht das allgemeine Resultat der experimentellen Untersuchung des Lustgefühles zur Anschauung bringen, so gestatten sie doch einen Einblick in die Art und Weise, wie das Gefäßsystem wahrscheinlich im täglichen Leben auf spontan auftretende Lustgefühle reagiert. Die Spontaneität des Auftretens kommt in erster Linie den intellektuellen Lustgefühlen zu. An Stelle der Volumabnahme, welche normalerweise die geistige Arbeit, sensorielle Aufmerksamkeit und Unlust begleitet, kommt es bei dem intellektuellen Lustgefühl also zu einer Volumzunahme der äußeren Körperteile. Diese Volumzunahme geht mit einer Steigerung des Blutdruckes einher. Hier liegen also, wenigstens äußerlich betrachtet, die Dinge ganz ähnlich wie bei der psychasthenischen Reaktion. Den Mechanismus der psychasthenischen Reaktion erklärten wir mit einer Funktionsschwäche der Vasokonstriktoren. Es fragt sich, ob diese Erklärung auch für die Reaktionsweise auf Lustgefühle zutrifft, d. h. ob hier etwa eine physiologische Innervationsschwäche der Vasokonstriktoren vorliegt, oder aber, ob sich die Gefäße bei Lustgefühlen aktiv erweitern.

Vielleicht ist es für die Entscheidung dieser letzteren Frage von Bedeutung, daß die Konzentration der Aufmerksamkeit die typische Lustreaktion so leicht unterdrückt und ihres speziellen Charakters beraubt. Würde das Lustgefühl ebenso zu einer aktiven Gefäßerweiterung der äußeren Körperteile führen, wie die Konzentration der Aufmerksamkeit eine aktive Gefäßverengerung derselben bewirkt, dann wäre bei der experimentellen Untersuchung des Lustgefühles die Vasodilatation doch vielleicht ein häufigeres Vorkommnis, als es in Wirklichkeit der Fall ist. Vor allen Dingen kommt es aber darauf an, ob die Annahme einer aktiven Gefäßerweiterung für das Verständnis der Lustreaktion durch die bisher beobachteten Tatsachen gefordert wird. Man darf wohl zugeben, daß der lustbetonte Ablauf der Vorstellungen nicht immer mit einer Konzentration, sondern oft sogar mit einer Zerstreuung der Aufmerksamkeit einhergeht. In der Pathologie kennzeichnet sich diese Zerstreuung sehr auffällig in dem Symptom der Ideenflucht, und jeder Psychiater weiß, wie schwer es oft ist, manische Kranke in ihrer Aufmerksamkeit zu fixieren. Es ist aber gar nicht einmal nötig, daß der Vorstellungsablauf wesentlich beschleunigt wird und die Aufmerksamkeitskonzentration nachläßt, es genügt vielmehr schon, daß die Aufmerksamkeit auf die lustbetonte Vorstellung nicht viel stärker als vorher konzentriert wird, damit die Innervation der Vasokonstriktoren nahezu unverändert bleibt, und die Gefäße alsdann dem ansteigenden Blutdruck nachgeben. Die Auffassung, daß es sich bei der Lustreaktion nicht um eine aktive Erweiterung, sondern um ein passives Nachgeben der Gefäße gegenüber dem Blutdruck handelt, gewinnt ferner im Hinblick auf folgendes an Wahrscheinlichkeit. Unter pathologischen Verhältnissen sind Lustreaktionen mit Volumanstieg der äußeren Körperteile im allgemeinen viel leichter und stärker auszulösen, als unter normalen Verhältnissen. Dies zeigt z. B. Fig. 47, wo es sich um die Reaktion eines 29jährigen Epileptikers, Robert B., auf intellektuelle Lust handelt.

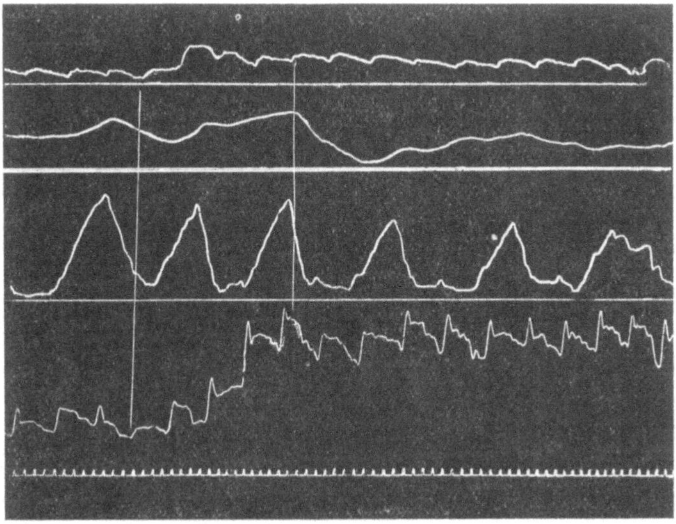

Fig. 47. Reaktion eines Epileptikers (R. B.) auf intellektuelle Lust. Aufgezeichnet 8. X. 13.

Dieser Kranke leidet seit etwa acht Jahren an epileptischen Anfällen. Seine Intelligenz ist noch ziemlich gut erhalten, doch ist er von reizbarem, streitsüchtigem Charakter. An die Anfälle schlossen sich mitunter Dämmerzustände an. Zeitweise war er mißgestimmt und äußerte Suicidgedanken.

In der genannten Figur wurde der Versuchsperson mitgeteilt, daß sie bald wieder nach Hause käme. Die Reaktion auf den hierdurch ausgelösten freudigen Affekt beginnt bei dem ersten vertikalen Strich. Das Arm- und Ohrplethysmogramm steigen ziemlich brüsk an, etwas weniger stark, aber doch ebenfalls, das Darmplethysmogramm. Von dem zweiten vertikalen Strich an hält sich die Volumkurve des Armes und Ohres ungefähr auf derselben Höhe, während die Volumkurve der Bauchorgane sinkt, und zwar anfangs bis unter ihr ursprüngliches Niveau. Alsdann steigt das Bauchvolumen wieder etwas an, bleibt aber auch jetzt etwas tiefer als vor der Einwirkung des Reizes. Der plötzliche Anstieg der Volumkurven ist hier kaum anders als auf eine plötzlich einsetzende, starke Steigerung des Blutdruckes zu beziehen.

Daß ausgesprochene Lustreaktionen unter pathologischen Bedingungen leichter auftreten, als unter normalen, könnte man allenfalls mit der leichteren Affekterregbarkeit in Zusammenhang bringen, an welcher viele Kranke leiden. Die Situation, in welcher sie sich befinden, die zwangsweise Internierung und der Wunsch, wieder nach Hause zu kommen, liefern ferner dem Versuchsleiter zur Erzeugung von Lustgefühlen geeignete Reize. Andererseits ist aber doch daran zu denken, ob nicht die psychasthenische Reaktionsweise bei der Auslösung der Lustreaktionen eine Rolle spielt. Wenn nämlich die Gefäßerweiterung, welche das Lustgefühl begleitet, auf einer minder starken Innervation der Vasokonstriktoren beruht, so wird ihr Auftreten durch eine dauernd vorhandene Parese der Vasokonstriktoren zweifellos begünstigt. Durch die psychasthenische Reaktionsweise sind also, falls es sich bei dem Lustgefühl nicht um eine aktive Gefäßerweiterung handelt, für das Auftreten von Lustreaktionen besonders günstige Bedingungen gegeben, welche die größere Häufigkeit der Lustreaktionen unter pathologischen Bedingungen verständlich machen.

Im Zusammenhang hiermit ist übrigens zu erwähnen, daß die oben in den Fig. 44 bis 46 angeführten normalen Lustreaktionen von Versuchspersonen stammen, die auf geistige Arbeit mit einer nicht allzu intensiven Volumsenkung reagierten. Um sich hiervon zu überzeugen, vergleiche man die Fig. 44 und 46 mit der von derselben Versuchsperson aufgezeichneten Fig. 34 und ferner Fig. 45 mit Fig. 35. Von der Versuchsperson Ludwig Z. dagegen, deren Vasokonstriktoren sehr intensiv reagierten (s. Fig. 20 und 36), erhielt ich bei Lustreizen stets Volumsenkung. Die Leichtigkeit, mit welcher Lustreaktionen auftreten, unterliegt also auch bei normalen Versuchspersonen individuellen Unterschieden.

Um die verschiedenartige Reaktionsart auf Lust- und Unlustgefühle kennen zu lernen, wandte ich hin und wieder zuerst einen Unlustreiz und alsbald darauf in der gleichen Kurve einen Lustreiz an. Das Beispiel einer solchen Kurve gab Fig. 14. Bei einer deprimierten Kranken stieg dort unter dem Einfluß der intellektuellen Unlust der Blutdruck an, um unter dem Einfluß intellektueller Lust wiederum zu sinken. Die Volumkurve des Ohres verlief während des Einflusses der Unlust auf einem etwas tieferen Niveau als vor- und nachher. Das Armplethysmogramm stieg von Anfang an etwas an. Bei zwei normalen Versuchspersonen, bei welchen ich auf einen unangenehmen Geschmacksreiz einen angenehmen Reiz folgen ließ, erhielt ich auffallenderweise eine weitere Steigerung, statt Senkung des Blutdruckes, dabei einen Anstieg des Armvolumens. Um den störenden Einfluß der Aufmerksamkeit bei sensoriellen Reizen möglichst auszuschalten, ließ ich den Geruchsreiz nur ganz kurz einwirken. Indessen ändert dies im allgemeinen wenig an der Reaktionsweise. Ferner ging ich so vor, daß ich die Versuchsperson schon vorher in Spannung versetzte und ihre Aufmerksamkeit konzentrierte, indem ich ihr mehrere Sekunden vorher mitteilte, daß sie etwas zu riechen bekomme. Als dann das Armvolumen gesunken war, ließ ich sie den Wohlgeruch einatmen. Der Erfolg war aber auch hier im allgemeinen nicht ein prompter Anstieg, anscheinend deshalb, weil die Vasokonstriktion erst sehr allmählich nachläßt, wie wir denn auch oben sahen, daß eine kurze geistige Arbeit von der ihr zugehörigen Reaktion weit überdauert wird.

Wenn der Reaktion auf Lustgefühle ein im Prinzip ähnlicher Mechanismus zugrunde liegt, wie der psychasthenischen Reaktion, dann muß auch bei der Lustreaktion die Gefäßerweiterung an den äußeren Kopfteilen im allgemeinen leichter auftreten als an den Armgefäßen.

Ähnlich wie bei der Unlust, so sind auch bezüglich der Lust die Angaben über das Verhalten der Hirngefäße widersprechend. Berger beobachtete bei lustbetonten Empfindungen wellenförmige Schwankungen des Hirnvolumens und seiner Pulsationshöhe und darauf Volumabnahme und Zunahme der Pulsationshöhe. Bei intellektueller

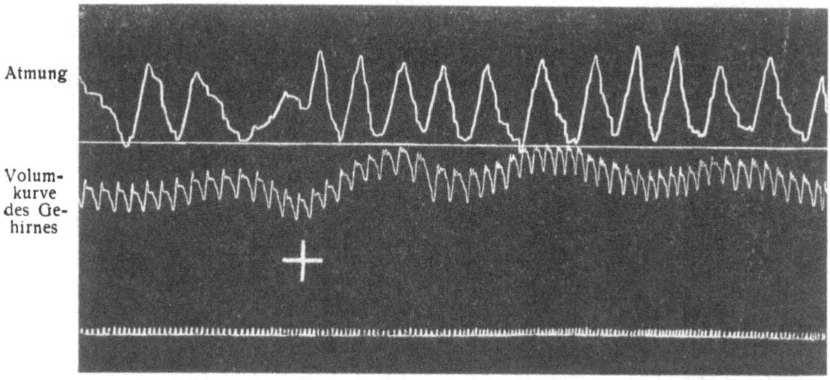

Fig. 48. Normale Reaktion auf intellektuelle Lust. (Versuchsperson S. Z., aufgezeichnet 7. IX. 13.)

Lust sah er ebenfalls Abnahme des Hirnvolumens mit Zunahme der Pulsationshöhe. Die Kurve, welche Berger 1904 veröffentlicht, und die den Einfluß der intellektuellen Lust dartun soll, ist jedoch zu einer Zeit aufgenommen, als sich die Versuchsperson in leichter Depression befand. Da die Unlust eine stärkere Blutdrucksteigerung als die Lust und, wie es scheint, auch eine stärkere Erweiterung der Hirngefäße hervorruft, so kann die von Berger beobachtete, übrigens sehr geringfügige Volumabnahme bei der lustbetonten Vorstellung in dem genannten Falle auch einfach durch das Nachlassen der deprimierten Stimmung erklärt werden und ist also nicht für Volumabnahme beweisend. Im Gegensatz zu Berger erhielt E. Weber ebenso, wie schon früher Mosso[1], Volumzunahme des Gehirnes bei Lustgefühlen.

[1] Mosso, Die Temperatur des Gehirnes, 1894, Tafel I, Kurve 6.

Von meinen eigenen Versuchen, welche den Einfluß lustbetonter Vorstellungen und Empfindungen auf die Volumkurve des Gehirnes betreffen, führe ich zunächst wieder wie bei der Unlust die Kurven der Versuchsperson Stanislaus Z. an, weil diese als normal gelten können. Eine Reaktion auf intellektuelle Lust ist in Fig. 48 zu sehen.

Bei + wurde der Versuchsperson mitgeteilt, daß sie für den von ihr erlittenen Unfall wahrscheinlich die Vollrente erhalten werde. Unter dem Einfluß dieser erfreulichen Mitteilung steigt das Hirnvolumen ziemlich schnell an und hält sich längere Zeit über dem früheren Niveau.

Wie hier, so erhielt ich auch in anderen Versuchen, sowohl bei intellektueller als auch bei sensorieller Lust, einen Anstieg des Hirnvolumens; bei sensoriellen Reizen war derselbe freilich oft nur gering.

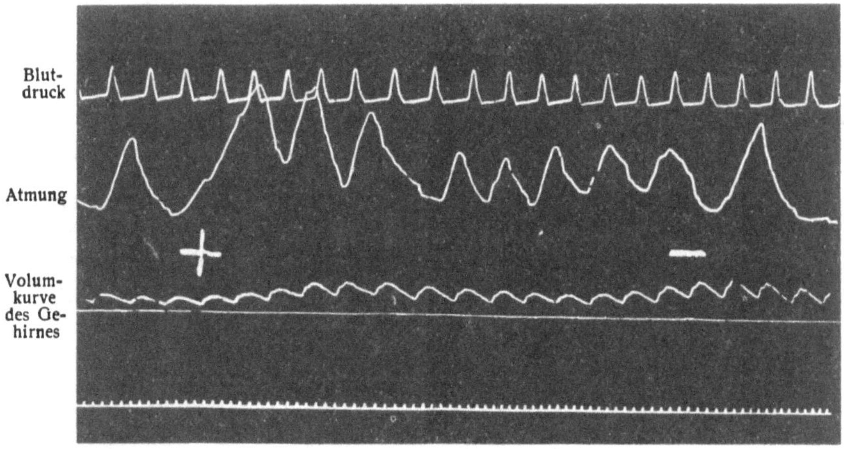

Fig. 49. Normale Reaktion auf sensorielle Lust. Von + bis – Einatmen wohlriechender Essenz. (Versuchsperson S. Z., aufgezeichnet 5. IX. 13.)

Fig. 49 zeigt eine solche sensorielle Lustreaktion. Von + bis — wurde ein Wohlgeruch eingeatmet. Nach + steigt die Hirnkurve an und hält sich, auch nachdem die Atmung wieder flacher geworden ist, etwas über dem früheren Niveau. Die Blutdruckkurve läßt ebenfalls einen geringen Anstieg erkennen.

Eine Reaktion, bei welcher sich das Hirnplethysmogramm nur sehr wenig verändert, ist in Fig. 50 zu sehen. Auch hier wurde von + bis — ein angenehmer Geruchsreiz dargeboten. Der Gipfel der ersten Undulation nach dem +-Zeichen ist etwas höher als der Gipfel der vorangehenden Welle, der folgende ist etwas tiefer, der übernächste wieder etwas höher. Die beiden Wellentäler nach dem +-Zeichen sind ebenfalls etwas höher als vorher. Die Veränderungen der Hirnkurve sind also jedenfalls nur gering. Auch die Pulszahl und Zeitdauer der Undulationen ist bei den zwei Wellen nach dem +-Zeichen nahezu dieselbe wie bei der vorangehenden Welle (etwa 12 Pulse in 7—8 Sekunden); die Undulationen erscheinen nur deshalb kürzer, weil sich die Geschwindigkeit des Papierstreifens verlangsamt hat. Das Plethysmogramm des Darmes läßt bis zum +-Zeichen geringe Tendenz zum Steigen erkennen, nach dem +-Zeichen sinkt es ab, was auf eine Volumzunahme der äußeren Körperteile hinweisen würde.

Es sei auch hier darauf hingewiesen, daß Fig. 49 am 5. September, die Fig. 48 und 50 zwei Tage später, am 7. September, aufgenommen wurden. Wie bereits in der Anmerkung Seite 125 erwähnt wurde, war die Versuchsperson an dem letztgenannten Tage wahrscheinlich in einer gewissen Erregung, worauf die gesteigerte Atmungs- und Pulsfrequenz zu beziehen sind.

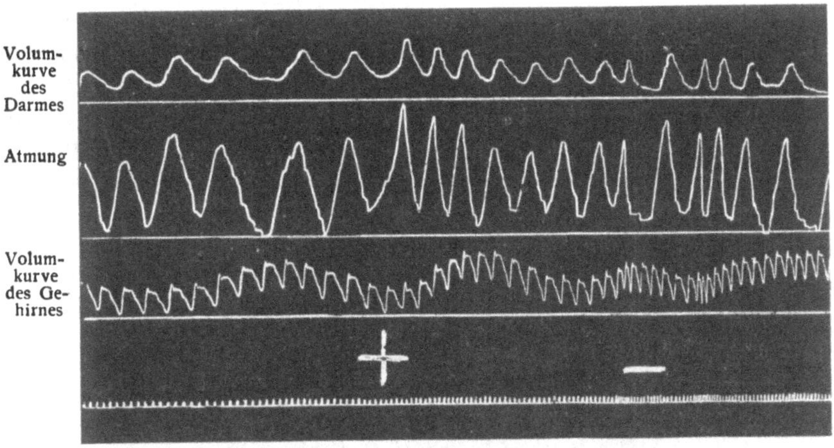

Fig. 50. Normale Reaktion auf sensorielle Lust. Von + bis – Einatmen wohlriechender Essenz. (Versuchsperson S. Z., aufgezeichnet 7. IX. 13.)

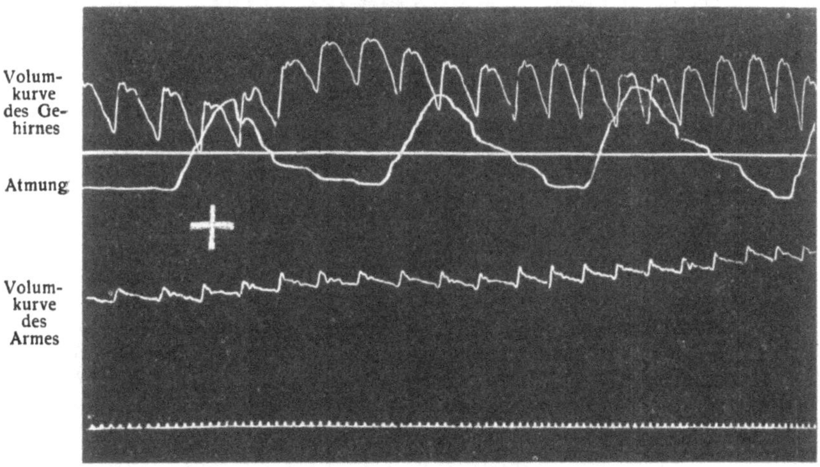

Fig. 51. Reaktion des Hirnvolumens auf intellektuelle Lust bei fehlender Reaktion des Armvolumens. (Versuchsperson A. B., aufgezeichnet 1. XI. 13.)

Eine Lustreaktion von der Versuchsperson Alexander B., deren Armplethysmogramm pathologisch reagierte und nur sehr geringe oder keine Reaktionen gab (s. die Reaktion auf geistige Arbeit in Fig. 25), ist in Fig. 51 enthalten.

Die Armgefäße befinden sich hier in spastischem Zustande, und die Armkurve steigt, wie es bei Gefäßspasmus öfters vorkommt, kontinuierlich an, und zwar schon vor der Einwirkung des Reizes. Bei + wurde dem Kranken seine Unterbringung in einer Anstalt in Aussicht gestellt, woran ihm sehr gelegen war. Hierauf steigt das Hirnplethysmogramm deutlich an und hält sich eine Zeitlang auf höherem Niveau.

Als letztes Beispiel einer Hirnkurve sei noch Fig. 52 angeführt, welche von der gleichfalls pathologisch reagierenden Versuchsperson Hedwig F. aufgenommen ist (vgl. Fig. 26).

Unter dem Einfluß intellektueller Lust steigt hier sowohl das Hirn- wie auch das Armvolumen an, beide allerdings nur wenig, die Armgefäße befinden sich auch hier in spastischem Zustande. Das baldige starke Absinken

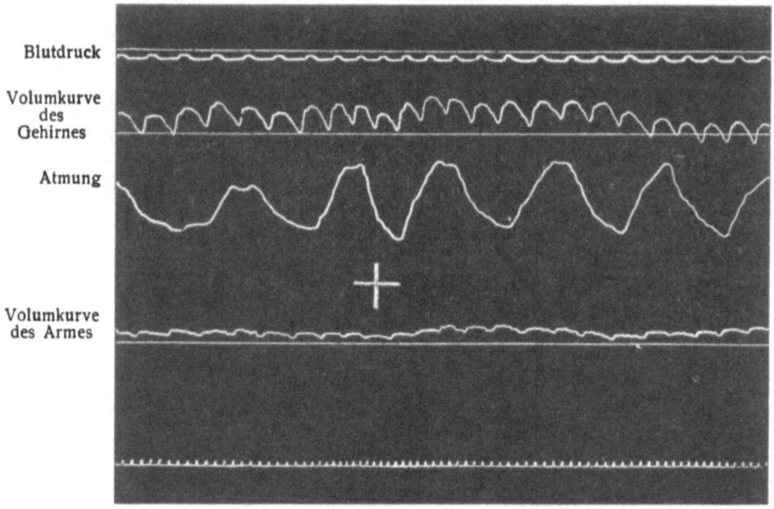

Fig. 52. Reaktion der Kranken H. F. auf intellektuelle Lust. (Aufgezeichnet 21. X. 13.)

des Hirnvolumens hielten wir oben in Fig. 26 möglicherweise für eine Ermüdungserscheinung der Hirngefäße. Die technisch unvollkommene Blutdruckkurve zeigt ein etwas schärferes Hervortreten der Pulszacken von der Stelle der Reizeinwirkung an. In diesem Falle von psychasthenischer Reaktionsweise steigen also Hirnplethysmogramm, Blutdruck und Armplethysmogramm gleichzeitig an, ein Verhalten, welches der Lustreaktion im Prinzip wahrscheinlich auch unter normalen Verhältnissen zukommt.

Meine Untersuchungen ergeben somit ein gleichartiges Verhalten des Hirnvolumens bei Lust und Unlust, und zwar in beiden Fällen eine Volumzunahme des Gehirnes. Es ist dies eine Bestätigung der Befunde, welche Mosso und Patrizi erhoben haben. Unter diesen Umständen ist es nicht möglich, im Sinne Bergers oder Lehmanns aus der Blutversorgung des Gehirnes Aufschluß über das Wesen der Lust- und Unlustgefühle zu gewinnen. Hinfällig ist auch die Annahme E. Webers, daß das Gehirn durch die geringere Blutfülle bei der Unlust in zweckmäßiger Weise vor zu starkem Stoffverbrauch geschützt werde. Die Frage nach den Beziehungen zwischen den Lust- und Unlustgefühlen ist offenbar eng verknüpft mit dem Problem des manisch-depressiven Irreseins, und wir werden deshalb bei der Besprechung dieses Krankheitsbildes noch einmal auf die genannte Frage zurückkommen.

Hier sei noch einer anderen Begleiterscheinung des freudigen Affektes gedacht, nämlich des Lachens. Das Lachen kann rein mechanisch eine Gefäßerweiterung, besonders im Gesicht, verursachen; das zeigt Fig. 53.

Diese Abbildung stammt von dem 18jährigen Hebephrenen Anton B. Die Krankheit dieses jungen Mannes begann vor zwei Jahren mit Erregungs-

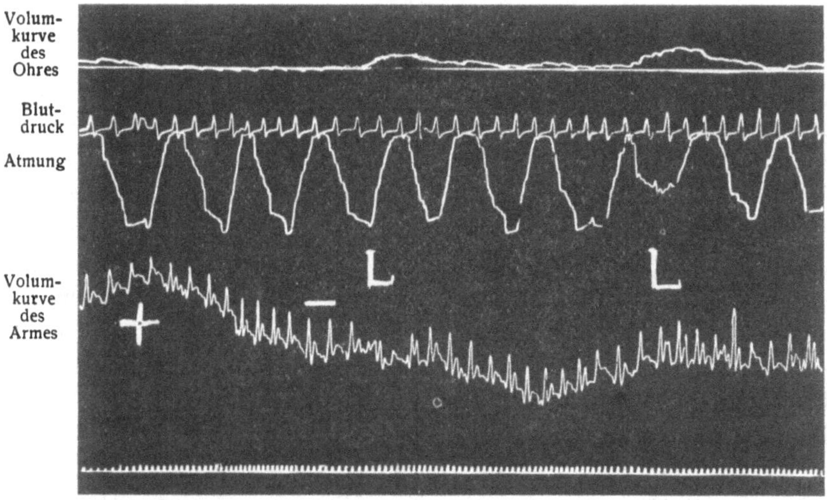

Fig. 53. Kurven eines Hebephrenen (A. B.). Von + bis – Nadelstich. Bei *L* jedesmal Lachen. (Aufgezeichnet 21. X. 13.)

zuständen und leichten Verfolgungsideen. Zurzeit bietet er ein läppisches, kindisches Benehmen dar und lacht oft, scheinbar unmotiviert, auf.

In der genannten Figur wurde zunächst von + bis – durch einen Nadelstich sensorielle Unlust erzeugt. Dabei findet eine Senkung beider Volumkurven, des Armes und des Ohres, statt. Bei *L* lacht die Versuchsperson jedesmal auf. Am deutlichsten ist hierbei oder, richtiger gesagt, im Anschluß hieran der Anstieg der Ohrkurve. Deutliche Veränderungen der Blutdruckkurve und des Armplethysmogrammes, die unmittelbar von dem Affekt und nicht vom Lachen herrührten, sind nicht wahrzunehmen. Deshalb ist auch der Anstieg des Ohrplethysmogrammes wahrscheinlich im wesentlichen durch die .forcierte Exspiration und die Tätigkeit der Bauchpresse bedingt.

Wenn auch in dem vorliegenden Falle ein mäßiger Grad von Gefäßparese besteht, so ist doch auch unter normalen Verhältnissen das Lachen oft von einer intensiven Rötung des Gesichtes begleitet, welche in der beschriebenen Weise mechanisch zu deuten ist.

Was das Verhalten von Pulsfrequenz, Pulshöhe und Atmung bei Lustgefühlen anbetrifft, so herrscht wohl die größte Übereinstimmung in der Literatur in Betreff der Pulshöhe. Fast alle Autoren beobachten unter dem Einfluß der Lust eine Zunahme der Pulshöhe. Die Pulslänge verhält sich bei sensorieller Lust nach Gent verschieden, am Schluß der Reizphase findet Gent meistens Pulsverkürzung. Im übrigen gibt er an, daß zwischen dem Anstieg des Volumens, der Pulserhöhung und der Pulsfrequenz keine konstanten Beziehungen bestehen; das Ansteigen des Volumens und die Zunahme der Pulshöhe können sich sowohl mit Pulsverlängerung als auch mit Pulsverkürzung verbinden. Die regelmäßige Pulsverlängerung, welche Brahm, Meumann und Zoneff beobachten, kann Gent nicht bestätigen. M. Kelchner findet bei lustbetonten Geschmacksreizen Pulsbeschleunigung, bei angenehm empfundenen Tönen und Farben Pulsverlangsamung. — Die Atmung ist nach Zoneff und Meumann beschleunigt, thorakal verflacht, abdominal meistens vertieft. Bei Geruchsreizen neigt die Atmung nach Gent zur Hebung des inspiratorischen Niveaus.

Unverständlich ist mir, daß Gent bei sensoriellen Lustreizen so regelmäßig Volumzunahme des Armes erhielt. Er teilt nur vier Versuche mit, weil die anderen Versuche nichts Neues darbieten. Unter diesen vier Versuchen kommt aber einmal nur das „Bestreben zur Geltung, ein Anschwellen des Armvolumens zu bewirken“, und in einem anderen Versuch tritt erst nach kurzer Senkung der Anstieg auf. Nach meinen Untersuchungen haben die sensoriellen Lustreize weitaus am häufigsten, ja fast regelmäßig, eine Volumsenkung zur Folge, und es ist anzunehmen, daß auch im alltäglichen Leben, sofern diese Reize das Individuum im Zustand der Ruhe treffen, eine Volumsenkung der äußeren Körperteile auftritt. Nur bei intellektuellen Lustgefühlen, die sich allmählich aus dem Vorstellungsablauf entwickeln oder an äußere Reize anknüpfen, ohne daß dabei die Aufmerksamkeit stärker konzentriert wird, dürfte ein Anstieg des Volumens der äußeren Körperteile ohne vorangehende Senkung stattfinden, wie dies in Fig. 43 zu sehen war.

Außer durch das Verhalten der Vasokonstriktoren wird der Verlauf der Volumkurve natürlich bei Lustgefühlen ebenso, wie bei allen anderen psychischen Vorgängen, auch durch den Grad der Blutdrucksteigerung bestimmt. Steigt der Blutdruck unter dem Einfluß des Lustgefühls stark an, so liegen die Bedingungen für den Volumanstieg von dieser Seite günstiger, als wenn der Blutdruck nur wenig ansteigt. Das Verhalten des Blutdruckes ist aber ganz gewiß nicht von allgemein ausschlaggebender Bedeutung für das unterschiedliche Verhalten der Volumkurve bei Lust und Unlust. Denn die Blutdrucksteigerung ist bei der Lust wahrscheinlich im Durchschnitt geringer als bei der Unlust. Dies ist daraus zu entnehmen, daß bei der dauernden Steigerung des heiteren Affektes, wie wir eine solche im Krankheitsbild der Manie vor uns haben, der Blutdruck nicht so hochgradig und häufig erhöht gefunden wird, als wie bei melancholischen Kranken; nach Pilcz ist der Blutdruck bei der Manie sogar oft erniedrigt.

Ein durchgreifender qualitativer Unterschied zwischen den vasomotorischen Begleiterscheinungen lustbetonter Vorstellungen und Empfindungen einerseits und unlustbetonter Vorstellungen und Empfindungen andererseits besteht also nicht. Er läßt sich ebensowenig statuieren, wie es möglich ist, eine Wahrnehmung oder Vorstellung von ihrer Gefühlsbetonung praktisch, nicht nur rein theoretisch, zu trennen. So, wie die Kontraktion der peripheren Gefäße bei der Unlust mit einer Hemmung des Vorstellungsablaufes einhergeht und wahrscheinlich auf die Konzentration der Aufmerksamkeit auf den unlustbetonten Bewußtseinsinhalt zu beziehen ist, so ist die Erweiterung der Gefäße bei der Lust wahrscheinlich dadurch bedingt, daß hier die Aufmerksamkeitskonzentration geringer ist oder sogar einer Beschleunigung und Zerstreuung des Vorstellungsablaufes den Platz räumt. Es kommt aber vor, daß sich die Aufmerksamkeit auch auf lustbetonte Erlebnisse stärker konzentriert, und alsdann sind auch hier die Bedingungen für die Vasokonstriktion gegeben. Das Lustgefühl ist also nicht untrennbar mit einer Gefäßerweiterung der äußeren Körperteile verbunden.

Das was wir bisher über die vasomotorischen Begleiterscheinungen der Bewußtseinsvorgänge erfahren haben, wirft ein allgemeineres Licht auf die Bedingungen der kortikalen Innervation des Herzens und des Gefäßsystemes. Die durch die verstärkte Herztätigkeit bedingte Blutdrucksteigerung ist unter normalen und nochmehr unter pathologischen Verhältnissen eine viel konstantere Begleiterscheinung der Bewußtseinsvorgänge als die zu Volumverminderung führende Kontraktion der Gefäße; wie wir noch im folgenden Abschnitt an zahlreichen Beispielen sehen werden, ist unter pathologischen Bedingungen die Innervation der Gefäße oft bereits deutlich gestört, wo die Innervation des Herzens noch intakt erscheint. Die Innervation des Herzens tritt also regelmäßiger auf und ist Schädlichkeiten gegenüber widerstandsfähiger, als die Innervation der Gefäße. Wie ferner insbesondere aus dem gegensätzlichen Verhalten der Gefäßinnervation bei Lust und Unlust hervorgeht, muß der Vorstellungsablauf anscheinend eine gewisse Langsamkeit und Intensität haben, damit von den Bahnen, in denen er verläuft, hinreichend starke Innervationsimpulse auf die vasokonstriktorischen Bahnen übergehen und die Gefäße innervieren; die Gefäßkontraktion ist dementsprechend z. B. auch um so stärker, je intensiver die geistige Arbeit ist. Bildlich könnte man sich die Innervationsverhältnisse der Vasokonstriktoren etwa in der Weise veranschaulichen, daß die Wassertropfen von einem Dache schneller herabrinnen und eher unten ankommen, wenn sich mehrere Tropfen zu einer Wassermasse vereinigen. Es kommt also für die Innervation der Vasokonstriktoren weniger darauf an, daß die jeweiligen Bewußtseinsvorgänge möglichst viele Bahnen der Hirnrinde für sich in Anspruch nehmen, als vielmehr darauf, daß die Erregung der einzelnen Bahnen eine hinreichende Intensität erreicht. Demgegenüber ist für die kortikale Innervation des Herzens weniger die Intensität der Bewußtseinserlebnisse, sondern vor allem das Auftreten von Gefühlstönen und Affekten maßgebend, damit das Herz zu lebhafterer Tätigkeit veranlaßt wird und der Blutdruck ansteigt.

Wenn es nach dem Gesagten unter normalen Bedingungen bei den meisten psychischen Vorgängen zu einer Gefäßverengerung der äußeren Körperteile kommt, so ist hierbei natürlich eine Einschränkung notwendig. Es ist selbstverständlich nicht möglich, daß die im alltäglichen Leben sich abspielenden Bewußtseinsvorgänge mit Ausnahme von einigen, dann und wann auftretenden Lustgefühlen stets von der typischen Gefäßkontraktion begleitet sind. Denn angenommen z. B., die Lustgefühle wären in der Minderzahl, so müßten sich die Gefäße schließlich in einem dauernden Zustand maximaler Kontraktion befinden, was aber nicht zutrifft. Das Resultat, zu dem wir kamen, daß die meisten psychischen Vorgänge eine Gefäßverengerung zur Folge haben, bezieht sich vielmehr nur auf einen bestimmten Bewußtseinszustand. Wir untersuchten die einzelnen psychischen Vorgänge dann, wenn sich die Versuchsperson in einem Zustand möglichster Ruhe befand. Wenn dagegen ein Reiz der Wirkung eines anderen supraponiert wurde, dann gab es Abweichungen von der Regel. Wenn auf intellektuelle Unlust intellektuelle Lust folgte, kam es zu einer Blutdrucksenkung (Fig. 14), wenn ein angenehmer Geschmacksreiz auf einen unangenehmen Geschmacksreiz folgte, so stieg das Armvolumen an. Die gefundenen Gesetzmäßigkeiten haben also nur relative Gültigkeit und sind, wie alle Naturgesetze, an Bedingungen geknüpft. Im vorliegenden Falle war es Bedingung, daß sich die Versuchsperson im Zustand der sogenannten Ruhe befand. Sobald diese letztere Bedingung nicht erfüllt ist, dann gelten für die vasomotorischen Begleiterscheinungen der Bewußtseinserlebnisse wahrscheinlich folgende zwei Gesetze von allgemeinerer Gültigkeit:

1. Der gesteigerten Konzentration der Aufmerksamkeit entspricht eine verstärkte, der verminderten eine verminderte Innervation der Vasokonstriktoren.
2. Der gesteigerten affektiven Erregung entspricht eine verstärkte, der verminderten eine verminderte Tätigkeit des Herzens.

Unter dem Einfluß der wechselnden täglichen Bewußtseinserlebnisse findet so ein fortwährender Wechsel des Gefäßtonus und der Herztätigkeit statt. In diesem Sinne unterscheiden sich die psychischen Vorgänge weniger durch die Qualität, als vielmehr durch die Intensität der vasomotorischen und mancher anderen Begleiterscheinungen. Das gilt insbesondere auch für die Gefühle der Lust und Unlust. Wie aus den Tatsachen der Pathologie und aus dem Verhalten der Pulshöhe unter normalen Verhältnissen hervorgeht, ist der Blutdruck bei der Unlust im allgemeinen höher als bei der Lust. Desgleichen ist der Tonus der Gefäße der äußeren Körperteile bei der Unlust stärker, als bei der Lust. Nach den Untersuchungen von Zoneff und Meumann ist fernerhin auch die Atemgröße, d. h. das Quantum der ein- und ausgeatmeten Luft, bei der Unlust größer als bei der Lust.

7. Das Verhalten des Blutkreislaufes bei den einzelnen Krankheitsbildern und die Rückwirkung der Kreislaufveränderungen auf die Bewußtseinserlebnisse.

Die Kreislaufveränderungen, welche die einzelnen Psychosen und Neurosen begleiten, kann man von verschiedenen Gesichtspunkten aus untersuchen. Einmal kann man sie symptomatologisch vom psychologischen Standpunkt betrachten und untersuchen, wie weit das über das normale psychische Geschehen Gesagte auch für die Pathologie zutrifft. Hiernach wäre z. B. festzustellen, ob die krankhaft gesteigerte Unlust bei der Melancholie dieselben körperlichen Begleiterscheinungen wie das physiologische Unlustgefühl besitzt. Sodann wird man ferner auch die Ätiologie der verschiedenen Krankheitsbilder in Betracht ziehen müssen, die wir freilich nur bei wenigen Krankheiten sicher kennen. Da die psychologische Betrachtungsweise sicherer fundiert ist, so empfiehlt es sich, bei zweifelhafter Ätiologie diese Betrachtungsweise in den Vordergrund zu stellen und eventuell da, wo dieselbe Lücken in der Erklärung der Erscheinungen läßt, nach ätiologischen Momenten zu suchen.

Es scheint jedoch, daß zwischen dem psychischen Geschehen und seinen körperlichen, insbesondere den vasomotorischen, Begleiterscheinungen, noch ein engerer Zusammenhang besteht, als wir ihn im Bisherigen kennen gelernt haben. Bisher haben wir nur den Einfluß untersucht, den das psychische Geschehen auf den Blutkreislauf ausübt. Es ist aber nicht nur möglich, sondern sogar wahrscheinlich, daß die Kreislaufveränderungen auch eine bestimmte Bedeutung für den Ablauf der Bewußtseinserlebnisse haben. Mosso betrachtete den Blutzufluß zum Gehirn als eine zweckmäßige Erscheinung, welche der Funktion dieses Organes zugute kommt, und ähnlich hat auch E. Weber die psychisch bedingten Blutverschiebungen in teleologischem Sinne gedeutet; so nimmt Weber an, daß die vermehrte Blutfülle der Körperperipherie bei Lustgefühlen die Perzeption lustbetonter Reize begünstige.

Vielleicht hat aber die Funktion der normalen Kreislaufreaktion eine noch unmittelbarere Bedeutung für den regelrechten Ablauf des psychischen Geschehens. Die kortikale Innervation des Gefäßsystemes ist gewiß nicht ganz gleichgültig für den Stoffwechsel der Hirnrinde. Bei den psychophysiologischen Vorgängen in der Hirnrinde wird fortwährend aktuelle Energie frei, die sich in die körperlichen Begleiterscheinungen der psychischen Vorgänge umsetzt. Da das Gehirn auf diesen Energieverbrauch eingestellt ist, so ist es denkbar, daß eine Störung, welche die kortikale Innervation des Gefäßsystemes erleidet, auch auf den Stoffwechsel des Gehirnes zurückwirkt und unter Umständen eine Veränderung im Ablauf der psychophysiologischen Vorgänge zur Folge haben kann. Eine Störung der Innervation des Gefäßsystemes liegt nun bei der psychasthenischen Reaktionsweise vor; und zwar wird hier infolge der Innervationsparese der Vasokonstriktoren weniger Energie verbraucht als durch die normale Reaktion. Das Gehirn entlädt sich also bei der psychasthenischen Reaktionsweise eines geringeren Energiequantums als unter normalen Verhältnissen. Wird der in solcher Weise verminderte Energieverbrauch nicht anderweitig kompensiert, so wird die Folge davon sein, daß die freigewordene aktuelle Energie im Gehirn verbleibt und zu einer gesteigerten Erregung der Hirnrinde führt. In der Tat läßt das häufige Vorkommen der psychasthenischen Reaktionsweise bei psychischen Erregungszuständen einen solchen engeren Zusammenhang zwischen dem psychischen Geschehen und seinen vasomotorischen Begleiterscheinungen vermuten. Da die Beziehung zwischen kortikaler Gefäßparese und psychischer Erregung am reinsten unter der akuten Alkoholwirkung zur Anschauung kommt, so beginnen wir hiermit die Beschreibung der Befunde bei den einzelnen psychischen Störungen.

Um zuvor einen ungefähren Überblick über die Reaktionsweise bei den einzelnen Krankheitsbildern zu geben, sei noch die nachfolgende Tabelle vorangeschickt.

	Prozentsatz der psychasthenischen Reaktionen bei geistiger Arbeit[1]	Prozentsatz der 0- u. ?-Volumreaktionen bei geistiger Arbeit, Unlust und sensorieller Aufmerksamkeit	Zahl der Versuchspersonen	Gesamtzahl aller Reaktionen
Melancholie....	40	29	6	76
Manie.........	41	21	6	103
Hebephrenie ...	33	51	5	58
Katatonie	0[2]	38	9	63
Dem. paranoides	42	33	6	91
Dem. paralytica	69	22	10	141
Epilepsie	54	21	5	87
Imbezillität....	32	15	4	35

In der ersten Rubrik dieser Tabelle ist der Prozentsatz der psychasthenischen Reaktionen auf geistige Arbeit für jedes Krankheitsbild angegeben. Die Zahlen wurden in der Weise erhalten, daß ich ohne Rücksicht auf die Versuchspersonen alle Reaktionen, in denen sich ein zweifelloser Anstieg des Armvolumens bei geistiger Arbeit fand, bei jedem Krankheitsbild zusammenzählte und den Reaktionen mit zweifelhafter oder fehlender Volumreaktion oder mit Volumsenkung gegenüberstellte. In der zweiten Rubrik sind diejenigen Reaktionen auf geistige Arbeit, intellektuelle und sensorielle Unlust und sensorielle Aufmerksamkeit zusammengezählt, bei denen die Reaktion des Armvolumens ausblieb oder fraglich war; diese fehlenden und fraglichen Reaktionen wurden den Reaktionen mit zweifellosem Anstieg oder Abfall des Volumens gegenübergestellt. Bei fehlender Reaktion des Armplethysmogrammes mußte dann aber irgendeine andere Kurve eine Veränderung darbieten. Blieb an sämtlichen Kurven jede Veränderung aus, so wurde die betreffende Reaktion unberücksichtigt gelassen; letzteres kam am häufigsten bei der Katatonie vor. Hätte ich die fehlenden und fraglichen Reaktionen in Analogie zu der Rubrik der psychasthenischen Reaktionen nur bei geistiger Arbeit gezählt, so wären die Zahlen zu klein und zu sehr vom Zufall abhängig gewesen. Die Mitberücksichtigung der Reaktionen auf Unlust und sensorielle Aufmerksamkeit andererseits ist, wie ich mir wohl bewußt bin, insofern ungenau, als die verschiedenen psychischen Vorgänge bei den einzelnen Krankheiten in verschiedener Häufigkeit untersucht waren und die Reaktionsweise bei den einzelnen Kategorien psychischer Vorgänge eine verschiedene ist (siehe die Berechnungen auf Seite 78). — Um dem Leser ein Urteil zu ermöglichen, wieweit meine Versuchsergebnisse den Anspruch auf allgemeinere Gültigkeit erheben können, und wo Nachprüfungen noch am nötigsten sind, sind in den letzten zwei Rubriken der Tabelle die Zahlen der Versuchspersonen und die Gesamtzahlen aller Reaktionen, welche bei einem Krankheitsbild erhalten wurden, zusammengestellt.

Hinzu kommen noch 304 Reaktionen bei Neurasthenikern, Hysterischen, Traumatikern, Alkoholikern und anderen Krankheiten, ferner 212 Reaktionen bei Gesunden. Bei der Neurasthenie und Hysterie habe ich die Reaktionsweise deshalb nicht näher berechnet, weil diese Untersuchungen, ebenso wie die Untersuchungen bei Gesunden, zu einem Teil in die Anfangszeit fallen, als die Untersuchungstechnik noch eine unvollkommene war, insbesondere die Atmungsschreibung noch fehlte.

Im ganzen umfassen meine Untersuchungen 1170 Reaktionen bei etwa 100 Versuchspersonen.

[1] Bezieht sich nur auf das Arm-, nicht auf das Ohrplethysmogramm.
[2] Nur bei 3 Versuchspersonen untersucht.

a) *Intoxikationszustände (Alkoholismus).*

Bei vielen Menschen bewirkt schon der Genuß von wenig Alkohol eine lebhafte Rötung des Gesichtes. Diese Rötung ist nichts anderes,

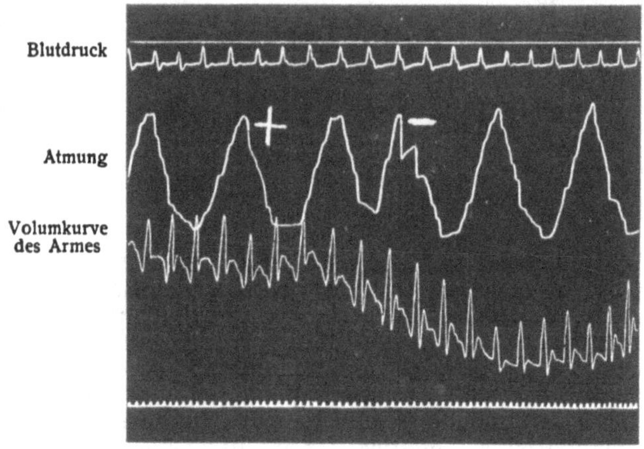

Fig. 54a. Versuchsperson A. D. am 6. I. 1914, 9$^3/_4$ Uhr abends. Von + bis – wird die Rechenaufgabe 4 × 26 richtig gelöst.

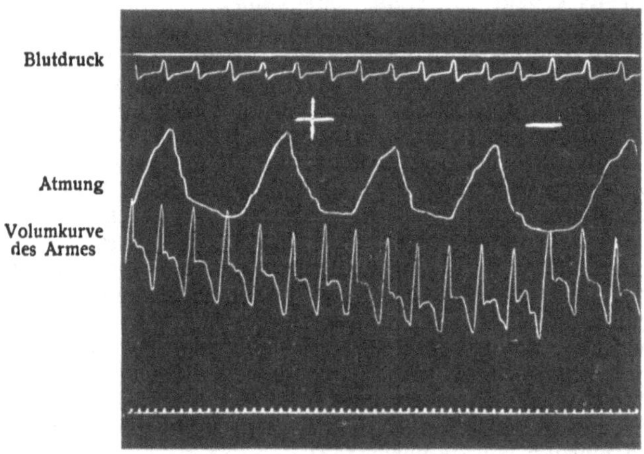

Fig. 54b. Dieselbe Versuchsperson um 1 Uhr nachts nach reichlichem Alkoholgenuß. Von + bis – wird die Rechenaufgabe 4 × 28 richtig gelöst.

als der Ausdruck einer Erweiterung der Hautgefäße, und zwar einer Gefäßparese in dem oben dargelegten Sinne. Die Fig. 54 und 55 sollen das veranschaulichen.

Versuchsperson in Fig. 54 ist der 23jährige gesunde Student der Philologie Adolf D. Fig. 54a wurde abends 9$^3/_4$ Uhr unmittelbar vor einem Trinkgelage aufgenommen, Fig. 54b um 1 Uhr nachts, als die

Versuchsperson stark unter der Wirkung des Alkohols stand. Sie hatte reichliche Mengen Bier und Kognak zu sich genommen und war in aufgeheiterter, übermütiger Stimmung. In Fig. 54a sieht man unter dem Einfluß der geistigen Arbeit eine deutliche Senkung des Armvolumens und, unter Mitberücksichtigung des vorangehenden, hier nicht reproduzierten Teiles der Blutdruckkurve, eine leichte Steigerung des Blutdruckes. In Fig. 54b ruft die geistige Arbeit weder am Plethysmogramm, noch an der Blutdruckkurve eine deutliche Veränderung hervor. Auffallend ist dabei die Veränderung der Pulshöhe; die Pulse der Volumkurve sind höher geworden. Die dikrote Welle hat dabei, was nach den sonstigen Erfahrungen eigentlich nicht der Fall sein sollte, an Deutlichkeit nicht zu-, sondern abgenommen.

Ein ganz analoges Bild gibt Fig. 55. Diese ist bei dem gleichen Trinkgelage aufgenommen, wie Fig. 54, und stammt von dem 21jährigen

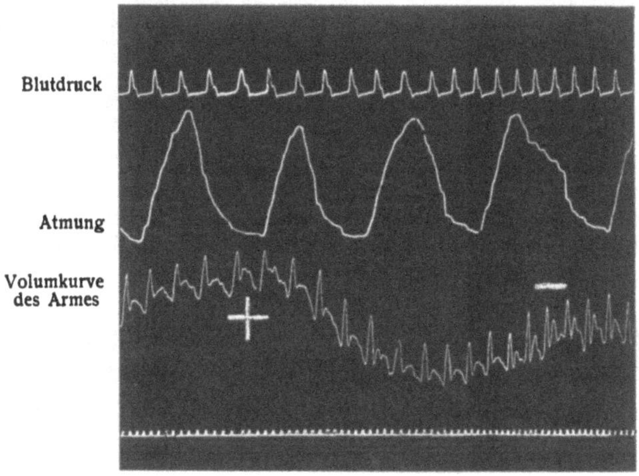

Fig. 55a. Versuchsperson E. K. am 6. I. 14, $9^1/_2$ Uhr abends. Von + bis – wird die Rechenaufgabe 6 × 23 richtig gelöst.

Studenten der Philologie Ernst K. Während Fig. 55a eine normale Reaktion auf geistige Arbeit darstellt, ist der Anstieg der Blutdruckkurve und die Senkung des Armvolumens in Fig. 55b, nachts um $2^3/_4$ Uhr, nur gering. Auch hier sind die Pulse beträchtlich höher geworden. Bezüglich der Dikrotie ist unter Berücksichtigung der Vergrößerung der gesamten Pulswelle gegenüber Fig. 55a wohl keine deutliche Veränderung wahrzunehmen; gegen Ende der Kurven, d. h. mit Beendigung der geistigen Arbeit, nimmt die Dikrotie jedesmal zu. Der Zufall wollte es, daß die letztbesprochene Versuchsperson Ernst K. im Gegensatz zu der Versuchsperson Adolf D. unter dem Einfluß des

Alkohols in heulendes Elend, also in die entgegengesetzte Stimmungslage, verfiel.

Außer der Veränderung der Pulshöhe ist ferner die Veränderung des Pulsdruckes und Blutdruckes in den genannten zwei Fällen von Interesse. Außer mehreren Reaktionen auf geistige Arbeit und wenigen Reaktionen auf sensorielle Unlust wurden in jeder Sitzung noch zwei

Blutdruck

Atmung

Volumkurve des Armes

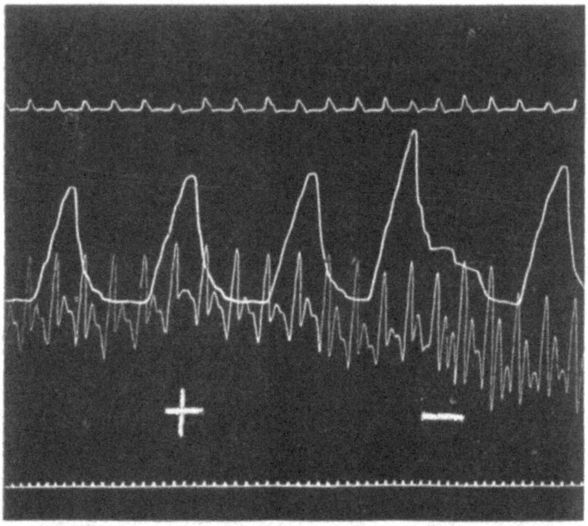

Fig. 55b. Dieselbe Versuchsperson um $2^3/_4$ Uhr nachts nach reichlichem Alkoholgenuß. Von + bis – wird die Rechenaufgabe 6 × 24 richtig gelöst.

bis drei Blutdruckkurven unter sinkendem Druck aufgenommen. Die arithmetischen Mittel der hierbei in mm Quecksilber erhaltenen Blutdruck- und Pulsdruckwerte sind in der folgenden Tabelle zusammengestellt.

	Zeit	Systol. Blutdruck	Diastol. Blutdruck	Pulsdruck
Versuchsperson Adolf D.	$9^3/_4$ h	172	103	69
	1 h	169	105	64
	$2^1/_2$ h	160	102	58
Versuchsperson Ernst K.	$9^1/_2$ h	168	99	69
	$2^3/_4$ h	152	100	52

Aus der Tabelle geht hervor, daß unter der Alkoholwirkung nur der systolische Blutdruck sinkt, während sich der diastolische Blutdruck ziemlich auf derselben Höhe hält. Bei der Versuchsperson Ernst K. ist die Erniedrigung des systolischen Blutdruckes stärker als bei der Versuchsperson Adolf D. Dies sieht man schon bei direkter Betrachtung der Blutdruckkurven: Die Höhe derjenigen Pulswelle, welche an der Blutdruckkurve unter sinkendem Manschettendruck die Stelle des diastolischen Blutdruckes bezeichnet, ist ein ungefähres Maß für die Höhe des Pulsdruckes. Jene Pulswelle nahm bei beiden Versuchspersonen unter dem Einfluß des Alkohols an Höhe ab, besonders stark bei der Versuchsperson Ernst K. Die Blutdruckkurve unter sinkendem Manschettendrucke erreichte bei dieser Versuchsperson um $2^3/_4$ Uhr nachts kaum eine größere Höhe, als wie sie den größten Pulsen der Blutdruckkurve in Fig. 55b zukommt. Dabei war die systolische Nebenwelle an den kleinen Pulswellen stärker ausgeprägt als vorher, ganz nach oben gerückt und öfters sogar mit dem Pulsgipfel verschmolzen. Die Blutdruckkurven der Versuchsperson Adolf D. waren um 1 Uhr nachts im Vergleich zu $9^3/_4$ Uhr abends noch nicht wesentlich verändert, um $2^1/_2$ Uhr waren sie beträchtlich niedriger. In Übereinstimmung hiermit nimmt denn auch nach der Tabelle der Pulsdruck am stärksten in der Zeit zwischen 1 und $2^1/_2$ Uhr ab. Die allgemeine Erfahrung, daß die Gefäße früher paretisch werden als das Herz, fand sich hier bestätigt.

Bemerkt sei noch, daß die Ermüdung nach einem mit gewöhnlicher Arbeit verbrachten Tage nicht imstande ist, so schwere Störungen in der Innervation des Gefäßsystemes auch in so vorgerückter Stunde hervorzurufen. Die Versuchsperson Adolf D. hatte nachmittags einen kleinen Spaziergang gemacht und allerdings schon ein Glas Bier getrunken. Die Versuchsperson Ernst K. hatte fast den ganzen Tag in einem belletristischen Buche gelesen.

In den beschriebenen zwei Beispielen hatte also der Alkoholgenuß neben den psychischen Veränderungen eine beträchtliche Innervationsstörung des Gefäßsystems zur Folge. Bei Reaktionen auf sensorielle Unlust war die Parese geringer als bei geistiger Arbeit, woraus hervorging, daß es sich in der Tat um die psychasthenische Reaktionsweise handelte. Wir werden nunmehr zu untersuchen haben, wie die Restitution dieser Veränderungen erfolgt.

Fig. 56a zeigt eine normale Reaktion des 24jährigen Dr. med. L. auf geistige Arbeit. Die Versuchsperson gab an, die vorangehende Nacht unruhig geschlafen zu haben, weil sie als diensthabender Arzt der Irrenanstalt in Anspruch genommen wurde. Am Abend des Tages, an welchem Fig. 56a aufgenommen ist, war ein Trinkgelage. Am folgenden Tage wurden um die Mittagszeit, also zu derselben Tageszeit, zu der auch die erste Sitzung stattfand, wiederum Versuche angestellt. Einen dieser letzteren Versuche zeigt Fig. 56b. Es ist ohne weiteres zrkennen, wie die Volumsenkung hier später einsetzt und geringer ist, als in Fig. 56a. Zudem ist Fig. 56b aus einer Reihe von Versuchen noch so ausgewählt, daß die Gefäßparese hier am wenigsten zum Ausdruck kommt; in den meisten anderen Versuchen steigt die Volumkurve an und sinkt auch nachträglich nicht ab. Bezüglich der Blutdruckkurve unter sinkendem Druck ist zu bemerken, daß ihre Höhe an den beiden Tagen nicht merklich differierte, daß nur am ersten Versuchstag, also vor dem Alkoholexzeß, die systolische Nebenwelle deutlicher hervortrat, bzw. unter der Nachwirkung des Alkohols undeutlicher war. Die Versuchsperson gab am zweiten Versuchstage, nach dem Alkoholexzeß, an, sich frischer zu fühlen, als am Tage vorher nach der unruhigen Nacht.

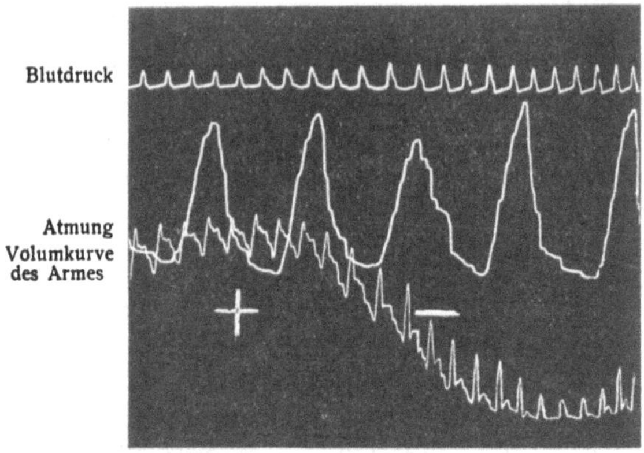

Fig. 56a. Versuchsperson Dr. L. am 21. I. 14, 12 Uhr mittags. Von + bis − wird die Rechenaufgabe 4 × 39 richtig gelöst.

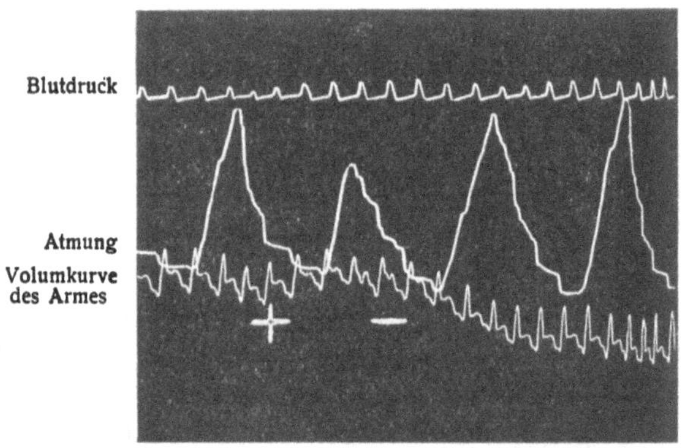

Fig. 56b. Dieselbe Versuchsperson tags darauf, $12^1/_2$ Uhr mittags, nach Alkoholexzeß am vorhergehenden Abend. Von + bis − wird die Rechenaufgabe 3 × 76 richtig gelöst.

Die Beobachtungen an den genannten drei Versuchspersonen lassen sich, wie folgt, zusammenfassen: Der einmalige Genuß von Alkohol führt zuerst zu einer kortikalen Parese der Vasokonstriktoren und alsdann weiterhin zu einer Innervationsparese des Herzens. Diese letztere äußert sich einerseits in einer mangelhaften Reaktion des Blutdruckes auf geistige Arbeit und andererseits in einer Herabsetzung des systolischen Blutdruckes und des Pulsdruckes. Die Restitution erfolgt in umgekehrter Reihenfolge, wie die Veränderungen auftraten; zuerst stellt sich die Herzinnervation wieder her und erst später die Innervation der Gefäße.

Zu ähnlichen Ergebnissen, wie ich, kommt auch Holzmann hinsichtlich des Blutdruckes, welchen er nach den Methoden von Strasburger und Reklinghausen bestimmte. Auch Holzmann beobachtete bei Alkoholberauschten eine Erniedrigung des systolischen Blutdruckes und Pulsdruckes, während der diastolische Druckwert kein einheitliches Verhalten darbot. Bei kleinen Mengen Alkohol, also in der Entwicklung des Rauschzustandes, fand Holzmann ferner in Übereinstimmung mit Kochmann gesteigerte Herztätigkeit, die sich in einer vorübergehenden Erhöhung des systolischen Blutdruckes und Pulsdruckes äußerte. Es entspricht dieses Stadium offenbar der Zeit, in welcher die Schädigung der Vasokonstriktoren platzgreift und für sie die Herzinnervation zunächst vikariierend eintritt.

Während beim akuten Alkoholrausch und nach Morgentaler auch beim Delirium tremens der Blutdruck erniedrigt ist, sind die Angaben über das Verhalten des Blutdruckes bei chronischen Alkoholisten weniger übereinstimmend. Morgentaler, welcher seine Messungen mit dem Manometer von Sahli anstellte, fand den Blutdruck bei chronischem Alkoholismus normal oder etwas tief. Raff, welcher tägliche Messungen bei chronischen Alkoholisten ausführte und den systolischen Blutdruck palpatorisch, den diastolischen oszillatorisch bestimmte, konstatierte dagegen bei der Aufnahme dieser Kranken ins Krankenhaus in der Regel Blutdruckerhöhung. Während der Zeit der Alkoholabstinenz sank der Blutdruck allmählich zu normalen Werten. Bemerkenswerter Weise betraf diese von Raff beobachtete Erhöhung und allmähliche Abnahme ebenfalls fast nur den systolischen Blutdruck, während der diastolische Blutdruck ungefähr konstant blieb. In seltenen Fällen beobachtete Raff zu Beginn der Abstinenzzeit einen Anstieg des systolischen Blutdruckes, der erst nach wenigen Tagen in Senkung überging.

Eine Kurve, deren beträchtliche Pulshöhe ebenfalls die Wirkung des Alkohols verraten dürfte, ist in Fig. 50 der Tafel IV von Mossos „Diagnostik des Pulses“ zu sehen; Mosso gibt an, daß dies die höchsten Pulse seien, die er je erhalten habe. Die Versuchsperson hatte bei dem vorangehenden Frühstück Marsalawein getrunken.

Der Einfluß des Alkohols auf den Blutdruck ist auch im Tierexperiment untersucht worden. Beynar unterscheidet auf Grund seiner Versuche an Hunden, wobei er sich der Hürthleschen Methode bediente, verschiedene Stadien der Alkoholwirkung nach intravenöser Injektion desselben. In einem ersten Stadium nimmt der Blutdruck und die Strömungsgeschwindigkeit des Blutes zu, und es kommt zu

Gehirnhyperämie. Im zweiten Stadium nimmt die Strömungsgeschwindigkeit in der Carotis ab, und es kommt zu leichter venöser Stauung und Gehirnanämie. In einem dritten Stadium endlich wird das Gehirn wieder hyperämisch infolge Abnahme des Gefäßtonus und der Herztätigkeit. Nach Mosso bewirkt Alkohol, wenn er in großen Dosen einem Hunde in den Magen eingeführt wird, zuerst eine Steigerung der Gehirntemperatur und dann eine Abnahme derselben.

Von Interesse ist nun die Frage nach dem engeren Zusammenhang zwischen den durch den Alkohol bedingten psychischen Veränderungen und den Innervationsstörungen des Gefäßsystemes.

Wie wir bereits ausführten, verbraucht das Gehirn im Zusammenhang mit den Bewußtseinserlebnissen einen Teil der sich umsetzenden Energie auf die Innervation des Gefäßsystemes. Wenn diese Energieentladung des Gehirnes nun ganz oder teilweise unterbunden wird, dann wird die Folge sein, daß sich die freiwerdende Energie im Gehirn ansammelt bzw. anderswo einen Ausweg sucht. In der Tat fände so das Bild der akuten Alkoholvergiftung und insbesondere auch des Alkoholdeliriums eine sehr anschauliche Erklärung: Der in den Körper aufgenommene Alkohol führt sehr bald zu einer Innervationsstörung der Vasokonstriktoren, und zwar ist diese Innervationsstörung nach unseren früheren Darlegungen, wie hier noch einmal betont sei, in der Hirnrinde und nicht etwa in der Peripherie lokalisiert. Die Energie nun, welche sich normalerweise durch die vasokonstriktorischen Nervenbahnen aus der Hirnrinde entlädt, wird infolge jener Innervationsstörung in der Hirnrinde teilweise zurückgehalten und kommt nunmehr, anstatt der Innervation der Gefäße, psychischen Funktionen zugute. Auf diese Weise führt der Alkohol zu einer gesteigerten Erregung der Hirnrinde und zu einer Beschleunigung des Vorstellungsablaufes. Die in der Hirnrinde sich ansammelnde Erregung sucht dann aber nach einem Ausweg durch andere Bahnen. Als solche kommen die motorischen Zentren in Betracht. So sehen wir bei Alkoholberauschten motorische Unruhe, Bewegungs- und Rededrang, auftreten. Wenn die Erregung immer stärker um sich greift, dann ergreift sie auch die Sinneszentren, und es treten Sinnestäuschungen hinzu. Der Tremor des Alkoholikers und Alkoholdeliranten ist ebenfalls ein Ausdruck der gesteigerten Erregung, in welcher sich die motorischen Zentren der Hirnrinde befinden.

Wenn es auch wegen des Tremors oft unmöglich ist, bei Deliranten mittels des Wasserplethysmographen auch nur einigermaßen brauchbare Kurven zu erhalten, so hatte ich doch Gelegenheit, einen Deliranten zu untersuchen, bei dem der Tremor, während das Delirium langsam abklang, fehlte. Das Liepmannsche Symptom war zur Zeit der Untersuchung noch positiv, d. h. der Druck auf die Augäpfel rief noch Gesichtstäuschungen hervor. Es darf nun nicht wundernehmen, daß die Kurven dieses Mannes, der nebenbei auch an Arteriosklerose litt, Zeichen von Gefäßspasmus darboten. Wie Seite 88 f. auseinandergesetzt wurde, kann nämlich die psychasthenische Reaktionsweise sehr wohl mit Gefäßspasmus verbunden sein. Denn wenn sich die Hirnrinde in einem Zustande allgemeiner Erregung befindet, dann sucht die Erregung ihren Ausweg durch die noch funktionierenden vasokonstriktorischen Bahnen, und das Gefäßsystem kann sich trotz der Gefäßparese, die bei einzelnen psychischen Vorgängen zutage tritt, gleichwohl in einem dauernden Zustande der Hypertonie oder des Spasmus befinden, weil eben die intakten Bahnen stärker als normal innerviert werden.

Außer der Innervation des Gefäßsystemes schädigt der Alkohol natürlich auch diejenigen Bahnen der Hirnrinde, welche das eigentliche Substrat der Bewußtseinsvorgänge darstellen, und ruft so Lähmungs- bzw. Ermüdungserscheinungen auf psychischem Gebiet hervor. Diese letztere Wirkung des Alkohols tritt bei der akuten Alkoholvergiftung und dem Alkoholdelirium hinter der erregenden Wirkung des Alkohols zunächst zurück. Schließlich geht aber auch hier die Erregung in Ermüdung über und führt zu dem Schlaf, der sich an jene Zustände anschließt. So wie die Ermüdung derjenigen Nervenbahnen, welche den Bewußtseinserlebnissen unmittelbar dienen, erst später hervortritt und sich diese Bahnen dem Alkohol gegenüber widerstandsfähiger erweisen, als die Innervation des Gefäßsystemes, so erholen sie sich auch früher, und die Ermüdung wird von der Schädigung der Gefäßinnervation überdauert. Letzteres zeigte Fig. 56, wo am Tage nach einem Alkoholexzeß noch eine deutliche Schwäche der Vasokonstriktoren nachzuweisen war und die Versuchsperson gleichwohl angab, sich frischer und tatkräftiger zu fühlen als am Tage vorher. Auch ich glaube an mir beobachtet zu haben, daß ich mich mitunter nach einem fröhlich verlebten Abend trotz kurzen Schlafes am folgenden Tage nicht ermattet, sondern eher tatkräftiger als sonst fühle, und es mag dies auf die stimulierende Wirkung der noch vorhandenen Innervationsstörung des Gefäßsystemes zurückzuführen sein. Daß die Funktionsstörung der Vasokonstriktoren durchaus nicht mit subjektivem Unbehagen einhergehen muß, wird durch das Verhalten während des Alkoholrausches und auch sonst bei vielen Krankheitsbildern bestätigt. Andererseits möchte ich es aber vielleicht für möglich halten, daß die subjektiven Erscheinungen des Katzenjammers, den man nach einem Trinkgelage verspürt, zum Teil auf einer besonders s c h w e r e n Innervationsstörung des Gefäßsystemes und namentlich des H e r z e n s beruhen. Falls es im Hinblick auf die Ausführungen, die wir noch weiter unten geben werden, richtig sein sollte, daß eine schwere Innervationsstörung des Herzens unter bestimmten Verhältnissen Unlustgefühle auszulösen vermag, dann könnte man in diesem Sinne eventuell auch das verschiedene Verhalten der Versuchspersonen in Fig. 54 und 55 erklären. Die eine dieser Versuchspersonen wurde, wie erinnerlich, durch den Alkoholrausch in heitere, übermütige Stimmung versetzt, während über die andere das heulende Elend kam. Bei der letzteren war eine stärkere Erniedrigung des systolischen Blutdruckes und somit eine schwerere Störung der Herzinnervation nachzuweisen als bei der ersteren.

Während durch einen einmaligen Rauschzustand die vasokonstriktorischen Bahnen der Hirnrinde nur vorübergehend geschädigt werden, scheinen sie bei chronischem Alkoholismus der Degeneration anheimzufallen. Bei chronischem Alkoholismus findet sich mitunter die psychasthenische Reaktionsweise, ohne daß die Pulsform wesentlich von der Norm abweicht. Bei mehreren „normalen" Individuen, die wider Erwarten die psychasthenische Reaktion darboten, stellte sich bei genauerem Nachforschen heraus, daß sie dem Alkohol frönten. Die Versuchsperson Alexander B., welche ebenfalls Alkoholiker war, litt an ausgesprochenem Gefäßspasmus.

Daß chronische Alkoholisten mit psychasthenischer Reaktionsweise keine deutlichen psychischen Störungen darbieten müssen, ist insofern zu verstehen, als sich das Gehirn offenbar allmählich an die mangelhafte Funktion der Vasokonstriktoren gewöhnen kann; es scheint auch, daß die Innervation des Herzens vikariierend für die Vasokonstriktoren eintreten kann, wie ich daraus zu entnehmen glaube, daß die Steigerung des Blutdruckes bei der psychasthenischen Reaktion oft eine stärkere ist als unter normalen Verhältnissen.

Die Vasokonstriktoren sind nicht nur gegen Alkohol sehr empfindlich, sondern gegen zahlreiche andere Gifte, die im Blute kreisen. So führen die Toxine, welche bei fieberhaften und infektiösen Erkrankungen des Organismus auftreten, zu einer mehr oder weniger hochgradigen Parese der Vasokonstriktoren; diese äußert sich direkt teils in einer Rötung der Haut, teils am Puls in dem deutlicheren Hervortreten der dikroten Welle. Als Zeichen der Gefäßerschlaffung und geringeren Abhängigkeit des Gefäßsystemes von der Hirnrinde können am Plethysmogramm auch die Respirationswellen stärker Hervortreten, wie dies eine von Mosso[1] veröffentlichte Kurve zeigt, die im Schweißstadium der Malaria aufgenommen ist. Wenn die fieberhaften Erkrankungen wider Erwarten nur relativ selten von stärkeren Erregungszuständen begleitet sind, so beruht dies vielleicht bis zu einem gewissen Grade

[1] Mosso, Diagnostik des Pulses.

darauf, daß sie oft mit körperlichem Schmerz einhergehen, und daß das Gefäßsystem unter pathologischen Bedingungen auf sensorielle Unlust noch mit am besten reagiert. Ähnlich wie das psychische Bild des Alkoholdeliriums sind wahrscheinlich auch andere deliriöse Zustände zu erklären, die man zum Teil unter den Krankheitsbegriff der Amentia subsumiert, und die auf dem Boden der Infektion oder Intoxikation entstehen. Für das Verständnis der Abstinenzdelirien ist zu beachten, daß diejenigen Nervenbahnen, welche das unmittelbare Substrat der Bewußtseinsvorgänge darstellen, sich von Schädigungen früher erholen, als die das Gefäßsystem innervierenden Bahnen; infolgedessen besteht alsdann die Neigung, daß sich die Energieerzeugung in der Hirnrinde steigert, ohne daß die Energieentladung gleichen Schritt hält.

b) Manisch-depressives Irresein.

Ebenso, wie G. Saiz, beobachtete auch ich am Plethysmogramm manischer und deprimierter Kranken ein besonders starkes Hervortreten der Respirationsoszillationen. Bei keinem anderen Krankheitsbild kommen mit solcher Häufigkeit und Deutlichkeit Respirationsschwankungen in der Kurve des sogenannten Ruhezustandes vor, wie gerade bei Manisch-Depressiven. Andererseits soll aber damit nicht gesagt sein, daß sich bei Manisch-Depressiven stets dieses Symptom vorfindet; die Respirationsschwankungen können vielmehr auch nur wenig ausgebildet sein oder sogar fehlen. Die Ursachen und die Bedingungen, welche für das Auftreten und Fehlen der Respirationsoszillationen hier maßgebend sind, werden wir an der Hand der nachfolgenden Kurven zu analysieren versuchen.

Fig. 57 stammt von derselben Versuchsperson Anton G. wie Fig. 27. Es handelt sich also, wie dort bereits beschrieben, um einen 52jährigen Melancholiker, der vor neun bis zehn Jahren schon einen ersten Anfall von Melancholie überstanden hat.

Fig. 57a ist am 12. April 1913, also 15 Tage nach Fig. 27, aufgenommen. Die Melancholie, die vor etwa 4 Wochen begann, ist jetzt voll ausgebildet. Der Kranke erhält zur Zeit dreimal täglich 25 Tropfen Opiumtinktur. Unter dem Einfluß der sensoriellen Unlust, des Chiningeschmackes, steigt in Fig. 57a der Blutdruck an, das Armplethysmogramm mit seinen außerordentlich kleinen Pulsen befindet sich von vorher noch kurze Zeit weiter im Anstieg, und sinkt dann langsam ab. Der Vollständigkeit halber sei bemerkt, daß vor Beginn dieses Versuches gemeldet worden war, daß Besuch für die Versuchsperson da sei, worüber sie sich anscheinend etwas freute.

Fig. 57b ist am 10. Juni aufgenommen. Die Melancholie ist seit mehreren Tagen abgelaufen; Patient befindet sich in der Rekonvaleszenz und hat vollkommene Krankheitseinsicht. Zeichen eines Umschlages in heitere Stimmung sind nicht vorhanden. — Die Pulse des Armplethysmogrammes besitzen jetzt ungefähr normale Höhe. Sehr auffällig sind die nunmehr stark hervortretenden Respirationsschwankungen. Die Pulszacken der Blutdruckkurve sind jetzt ebenso, wie am 12. April, abgestumpft, aber mit dem Unterschied, daß nun die systolische Nebenwelle deutlich sichtbar ist, während sie früher anscheinend mit dem Gipfel der Pulswelle verschmolzen war. Bei dem +-Zeichen in Fig. 57b wurde zu der Versuchsperson gesagt, es sei doch schön, daß sie wieder gesund sei; es gebe jetzt ganz gewiß keinen Rückfall mehr. Unter dem Einfluß dieser intellektuellen Lust steigt sowohl der Blutdruck wie auch das Armplethysmogramm an.

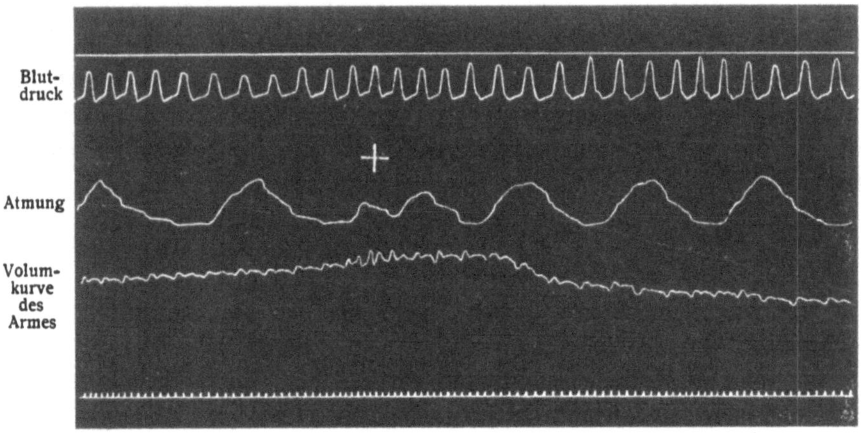

Fig. 57a. Reaktion eines Melancholikers (A. G.) auf sensorielle Unlust. Bei + Chininlösung auf die Zunge. Aufgezeichnet 12. IV. 13.

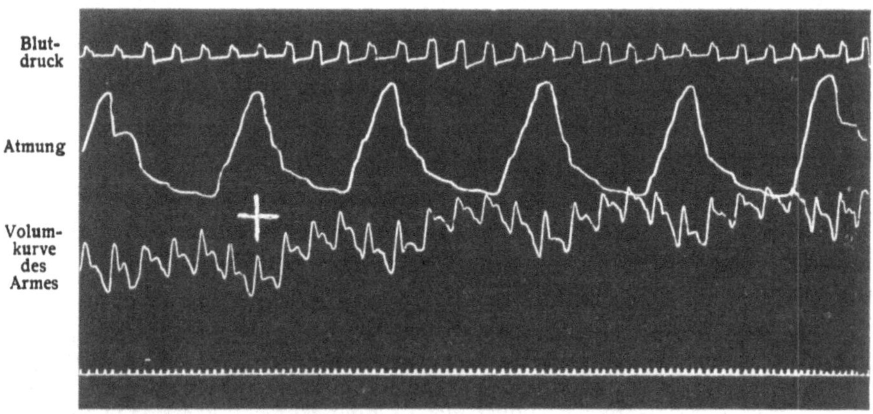

Fig. 57b. Dieselbe Versuchsperson wie Fig. 57a in der Rekonvaleszenz. Bei + Reaktion auf intellektuelle Lust. Aufgezeichnet 10. VI. 13.

Es fragt sich, wie die beiden Kurvenbilder in Fig. 57a und b zu deuten sind. Das Plethysmogramm in Fig. 57a bietet das ausgesprochenste Bild des Gefäßspasmas dar; das geht sowohl aus der Art der Reaktionsweise, der langsamen Senkung des Armvolumens, hervor, wie auch aus der sehr niedrigen Pulshöhe, die noch geringer ist als 5 Tage vorher in Fig. 27. Der Pulsdruck ist dabei durchaus nicht klein, er beträgt etwa 50 mm Quecksilber. Die Blutdruck- und Volumkurve der Fig. 57b lassen ebenfalls auf vermehrte Spannung der Arterienwand schließen, insofern die systolische Nebenwelle sowohl an der Blutdruckkurve, wie auch an mehreren Pulsen des Plethysmogrammes hoch oben am Pulsgipfel sitzt. Die Hypertonie ist hier aber jedenfalls viel geringer als in Fig. 57a, wo es sich um das Bild eines Gefäßspasmus handelte.

Wenn man die Kurven unter rein psychologischen Gesichtspunkten betrachtet, so muß in Fig. 57a, abgesehen von der experimentell erzeugten sensoriellen Unlust, die schwere intellektuelle Unlust, die traurige Verstimmung des Melancholikers, zum Ausdruck kommen. Normalerweise ist die intellektuelle Unlust von einer Blutdrucksteigerung und einer Kontraktion der Gefäße der äußeren Körperteile begleitet. Die Blutdrucksteigerung kann, da die kontinuierliche Blutdruckkurve keine absoluten Werte angibt, in der Figur nicht unmittelbar hervortreten. Anders ist es mit der Kontraktion der Gefäße. Der in Fig. 57a konstatierte Gefäßspasmus ist eine Dauerkontraktion der Gefäßmuskulatur, die sehr wohl durch die intellektuelle Unlust bedingt sein kann.

Größere Schwierigkeiten bereitet die Deutung der Fig. 57b, in welcher am auffallendsten die starken Respirationsoszillationen sind. Die psychischen Krankheitssymptome sind hier bereits abgelaufen. Es handelt sich also offenbar um die Residuen des unbekannten Krankheitsprozesses, welcher dem manisch-depressiven Irresein zugrunde liegt.

Bei genauerer Betrachtung sind die Respirationsschwankungen allerdings auch an der Blutdruckkurve der Fig. 57a zu erkennen, und sind hier wohl etwas deutlicher, als es bei einer normalen Versuchsperson mit psychischem Gleichgewicht der Fall sein sollte. Vielleicht ist es möglich, daß sie am Plethysmogramm der letztgenannten Abbildung infolge des hochgradigen Gefäßspasmus nicht zum Ausdruck kommen konnten. —

Das Beispiel einer hypomanischen Kranken, bei welcher der Gefäßspasmus nicht so hochgradig ist, wie bei dem Melancholischen, und bei der infolgedessen die Respirationsoszillationen am Plethysmogramm des Armes zum Ausdruck kommen konnten, ist in Fig. 58 zu sehen.

Es handelt sich hier um die 28jährige Frau Emilie Z., die sich schon einmal 1904 in Anstaltspflege befand. Manische Phasen wechselten bei ihr mit depressiven Phasen ab, in welch letzteren gelegentlich auch Suicidversuche vorkamen. Zurzeit ist die manische Phase, in welcher sich die Kranke neuerdings befand, nahezu abgeklungen. Sie spricht jetzt wenig, scheint auch in ihren Bewegungen etwas gehemmt. Dabei ist der Gesichtsausdruck fröhlich, und auf Befragen gibt sie an, heiterer Stimmung zu sein.

Das Armplethysmogramm der Fig. 58 bietet stark ausgeprägte Respirationsoszillationen dar, in deren Verlauf die einzelnen Pulse nicht immer leicht voneinander zu unterscheiden sind. Die Pulshöhe, die man wohl am zweckmäßigsten an den Bergen der Respirationswellen untersucht, ist ziemlich niedrig. Bei + wird intellektuelle Unlust erzeugt, indem die Versuchsperson an einen Ärger erinnert wurde, den sie durch eine Mitkranke hatte. Der Blutdruck reagiert hierauf mit einer ziemlich beträchtlichen Steigerung. Die Reaktion des Armplethysmogrammes ist wenig ausgiebig; ebenso wie die Blutdruckkurve zeigt es deutlich die Mayerschen Undulationen, von denen sich namentlich die letzte etwas stärker über das ursprüngliche Niveau erhebt.

Aus der im Vergleich zur Blutdrucksteigerung geringen Reaktion der Volumkurve ist auch hier, in Fig. 58, wieder zu entnehmen, daß sich die Armgefäße in spastischem Zustand befinden. Darauf deutet auch die niedrige Pulshöhe und die Beschaffenheit der systolischen Nebenwelle hin, welche an der Blutdruckkurve deutlich sichtbar ist und ziemlich hoch oben sitzt.[1]

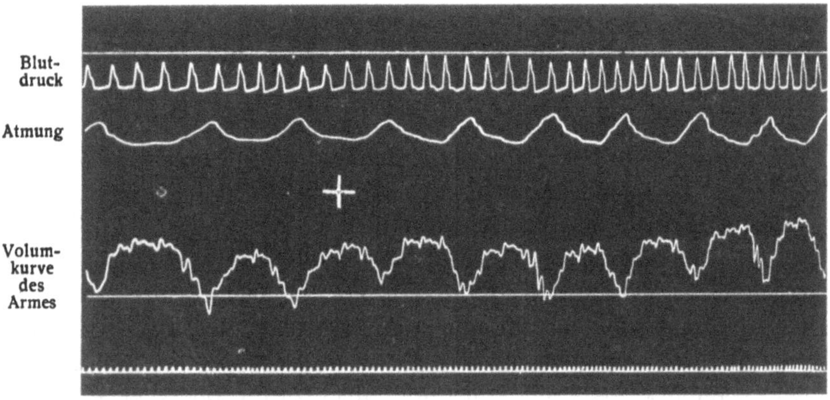

Fig. 58. Bei + Reaktion einer Hypomanischen (E. Z.) auf intellektuelle Unlust. Aufgezeichnet 1. V. 13. Verkleinert auf $^9/_{10}$ des Originals.

Den Gefäßspasmus könnte man hier ebenso, wie bei dem Melancholiker, durch das psychologische Zustandsbild erklären: In beiden Fällen befindet sich die Versuchsperson in einem Zustand krankhaft gesteigerter psychischer Erregung, im einen Falle in heiterer, im anderen Falle in trauriger Erregung, welche den Tonus der Gefäße erhöht. Unklar ist zunächst auch hier die Ursache für das Auftreten der Respirationsschwankungen.

Das Bemerkenswerte an den hier in Rede stehenden Respirationsoszillationen ist, daß sie mit Gefäßspasmus verbunden sind. Das Auftreten von Respirationsoszillationen in paretischen Pulskurven glaubten wir in Abschnitt 5, Seite 99 f., mit der größeren Selbständigkeit und Unabhängigkeit des Gefäßsystemes von der Hirnrinde erklären zu müssen. Denn wenn der tonische Einfluß der Hirnrinde auf das

[1] 16 Tage später (vgl. Fig. 9, die ebenfalls von dieser Kranken aufgenommen ist) sind Gefäßspasmus und Respirationsoszillationen verschwunden.

Gefäßsystem mehr und mehr fortfällt, wie es für die kortikale Parese des Gefäßsystemes zutrifft, dann kommen diejenigen Einflüsse stärker zur Geltung, welche ohne Mitwirkung der Hirnrinde auf das Gefäßsystem einwirken, und zu diesen Einflüssen gehört die Atmung. Diese Erklärung für die Respirationsoszillationen bei Angioparese ist aber auf die Respirationsoszillationen bei Gefäßspasmus nicht anwendbar. Der verstärkte Einfluß der Atmung auf angiospastische Kurven muß eine andere Ursache haben. Die Respirationsoszillationen des manisch-depressiven Irreseins sind vermutlich ihrem Ursprung nach identisch mit den Respirationsoszillationen, welche auch unter normalen Verhältnissen bei manchen Affekten auftreten. Wüßten wir die Gründe, weshalb sie in dem einen Falle auftreten, so wäre damit voraussichtlich auch die Erklärung für ihr Auftreten im anderen Falle gegeben; die Psychologie und Psychopathologie arbeiten hier an demselben Problem.

Das eigenartige Verhalten der vasomotorischen Kurven bei manisch-depressiven Kranken lenkt die Aufmerksamkeit auf eine Theorie, welche eine Zeitlang große Beachtung fand. Es ist dies die Theorie, nach welcher die Melancholie und besonders das diese Krankheit begleitende Symptom der Präkordialangst auf einer primären Störung der Herzinnervation beruhen soll.

Arndt unterzog im Jahre 1872 die verschiedenartigen Angstzustände bei Kranken und Gesunden einer Betrachtung und kam dabei zu dem weitgehenden Schlusse, daß er sagte: „Kurzum, es scheint keine Angst zu geben, ohne daß das Herz sie produzierte". Einen Beweis dafür, daß die Angst vom Herzen ausgehe, erblickte er namentlich in der Angst der Angina pectoris. Eine abnorme Erregung des Bewegungsapparates des Herzens, so meint Arndt weiterhin, könnte aber die Entstehung des Angstgefühles dennoch nicht allein erklären. „Denn sonst müßte jede vermehrte Herzaktion, jedes Herzklopfen, jede unregelmäßige Kontraktion desselben damit verbunden sein, was aber, wie die Erfahrung lehrt, keineswegs immer geschieht. Damit jenes Gefühl zustande kommen könne, müssen auch noch die Gefühlsnerven des Herzens in einem Zustande abnormer Erregbarkeit sich befinden und zur Vermittlung von Hyperalgien und Paralgien, unter Umständen sogar von Hyperalgesien und Paralgesien vorbereitet sein. — Das Angstgefühl würde demnach zu bezeichnen sein als der Ausdruck einer abnormen Herzbewegung, welche durch abnorm erregbare Gefühlsnerven empfunden und dem Bewußtsein übermittelt worden ist."

Anknüpfend an den eben erwähnten Vortrag von Arndt wies zwei Jahre später Noetel darauf hin, daß die abnorme Innervation des Herzens nicht immer Angstgefühle auslösen müsse. Das Herz klopft uns so gut vor Freude wie vor Angst; und auch die Erwartung, die Spannung, versetzt das Herz in eine von der Norm abweichende Tätigkeit, die dem Bewußtsein sehr wohl übermittelt wird, ohne daß es indes zu einer Angstempfindung käme. Desgleichen vermögen Herzfehler die Herzaktion beträchtlich zu verändern, ohne daß diese Kranken darum ängstlich wären. Noetel glaubt deshalb, daß die veränderte Herztätigkeit nicht die alleinige Ursache des Angstgefühles sein könne. Er meint, daß noch andere Faktoren, wie z. B. die veränderte Atmung, hinzukommen müssen, und daß sich diese anderen Faktoren gemeinsam in der Weise geltend machen, daß sie den Blutdruck verändern. Nach Noetel ist somit außer der veränderten Herzinnervation die Veränderung des Blutdruckes eine notwendige Bedingung für das Zustandekommen des melancholischen Angstanfalles.

Diese letztere Annahme Noetels ist nach unserem heutigen Wissen kaum aufrecht zu erhalten, weil das Lustgefühl und noch sonstige psychische Vorgänge in ganz ähnlicher Weise von einer Steigerung des Blutdruckes und einer Veränderung der Herzinnervation begleitet sind, wie die Angst.

Krafft-Ebing erörtert gleichfalls in seiner 1874 erschienenen Abhandlung über die Melancholie den Ursprung der Präkordialangst und stellt die Alternative zwischen zwei Möglichkeiten: Entweder sind die präkordialen Sensationen „der Ausdruck einer Erregung peripherer sensibler Nerven, deren Erregungszustand, zum Sitz des Bewußtseins fortgeleitet, dort Angst oder Lust erzeugt“, oder sie sind „gleich der Angst der Ausdruck einer zentralen Erregung gewisser, der Vermittlung von Gemeingefühlen dienenden Nervenbahnen, deren Erregung nach dem Gesetz der exzentrischen Erscheinung an das periphere Ende der Leitungsbahnen übertragen und dort lokalisiert wird.“ Krafft-Ebing entscheidet sich für die erstere Hypothese, nach welcher die „parästhetischen und paralgischen Sensationen als die Ursache der Präkordialangst zu betrachten“ sind. Als Ursache der präkordialen Sensationen nimmt er einen arteriellen Gefäßkrampf des Herzmuskels an, der entweder durch psychische Reize (schreckhafte Vorstellungen, Affekte) oder durch Irradiation von viszeralen Neuralgien auf das Herznervensystem ausgelöst werde; im letzteren Sinne will er das häufige Vorkommen der Präkordialangst bei viszeralen Neuralgien (Kardialgie, Kolik) erklären.

Wenn Krafft-Ebing aus der Blässe der Haut auf einen Gefäßkrampf des Herzmuskels schließen will, so ist dies heute nicht mehr ohne weiteres zulässig, weil wir aus den plethysmographischen Untersuchungen wissen, daß die äußeren Körperteile und die Eingeweide sich hinsichtlich ihrer Blutfülle verschieden verhalten.

Der Versuch, die Ursache der Präkordialangst und damit der Melancholie dort zu suchen, wo die Angst in der Regel lokalisiert wird, d. h. am Herzen, hat sicherlich manches für sich. Zum mindesten wäre diese Annahme, auch wenn sich ihre Richtigkeit noch nicht beweisen läßt, als Hypothese, wie ich glaube, imstande, manche Erscheinungen zu erklären, welche anderenfalls zurzeit nicht zu deuten sind. Am brauchbarsten scheint mir die Annahme Arndts zu sein, wonach sich die sensiblen Herznerven in einem Zustande abnormer Erregbarkeit befinden und in diesem Zustande dem Zentralorgan, dem Gehirn, schmerzhafte Empfindungen übermitteln sollen. Man könnte sich vorstellen, daß die sensiblen Herznerven bei der Melancholie neuralgisch oder neuritisch erkrankt seien, nur daß die durch sie ausgelösten Empfindungen alsdann nicht die Qualität des körperlichen Schmerzes, sondern die Qualität des Unlustgefühles besäßen. Da die Manie, aus dem Grade der Kreislaufveränderungen zu schließen, offenbar eine in bezug auf den Krankheitsprozeß leichtere Erkrankung darstellt, als die Melancholie, so müßte man annehmen, daß hier die Herznerven weniger erkrankt wären, daß es sich nur um eine leichtere Neuritis handelte. So, wie die Herznerven im Zustande der Hyperalgesie bei der Melancholie Unlustgefühle verursachen, so würden sie sich bei der Manie nur in einem Zustande von Hyperästhesie befinden und Lustgefühle erzeugen.[1] Untersuchen wir, inwiefern eine derartige Hypothese zur Erklärung unserer Kurven beizutragen vermag.

Wenn sich die Herznerven in einem Reizzustande, in einem Zustande gesteigerter Erregbarkeit, befinden, dann ist zu erwarten, daß das Herz und mit ihm auch das Gefäßzentrum empfindlicher und stärker auf alle diejenigen Einflüsse reagieren, denen das Herz schon normalerweise ausgesetzt ist. Zu diesen letzteren Einflüssen gehört aber die Atmung. Die Art und Weise, wie die Atmung normalerweise auf das Herz einwirkt, haben wir weiter oben erörtert. In den Kurven, die ich von Manisch-Depressiven besitze, verliefen, wie es auch unter normalen Bedingungen meistens der Fall ist, die Atmungsschwankungen des Plethysmogrammes gleichsinnig mit denjenigen des Blutdruckes. Die Atmung machte sich hier also in ganz analoger Weise, wie bei normalen Individuen, an den vasomotorischen Kurven bemerkbar, nur in viel stärkerem Grade.

Betrachten wir nochmals Fig. 57b, welche von dem Rekonvaleszenten aufgenommen ist, so würde man annehmen müssen, daß sich

---

[1] Aus der primären Gefühlsstörung müßte man alsdann die übrigen Symptome der Melancholie und Manie abzuleiten versuchen (vgl. hierzu meinen Vortrag „Über Alternation und Perseveration im psychischen Geschehen". Ref. Arch. für Psychiatrie u. Nervenkr. Bd. 52, Heft 2).

die sensiblen Herznerven hier zwar nicht mehr in einem stärkeren Reizzustande befinden, daß aber doch noch eine gewisse Überempfindlichkeit derselben zurückgeblieben war, wenn auch das psychische Verhalten keine deutlichen Abweichungen von der Norm mehr zeigte. Worauf die Hypertonie des Gefäßsystemes, auf welche noch der hohe Sitz der systolischen Nebenwelle in der genannten Figur hinweist, zurückzuführen ist, ist zunächst zweifelhaft. Entweder könnte man sie ebenso wie die Respirationsoszillationen auf jenen residuären Reizzustand der Herznerven beziehen. Oder es befindet sich vielleicht hier noch die gesamte Hirnrinde in leicht gesteigerter Erregung, wie denn nach schweren Krankheiten noch längere Zeit eine gewisse Erschöpfung und Reizbarkeit zurückzubleiben pflegt; in dem vorliegenden Falle war die psychasthenische Reaktionsweise auch noch stark ausgeprägt vorhanden.

Die psychasthenische Reaktionsweise ist bei dem manisch-depressiven Irresein wohl als Ermüdungssymptom aufzufassen, indem die Vasokonstriktoren infolge des chronischen Erregungszustandes der Hirnrinde stärker in Anspruch genommen werden und dabei versagen. Die zweifelhaften und fehlenden Volumreaktionen sind nach der Tabelle auf Seite 145 bei der Melancholie häufiger als bei der Manie. Dies hängt offenbar mit dem Grade des Gefäßspasmus zusammen, welcher bei der Melancholie im allgemeinen ausgesprochener ist, als bei der Manie. Im gleichen Sinne fanden sich auch die deutlich ausgeprägten Respirationsoszillationen häufiger bei Manischen vor, während sie bei Melancholischen durch den starken Gefäßspasmus eher unterdrückt werden. Die Mayerschen Undulationen des Plethysmogrammes verhielten sich bezüglich ihrer Deutlichkeit ungefähr entsprechend den Respirationsoszillationen. In zwei Fällen von Melancholie beobachtete ich, daß der Pulsdruck im Verlauf der Krankheit abnahm, was hauptsächlich auf einer Zunahme des diastolischen Blutdruckes beruhte. Bei dem Melancholiker in Fig. 57 war der diastolische Blutdruck noch während der Rekonvaleszenz erhöht.

Die Respirationsoszillationen könnten nach dem Gesagten an und für sich bei jedem Manischen und Melancholischen auftreten, sie werden nur oft durch den Gefäßspasmus unterdrückt. Die Stärke des Gefäßspasmus hängt nicht ausschließlich von dem Erregungsgrad der Hirnrinde ab, sondern auch von dem Zustande der Vasokonstriktoren. Ist die psychasthenische Reaktionsweise deutlich ausgeprägt und haben sehr zahlreiche Vasokonstriktoren ihre Funktion eingebüßt, so ist als Folge hiervon der Gefäßspasmus geringer, wie dies in Abschnitt 3 ausführlicher dargelegt wurde. Die Deutlichkeit der Respirationsoszillationen hängt also auch von dem Grade der psychasthenischen Reaktionsweise und wahrscheinlich noch von anderen individuellen Faktoren ab, die sich zurzeit noch nicht übersehen lassen. Am wenigsten zu erwarten sind die Respirationsoszillationen im Angstaffekt der Melancholie, wo man den Gefäßspasmus schon durch Betasten des Pulses feststellen kann. Eine Kurve, die in einem solchen Affekt aufgenommen ist, stellt Fig. 59 dar.

Es handelt sich hier um den 40jährigen Kranken Peter D., der schon seit über $1^1/_4$ Jahr deprimiert ist. Er leidet an schweren Selbstvorwürfen, unter anderem des Inhaltes, daß er seine Familie durch seine selbstverschuldete Krankheit ins Unglück gestürzt habe. Zurzeit bietet er das Bild der Verzweiflung dar, jammert und wirft sich in seinem Bett unruhig hin und her. Er versuchte sich schon unter der Bettdecke das Leben zu nehmen.

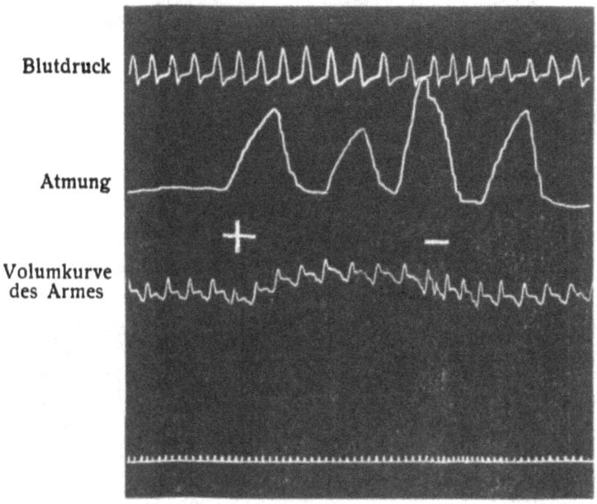

Fig. 59. Reaktion eines Melancholischen (P. D.) auf geistige Arbeit bei schwerem Angstaffekt. Von + bis – wird die Rechenaufgabe 3 × 15 richtig gelöst. (Aufgezeichnet 13. XI. 13, nachmittags 5 Uhr.)

Das Armplethysmogramm der Fig. 59 läßt deutlichen Gefäßspasmus erkennen; die Pulse sind trotz hohen Pulsdruckes niedrig, die Reaktion auf die geistige Arbeit ist gering. Atmungsschwankungen sind auch an der Blutdruckkurve nur undeutlich zu erkennen.

Die Respirationsoszillationen können auch bei manischen bzw. hypomanischen Kranken fast fehlen. Ein solches Kurvenbild ist in Fig. 60 enthalten.

Diese Figur ist von der 50jährigen Frau Christine N. aufgenommen. Dieselbe litt schon als Mädchen an periodischer Manie. Seit 1906 befindet sie sich mit Unterbrechungen in der Bonner Prov.-Heil- und Pflegeanstalt. Sie ist sehr gesprächig, dabei empfindlich gegen Widerspruch und hat oft Streit mit anderen Kranken und dem Pflegepersonal. Zurzeit hat sie freien Ausgang. Es handelt sich also auch hier, ebenso wie in Fig. 58, um ein hypomanisches Zustandsbild.

Im Plethysmogramm der Fig. 60 sind Respirationsschwankungen kaum wahrzunehmen. Die Pulsform weist auf Hypertonie hin. Die Reaktion auf sensorielle Unlust ist etwas unausgiebig.

Blut-
druck

Atmung

Volum-
kurve
des
Armes

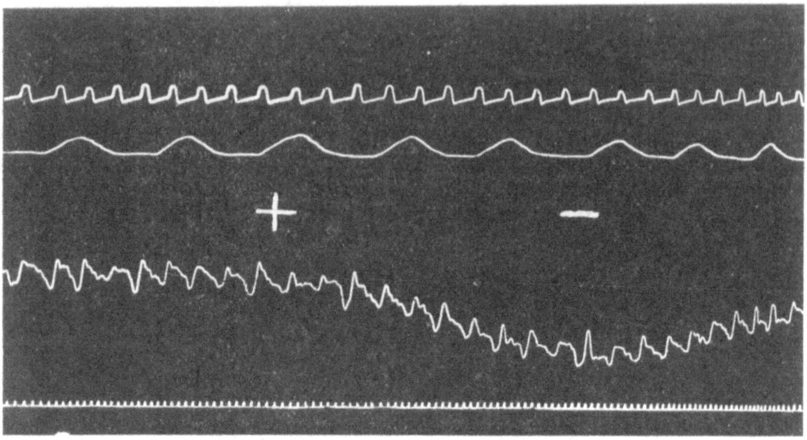

Fig. 60. Reaktion einer Hypomanischen (C. N.) auf sensorielle Unlust. Von + bis – Nadelstich in die Haut des Armes. (Aufgezeichnet 8. V. 13.)

Blut-
druck

Atmung

Volum-
kurve
des
Armes

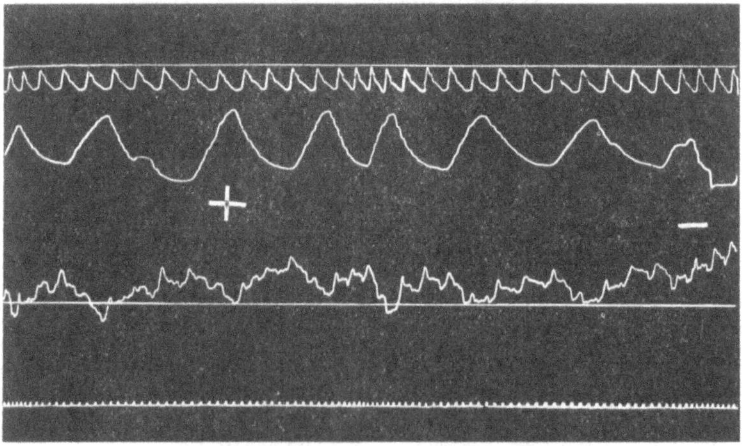

Fig. 61. Reaktion einer Hypomanischen (K. J.) auf sensorielle Erwartung. Bei + Aufforderung, auf eine herannahende Taschenuhr zu achten, bei – wird das Uhrticken gehört und „jetzt" gesagt. (Aufgezeichnet 18. IV. 13.)

Deutlich treten wiederum die Respirationsoszillationen in Fig. 61 hervor.

Als Versuchsperson diente hier die 32jährige, unverheiratete Katharina J., deren Krankheit vor etwa 11 Jahren begann. Zuerst war sie traurig verstimmt, hatte eine unglückliche Liebe. Später war sie fast dauernd manisch oder hypomanisch. Sie zeigte Ideenflucht, bei wechselnder motorischer Unruhe. Zurzeit ist ihre Aufmerksamkeit soweit zu fixieren, daß sie imstande ist, Handarbeit zu verrichten.

Fig. 61, die von dieser Kranken aufgenommen ist, bietet außer den Respirationsoszillationen wiederum das Bild des Gefäßspasmus dar, dessen Charakteristika schon mehrfach beschrieben wurden. Die Reaktion auf die sensorielle Erwartung ist auch an der Blutdruckkurve nur gering.

Das Beispiel einer depressiven Kranken mit stark hervortretenden Respirationsoszillationen lernten wir in Fig. 14 kennen.

Auffallend könnte es erscheinen, daß sich überhaupt bei manischen bzw. hypomanischen Kranken in ähnlicher Weise wie bei den melancholischen Kranken Zeichen von Gefäßspasmus vorfinden. Weil die intellektuelle Lust, namentlich die spontan auftretende, normalerweise mit einer Gefäßerweiterung der äußeren Körperteile einhergeht, so könnte man bei dem Krankheitsbilde der Manie einen paretischen Zustand des Gefäßsystemes erwarten. Da ich aus äußeren Gründen vorwiegend hypomanische Kranke zur Untersuchung heranzog, so ist es fraglich, ob die bei diesen erhobenen Befunde im allgemeinen auch für schwere manische Erregungszustände zutreffen. Bei einem stark erregten .Kranken, bei welchem es mir gelang, Bruchteile einer Kurve zu erhalten, lag, nach dem Pulsbild zu urteilen, ebenfalls Gefäßspasmus, vor. Bei einem anderen Kranken glaube ich dagegen eine Angioparese vor mir zu haben; ich lasse die Kurven dieses Kranken in Fig. 62 folgen.

Es ist der 41 jährige Michael W., der 1909 einen ersten manischen Erregungszustand durchmachte. Von November 1910 bis Januar 1911 war er wegen einer zweiten manischen Attacke in der Bonner Prov.-Heilanstalt und wurde vor seiner Genesung gegen ärztlichen Rat nach Hause geholt. Nachdem er sich dann zu Hause eine Zeitlang ganz geordnet verhalten haben soll, wurde er August 1912 wiederum in die Anstalt gebracht und bot nun ein Bild schwerer manischer Erregung mit starkem Rede- und Bewegungsdrang dar. Im November 1913, zu der Zeit, wo Fig. 62 aufgenommen ist — eine frühere Untersuchung fand im März statt, vgl. Fig. 30 —, trat allmählich Beruhigung ein, und am 19. Februar 1914 konnte er aus der Anstaltspflege entlassen werden. — An der Herzspitze findet sich ein leises systolisches Geräusch, und an den vasomotorischen Kurven ist zeitweise aussetzender Pulsschlag zu beobachten.

In der Sitzung vom 17. März, in welcher Fig. 30 aufgenommen ist, war durch die in manchen Kurvenabschnitten stark hervortretende dikrote Welle ein Hinweis auf eine leichte Gefäßparese gegeben. Nicht ganz sicher vermag ich Fig. 62 zu deuten. Unter dem Einfluß der geistigen Arbeit steigt hier der Blutdruck stark an und bleibt noch lange nach Beendigung der Arbeit erhöht. Das Armplethysmogramm nimmt einen mit den Blutdruckwellen gleichsinnigen Verlauf und erreicht bei dem auf die Arbeit folgenden Wellental ein etwas tieferes Niveau, als in dem vorangehenden Wellental. Als Ausdruck der Ideenflucht fiel schon unmittelbar die große Geschwindigkeit auf, mit welcher die Rechenaufgabe gelöst wurde. Die verkürzte Inspiration vor dem +-Zeichen entspricht dem Augenblick, wo die Versuchsperson angeredet wurde und aufmerkte. Nicht ganz einfach ist die Pulsform zu deuten. Das Kurvenstück der Fig. 62b, welches näher der Ruhelage der Schreibfeder aufgenommen und deshalb für die Beurteilung geeigneter ist, läßt vor allem eine starke Unregelmäßigkeit der Pulsform erkennen, welche an das Bild der Fig. 28b (Seite 93) erinnert. In dem vorliegenden Falle vermag ich jedoch nicht so sicher zu entscheiden, ob nicht auch Zitterbewegungen die Pulswelle entstellt haben.

Das Kurvenbild der Fig. 62 läßt sich also dahin charakterisieren, daß die Reaktion des Plethysmogrammes auf die geistige Arbeit nur gering ist, daß die Pulsform nicht sicher zu deuten ist, und daß Respirationsoszillationen auffallenderweise fehlen. Abgesehen von dem

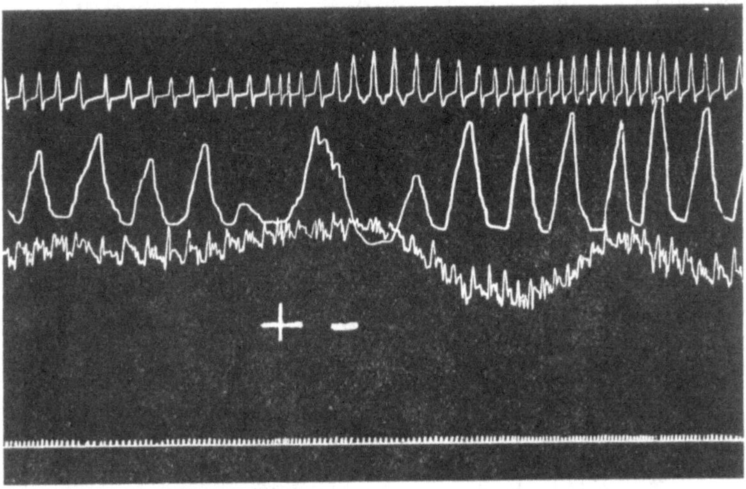

Fig. 62a. Reaktion eines Manischen (M. W.) auf geistige Arbeit. Von + bis – wird die Rechenaufgabe 6 × 48 richtig gelöst. (Aufgezeichnet 13. XI. 13.)

zuletzt erwähnten Kranken fanden sich bei zehn anderen Manischen und Melancholischen, die ich genauer untersuchte, durchweg sichere Zeichen von Spasmus oder Hypertonie der Gefäßmuskulatur.

Zu diesem Resultat bezüglich des Spannungszustandes der Arterienwand kam bereits Ziehen bei seinen sphygmographischen Untersuchungen an Geisteskranken. Pathologische Affekte rücken nach Ziehen die systolische Nebenwelle höher hinauf und vermindern etwas die Dikrotie, und zwar ist dies in gleicher Weise der Fall bei manischen und melancholischen Affekten. Greenlees gibt an, daß bei der akuten Manie und bei sonstigen psychischen Erregungszuständen der Puls dikrot sei, und daß, je mehr die Manie ins chronische Stadium übergehe, der Puls normale Beschaffenheit annehme. Die erstere Angabe könnte höchstens für den allerersten Beginn der manischen Erregung zutreffen, wo die Ideenflucht eben erst begonnen und sich der Gefäßspasmus noch nicht entwickelt hat. Die

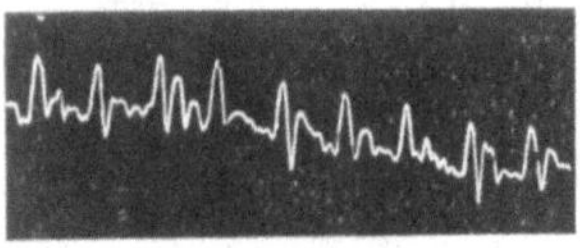

Fig. 62b. Armplethysmogramm von derselben Versuchsperson wie in a, in der Nähe der Ruhelage der Schreibfeder.

andere Angabe, daß sich die Pulsform im weiteren Verlauf der Manie wieder der Norm nähere, ist zweifellos falsch. Das von Greenlees in Fig. 3 seiner Arbeit abgebildete Sphygmogramm (chronische Manie) läßt ebenso wie Fig. 2 (akute Manie) aus der geringen Pulshöhe und den zahlreichen kleinen Wellen im katakroten Schenkel auf Gefäßspasmus schließen. Eine vermehrte Spannung der Arterienwand ist auch aus den von Greenlees veröffentlichten Sphygmogrammen der Melancholiker zu erkennen.

Ähnlich wie Greenlees glaubt auch Pilcz auf Grund seiner Untersuchungen bei zirkulären Psychosen, daß die Pulsform manche Unterschiede zwischen manischen und depressiven Phasen erkennen läßt, wenn er auch weit davon entfernt ist, von einem manischen und melancholischen Pulsbild sprechen zu wollen. Während im depressiven Stadium die Gefäßspannung erhöht und die Herzaktion vermindert sei, soll sich bei Exaltationszuständen gute Herztätigkeit bei Entspannung der peripheren Arterien vorfinden. Diese Angaben sind insofern unzutreffend, als Pilcz, ebenso wie Greenlees und andere Autoren, aus der Pulshöhe irrtümliche Schlüsse auf die Herztätigkeit zieht. Tatsächlich liegt die Sache so, daß die niedrige Pulshöhe des Melancholischen durch Gefäßspasmus bedingt ist, und daß das Herz bei Gefäßspasmus einen größeren Widerstand zu überwinden und eine größere Arbeit zu leisten hat als bei geringerem Kontraktionszustand der Gefäße. In der ersten Zeit der Melancholie und Manie kann die Pulshöhe normal (s. Fig. 32) oder eventuell sogar höher als normal sein, weil sich der Gefäßspasmus noch nicht ausgebildet hat. Alsdann ist auch der Blutdruck niedriger und folglich die vom Herzen geleistete Arbeit geringer, als bei der vollentwickelten Melancholie. Veränderungen des Blutdruckes bei Melancholischen teilte zuerst A. Cramer im Jahre 1892 mit. Er fand mit dem Baschschen Sphygmomanometer den Blutdruck bei Melancholischen gesteigert, und die Blutdrucksteigerung ging dem Grade der ängstlichen Verstimmung ungefähr parallel. Ähnliche Angaben machen Broadbent und Craig. Bei akuter Manie ist nach Broadbent und Craig der Blutdruck niedriger als normal. Letzteres gibt auch Pilcz an, doch beobachtete Pilcz die Blutdrucksenkung bei der Manie nicht so regelmäßig wie die Blutdrucksteigerung bei Depression, weil bei manischen Kranken der Stimmungswechsel sehr rasche Blutdruckschwankungen erzeuge. Dem gesteigerten Blutdruck entspricht nach Pilcz im allgemeinen niedrige Pulsfrequenz, niedrigem Blutdruck Pulsbeschleunigung; nur bei ängstlicher Erregung ist der Puls ebenfalls oft beschleunigt. Einmal beobachtete Pilcz schon 48 Stunden vor Einsetzen der Depression eine Steigerung des Blutdruckes.

Sehr sorgfältige Blutdruckmessungen bei Manisch-Depressiven und bei Dementia praecox-Kranken werden von Paul Weber mitgeteilt.

Weber bestimmte sowohl den systolischen Blutdruck wie auch den diastolischen und den Pulsdruck, wobei er sich der Methode v. Recklinghausens bediente. Bei deprimierten Kranken erhielt Weber im allgemeinen Werte, die über der Norm lagen oder zum Teil doch nahe der oberen Grenze; und zwar galt dies von allen drei Werten. Die Steigerung der Blutdruckwerte war bei den depressiven Kranken mit motorischer Unruhe noch beträchtlicher als bei den ruhigen. Auch die Pulsfrequenz ist nach Weber bei deprimierten Kranken erhöht. Bei manischen Kranken, und zwar besonders bei psychomotorisch erregten, kamen ebenfalls beträchtliche Steigerungen aller Werte vor, wenn sie auch nicht so hochgradig und häufig waren, wie bei den depressiven Kranken.

Erwähnt seien ferner noch die Untersuchungen von Bruce und Maine Alexander, welche ebenfalls im akuten Stadium der Melancholie den Blutdruck stark erhöht fanden, ferner von Morgentaler, welcher bei der Melancholie nicht immer Blutdrucksteigerung vorfand und zwischen manischen und deprimierten Zuständen keinen regelmäßigen Unterschied konstatieren konnte.

Als feststehend darf man wohl im Hinblick auf diese verschiedenen Literaturangaben die eine Tatsache betrachten, daß der Blutdruck bei der Melancholie oft, wenn auch nicht regelmäßig, gesteigert ist. Bei der Manie scheinen die Veränderungen des Blutdruckes im allgemeinen nur geringfügig zu sein oder zu fehlen. Ich bemerkte schon, daß bei dem hochgradig erregten manischen Kranken Michael W. in Fig. 30 die Mayerschen Undulationen so starke Schwankungen des Blutdruckes erkennen ließen, daß ein annähernd konstanter Wert des Blutdruckes überhaupt nicht existierte, eine derartige Möglichkeit wird man auch in anderen Fällen in Betracht ziehen müssen.

Anknüpfend an die obige Hypothese, betreffend den Ursprung des manisch-depressiven Irreseins, sei hier noch einiges über die normalen Begleiterscheinungen der Affekte bemerkt. Wenn die Hyperästhesie der sensibeln Herznerven bei der Manie positive Gefühlstöne und Affekte und ihre Hyperalgesie bei der Melancholie Unlustaffekte erzeugt, dann ist zu erwarten, daß bei normalem Zustande der Herznerven ein leichterer Reiz, der auf das Herz einwirkt, Lustgefühle auszulösen vermag, während ein intensiver Reiz Unlustgefühle hervorruft. In der Tat bedeuten die normalen Begleiterscheinungen der Lustgefühle im Durchschnitt eine geringere Steigerung der Herzarbeit als die der Unlustgefühle. Bei der Lust, wenigstens bei der intellektuellen Lust, kommt es oft zu einer Erweiterung der peripheren Gefäße, wodurch die Widerstände im Kreislauf geringer werden; bei der Unlust kontrahieren sich die Gefäße, und der Widerstand, den das Herz zu überwinden hat, wird größer. Bei der Unlust steigt ferner, nach den Tatsachen der Pathologie zu urteilen, der Blutdruck im allgemeinen stärker an, als bei der Lust. Die eben genannten Unterschiede zwischen den Begleiterscheinungen der Lust und Unlust lassen sich aber andererseits nicht regelmäßig konstatieren. Ein starkes Lustgefühl kann zweifellos von einer stärkeren Innervation und größeren Arbeitsleistung des Herzens begleitet sein, als ein schwaches Unlustgefühl. Die Arbeitsleistung des Herzens ist also, wenn man vielleicht von sehr intensiver Steigerung derselben absieht, normalerweise nicht imstande, die Qualität der Gefühle von sich aus zu bestimmen. Es wäre auch nicht richtig, die Gefühle im Sinne der Langeschen Theorie als Folgeerscheinung ihrer körperlichen Äußerungen zu betrachten; die Gefühle entstehen vielmehr normalerweise auf assoziativem Wege im Gehirn.

Aber es wäre doch möglich, daß die Reize, welche bei der Tätigkeit des Herzens auf die Herznerven einwirken, auch unter normalen Bedingungen einen gewissen Einfluß auf die Intensität der Gefühlstöne und Affekte ausüben. Wundt spricht von einer „Selbststeigerung" des Affektes und meint damit, daß die körperlichen Begleiterscheinungen der Affekte mit den zentralen Vorgängen Hand in Hand gehen und sich gegenseitig steigern. Wenn man diesen Begriff der Selbststeigerung des Affektes im vorliegenden Falle auf die veränderte Herztätigkeit und die Perzeption derselben durch die Gefühlsnerven des Herzens anwendet, so wird man also nach dem Gesagten der assoziativen Entstehung der Affekte zwar das Hauptgewicht beilegen müssen. Die Qualität der Gefühlstöne und Affekte wird assoziativ bestimmt. Die vom Herzen ausgelösten Sensationen dürften dagegen im Sinne des vorhandenen Affektes bald nach der lust-, bald nach der unlustbetonten Seite hin gedeutet werden und so vielleicht imstande sein, die Intensität des Affektes zu steigern.

c) *Dementia paralytica.*

Bei der Paralyse liegen im Vergleich zu anderen Psychosen die Bedingungen für eine Erklärung der Krankheitssymptome insofern günstiger, als wir es mit einer ätiologisch wohl charakterisierten Krankheit und einer anatomisch sicher nachweisbaren Veränderung der Hirnrinde zu tun haben. Es ist daher ohne weiteres verständlich, daß die kortikale Innervation des Gefäßsystemes, welche schon durch Gifte, die im Blute kreisen, wie z. B. durch den Alkohol, beträchtliche Störungen erleiden kann, durch einen Entzündungs- und Degenerationsprozeß der Hirnrinde, wie er der progressiven Paralyse zugrunde liegt, besonders schwer geschädigt wird. Die Tabelle auf Seite 145 läßt dementsprechend auch erkennen, daß die psychasthenische Reaktion bei der Paralyse in einem besonders großen Prozentsatz, nämlich in 69% der Reaktionen auf geistige Arbeit, zu beobachten war. Und zwar tritt die psychasthenische Reaktion bei der Paralyse schon sehr frühzeitig auf, wie das nachfolgende Beispiel lehren soll.

Fig. 63 ist die Reaktion eines 44jährigen Paralytikers, Ludwig W., dessen Krankheit sich erst vor kurzem bemerkbar machte. Der Kranke, ein Großkaufmann, fiel seiner Umgebung dadurch auf, daß er sein Geschäft gewaltig vergrößern wollte und zu diesem Zwecke hochfahrende Pläne machte. Sein sonstiges Verhalten ist zurzeit noch ziemlich geordnet; er ist euphorisch,

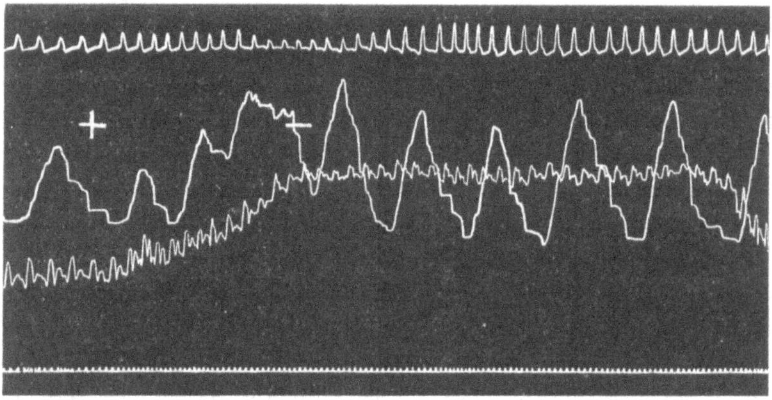

Fig. 63. Reaktion eines Paralytikers (L. W.) auf geistige Arbeit. Von + bis − wird die Rechenaufgabe 6 × 18 richtig gelöst. Starker Anstieg des diastolischen Blutdrucks. (Aufgezeichnet 30. XI. 13. Verkleinert auf $^9/_{10}$ des Originals.)

leicht ideenflüchtig und fühlt sich sehr glücklich. Die körperliche Untersuchung ergibt etwas träge Lichtreaktion der Pupillen, lebhafte Sehnenreflexe und leichte Sprachstörung. Die Wassermannsche Reaktion des Blutes und Liquors ist positiv, die Nonne-Apeltsche Reaktion ist gleichfalls positiv, der Zellgehalt der Spinalflüssigkeit ist vermehrt.

Unter dem Einfluß der geistigen Arbeit sieht man in Fig. 63 das Armplethysmogramm und zunächst auch die Blutdruckkurve ansteigen. In der Nähe der Antwort, bei dem —-Zeichen, zeigt die Blutdruckkurve dann eine Strecke weit eine starke Verkleinerung der Pulszacken. Diese Erscheinung, auf die wir bereits weiter oben eingegangen sind, ist dadurch bedingt, daß der diastolische Blutdruck stark ansteigt und den Manschettendruck übersteigt, so daß die Blutdruckkurve, die bis dahin die Eigenschaften der systolischen Blutdruckkurve hatte, nun plötzlich die Eigenschaften der diastolischen Blutdruckkurve annimmt. In dem vorliegenden Falle mag die unregelmäßige Atmung, bei der anscheinend etwas gepreßt wurde, zu der starken Steigerung des diastolischen Blutdruckes beigetragen haben. Nach der Antwort steigt die Blutdruckkurve wieder stark an und hält sich noch längere Zeit auf einem wesentlich höheren Niveau als vor Beginn der geistigen Arbeit. Das Armplethysmogramm bleibt ebenfalls oben und sinkt erst kurz vor Ende der Figur mit dem Blutdruck wieder ab. Die Atmung ist von der Antwort an gleichmäßig vertieft und hat auf den Abfall der Volumkurve keinen nachweisbaren Einfluß.

Eine ähnlich ausgesprochene psychasthenische Reaktion wie hier sahen wir bereits in Fig. 22, wo die Krankheit vor etwa einem Jahre begonnen haben soll. Dort kehrte die gleichzeitig aufgenommene Druckkurve der Spinalflüssigkeit früher zum ursprünglichen Niveau zurück, als das Plethysmogramm des Armes.

In den genannten zwei Abbildungen sind die Armgefäße ziemlich stark paretisch, wie aus der Höhe des Volumanstieges hervorgeht,

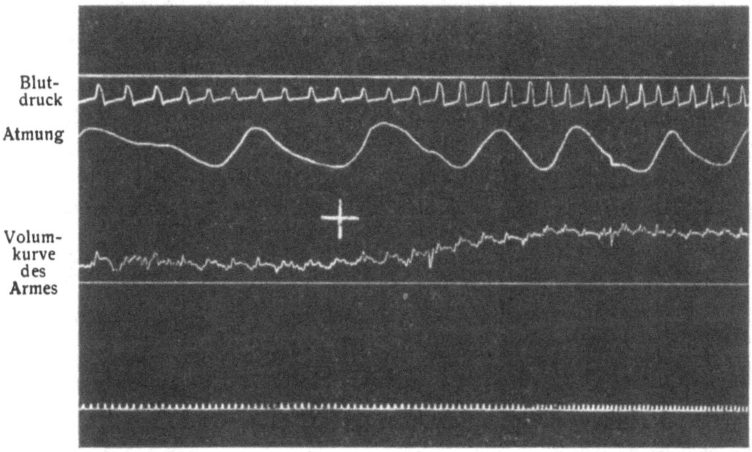

Fig. 64. Bei + Reaktion eines Paralytikers (A. A.) auf intellektuelle Lust. (Aufgezeichnet 6. V. 13.)

während die Innervation des Herzens nicht vermindert, in Fig. 63 mit der beträchtlichen und langdauernden Blutdrucksteigerung sogar eher verstärkt erscheint.

Wenn sich die Armgefäße in spastischem Zustande befinden, dann ist ihre passive Erweiterung weniger hochgradig. Ein Beispiel dafür ist Fig. 64.

Hier handelt es sich um einen 37jährigen Taboparalytiker, August A., dessen Krankheit sich vor etwa $1^1/_2$ Jahren zuerst bemerkbar machte. Die körperliche Untersuchung ergibt träge Lichtreaktion der Pupillen, Abschwächung der Sehnenreflexe, positive Wassermann-Reaktion in Blut und Liquor, sowie Sprachstörung. Auf psychischem Gebiet zeigen sich blödsinnige Größenideen, starke Intelligenz- und Merkfähigkeitsdefekte. Die Stimmung ist stumpf-enphorisch.

Bei dem +-Zeichen in Fig. 64 wurde dem Kranken mitgeteilt, daß seine Frau ihn besuchen komme; er war über diese Nachricht sichtlich erfreut und öffnete die Augen. Unter dem Einfluß der intellektuellen Lust steigt die Blutdruckkurve schnell und ziemlich stark an, die Volumkurve des Armes dagegen sehr allmählich und nicht sehr hoch. Das Armplethysmogramm fällt im Verlauf der ganzen Abbildung durch seine niedrige Pulsationshöhe und die zahlreichen kleinen wellenförmigen Schwankungen auf, welche freilich vielleicht auch durch Zitterbewegungen mithervorgerufen sind. Die niedrige Pulsationshöhe und die im Vergleich zum Blutdruck wenig ausgiebige Reaktionsweise der Armvolumkurve sind nur durch einen spastischen Zustand der Armgefäße zu erklären.

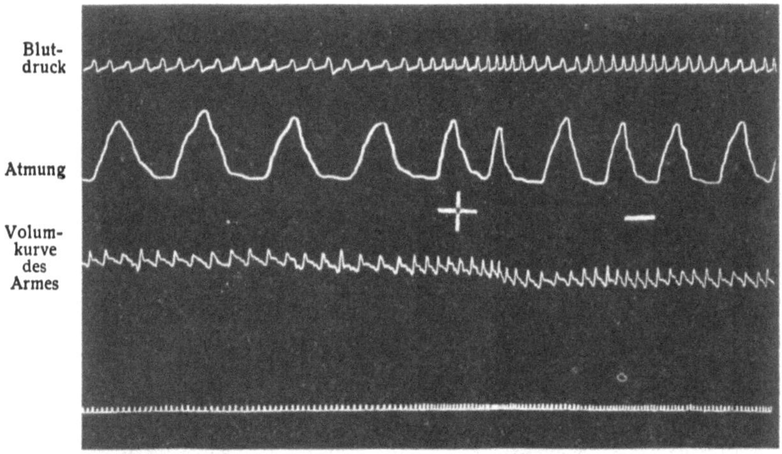

Fig. 65. Reaktion einer an Taboparalyse leidenden Kranken (M. G.) auf sensorielle Unlust. Von + bis – Nadelstich in die Haut des Vorderarmes. (Aufgezeichnet 12. V. 14, $4^1/_2$ Uhr nachmittags.)

Weiterhin sei hier noch eine Abbildung wiedergegeben, welche von einer 41 jährigen manisch erregten, taboparalytischen Frau, Margareta G., stammt.

Diese Kranke hat seit längerer Zeit lanzinierende Schmerzen in den Beinen. Da sie ihren Haushalt nicht mehr führen konnte, sich für sehr reich hielt und unsinnige Einkäufe machte, wurde sie Juli 1913 in Anstaltspflege überführt. Die Pupillen sind lichtstarr, die Patellarreflexe fehlen. Zurzeit bietet sie ein ausgesprochen manisches Zustandsbild dar, lacht, spricht viel und produziert dabei Größenideen von schnell wechselndem Inhalte.

In Fig. 65 sieht man bei + eine Reaktion dieser Kranken auf einen Nadelstich. Unter dem Einfluß der sensoriellen Unlust steigt der Blutdruck an, die Volumkurve des Armes zeigt eine geringe Senkung. Diese nur geringfügige Reaktion des Armplethysmogrammes, dazu seine niedrige Pulsationshöhe und die zahlreichen kleinen Wellen im katakroten Schenkel der Pulswelle lassen auf einen spastischen Zustand der Armgefäße schließen.

Was die Bedeutung des Gefäßspasmus anbetrifft, der in dieser und der vorhergehenden Abbildung zutage tritt, so ist derselbe nach unseren früheren Darlegungen ein Ausdruck der gesteigerten Erregung der gesamten Hirnrinde. Auch wenn sich die Vasokonstriktoren bei einzelnen psychischen Vorgängen, hauptsächlich bei geistiger Arbeit und intellektueller Unlust, paretisch erweisen, so ist es damit doch vereinbar, daß die noch funktionierenden Vasokonstriktoren dafür um so stärker innerviert werden. Denn die aktuelle Energie, welche in der Hirnrinde produziert wird, muß sich irgendwo nach außen hin entladen.

Umgekehrt könnte man aber auch die Dysfunktion, das Versagen einer größeren Anzahl von Vasokonstriktoren für die Ansammlung der aktuellen Energie in der Hirnrinde, d. h. also für die psychische Erregung, verantwortlich machen, in dem Sinne, wie wir dies hinsichtlich des Alkoholrausches und der deliriösen Zustände darzulegen versucht haben. Bei der Paralyse nimmt freilich die psychische Erregung im allgemeinen nicht einen derart akuten Charakter an, wie bei den Delirien, weil die das Gefäßsystem innervierenden Bahnen langsamer ihre Funktion einbüßen. Wenn die Unterbrechung der Vasokonstriktoren allmählich erfolgt, dann hat das Gehirn offenbar Zeit, sich bis zu einem gewissen Grade an den neuen Zustand zu gewöhnen. Dazu kommt noch, daß bei der Paralyse auch diejenigen Bahnen, welche den psychophysiologischen Vorgängen unmittelbar dienen, der Degeneration anheimfallen.

Schon unter Berücksichtigung dieser Umstände ist es verständlich, daß der Tonus des Gefäßsystemes im Verlauf der progressiven Paralyse zu verschiedenen Zeiten sehr verschieden sein kann. So war bei dem Paralytiker August A., welcher in Fig. 64 ausgesprochene Zeichen von Gefäßspasmus darbot, nicht ganz drei Wochen später eine Pulsform zu beobachten, welche eher auf eine leichte Gefäßparese hinwies, während er sechs Monate später, im November 1913, wiederum nahezu dieselbe Pulsform wie in Fig. 64 hatte. In einem anderen Falle konnte ich sogar in einem Zwischenraum von wenigen Tagen starke Unterschiede der Reaktionsweise beobachten. Bei vorgeschrittenen Paralytikern scheint das Gefäßsystem, sowohl was die Pulsform, als auch was besonders die Reaktion der Blutdruckkurve anbelangt, stark paretisch zu werden; in Fig. 28 war bei einem solchen Kranken auch der Anstieg des Blutdruckes nur gering, in Fig. 33 blieb er sogar während der geistigen Arbeit ganz aus. Bei weniger vorgeschrittenen Fällen pflegt die reaktive Blutdrucksteigerung eher stärker zu sein, als unter normalen Verhältnissen, was möglicherweise daher kommt, daß die das Herz innervierenden Bahnen erst später degenerieren und zunächst für die zugrunde gegangenen Vasokonstriktoren vikariierend eintreten. Über das Verhalten, welches die vasomotorischen Kurven bei depressiven Zustandsbildern im Verlauf der progressiven Paralyse darbieten, besitze ich selbst noch keine genügenden Erfahrungen. Ziehen beobachtete aber hierbei oft einen starken arteriellen Gefäßkrampf. Ob es sich bei den zeitweise stark hervortretenden Affektanomalien während der progressiven Paralyse um eine Rückwirkung der Innervationsstörung des Kreislaufes auf das Herz und die sensibeln Herznerven handelt, bleibt einstweilen dahingestellt.

Die Mayerschen Blutdruckwellen fand ich bei Paralytikern im allgemeinen nur in schwacher Ausbildung vor. Die Respirationsschwankungen des Armplethysmogrammes verhielten sich verschieden; sie waren oft deutlicher als unter normalen Verhältnissen, sowohl an spastischen, wie an paretischen Kurven, traten aber doch nie so stark hervor, wie man es bei Manisch-Depressiven beobachtet.

Von den Ergebnissen sphygmographischer Untersuchungen ist zu erwähnen, daß Ziehen bei Paralytikern teils angiospastische, teils angioparetische Pulskurven erhielt. Tarde Pulskurven beobachtete er namentlich bei weit vorgeschrittenen Kranken. Greenlees veröffentlicht Sphygmogramme aus verschiedenen Stadien der Paralyse, welche alle aus dem hohen Sitz der systolischen Nebenwelle resp. aus dem abgerundeten Pulsgipfel einen Gefäßspasmus erkennen lassen. Die zahlreichen Wellen des katakroten Schenkels müssen nicht, wie Greenlees meint, auf Zitterbewegungen des Armes bezogen werden, sondern sind unter Umständen auch eine Begleiterscheinung des Gefäßspasmus.

Was die absolute Höhe des Blutdruckes anbetrifft, so berichtet Morgenthaler, daß der Blutdruck bei der Paralyse sehr labil sei. Bei Erregungszuständen im Verlauf der Paralyse sei er hoch, im Endstadium sei er tief. Die letztere Angabe stimmt mit unserem Befunde überein, daß bei vorgeschrittenen Paralytikern nicht nur die Innervation des Gefäßsystems, sondern auch die Innervation des Herzens gestört ist.

d) Dementia praecox.

So wie beim manisch-depressiven Irresein die Steigerung des Affektes das wesentlichste Symptom unter den Krankheitserscheinungen ist, so ist ein Kardinalsymptom der Dementia praecox, wenn man von manchen stärker affektbetonten Zustandsbildern im Verlaufe dieser Krankheit absieht, die Herabsetzung des Affektes. Da bekanntlich der Affekt unter normalen wie unter pathologischen Bedingungen sowohl die

Qualität der Bewußtseinsvorgänge, als auch die Geschwindigkeit ihres Ablaufes in weitgehendem Maße beeinflußt, so ist es verständlich, wenn auch bei einer krankhaften Herabsetzung des Affektes Veränderungen in dieser Hinsicht auftreten. Da bei krankhafter Steigerung des Affektes die Hirnrinde in einen Zustand gesteigerter Erregung gerät, so wird bei einer krankhaften Herabsetzung des Affektes voraussichtlich das Gegenteil, eine herabgesetzte Erregung der Hirnrinde, eintreten. In der Tat beobachtet man bei der Katatonie eine ausgesprochene Hemmung, eine Perserveration des Gedankenablaufes, und die Hebephrenie, welche das Krankheitsbild der Katatonie oft einleitet, zeichnet sich durch eine eigentümliche Zerfahrenheit des Denkens aus. Möglicherweise ist also diese anfängliche Oberflächlichkeit des Denkens und die spätere Denkhemmung als eine Folgeerscheinung der allmählich platzgreifenden affektiven Verblödung aufzufassen.

Es wird nun zu untersuchen sein, wie sich die genannten psychischen Symptome an den vasomotorischen Kurven äußern. Dabei werden wir derjenigen Einteilung folgen, welche Kraepelin früher der Dementia praecox-Gruppe gegeben hat.

α) Hebephrenie.

Zunächst betrachten wir das Verhalten der vasomotorischen Kurven bei Hebephrenen und solchen Dementia praecox-Kranken, bei denen deutliche katatone oder paranoide Symptome fehlen. Wenn man die Prozentzahlen der Tabelle auf Seite 145 betrachtet, so bemerkt man bei der Hebephrenie eine auffallend große Zahl fehlender und zweifelhafter Reaktionen des Armvolumens. In 51 von 100 Fällen, in denen eine Veränderung an den anderen vasomotorischen Kurven nachzuweisen war, konnte man eine reaktive Veränderung des Armvolumens nicht oder nicht mit Sicherheit konstatieren. Dieses häufige Ausbleiben der Volumreaktion war nicht auf einen spastischen Zustand des Gefäßsystemes zu beziehen, wie er z. B. beim manisch-depressiven Irresein oft das Fehlen der Reaktion erklärte, sondern bei der Hebephrenie war auch die reaktive Blutdrucksteigerung in der Regel nur gering, so daß es sich hier um eine im ganzen herabgesetzte Reaktionsweise handelt.

Es scheint also, daß der Zerfahrenheit des Denkens bei der Hebephrenie eine herabgesetzte Reaktionsweise des Gefäßsystemes entspricht. Die Vorstellungsassoziation des Hebephrenen entbehrt offenbar der ihr normalerweise innewohnenden Energie, ohne die eine Innervation des Gefäßsystemes nicht oder nur unvollkommen zustande kommt.

Eine noch relativ starke Reaktion des Gefäßsystemes bei einem 18jährigen Hebephrenen sahen wir in Fig. 53. Es handelte sich dort um eine Reaktion auf sensorielle Unlust; das Arm- und Ohrplethysmogramm sanken, während die Bluddruckkurve keine sichere Veränderung zeigte. Die Pulsform wich nicht wesentlich von der Norm ab. Das mehrfache unmotivierte Auflachen wies bei diesem Kranken auf eine nach der lustbetonten Seite neigende Affektlage hin. In Fig. 66 werden wir nunmehr die Kurven einer Dementia praecox-Kranken kennen lernen, die sich in depressiver Stimmung befand. Allerdings ist zu bemerken, daß bei dieser Kranken ein deutliches systolisches Geräusch an sämtlichen Herzklappen zu hören war, wobei Kompensationsstörungen fehlten.

Es handelt sich um die 27jährige unverheiratete Anna E. Dieselbe soll seit einem schweren Gelenkrheumatismus vor 6 Jahren meist niedergedrückter Stimmung sein und an Blutarmut leiden. Vor 11 Wochen verschlimmerte

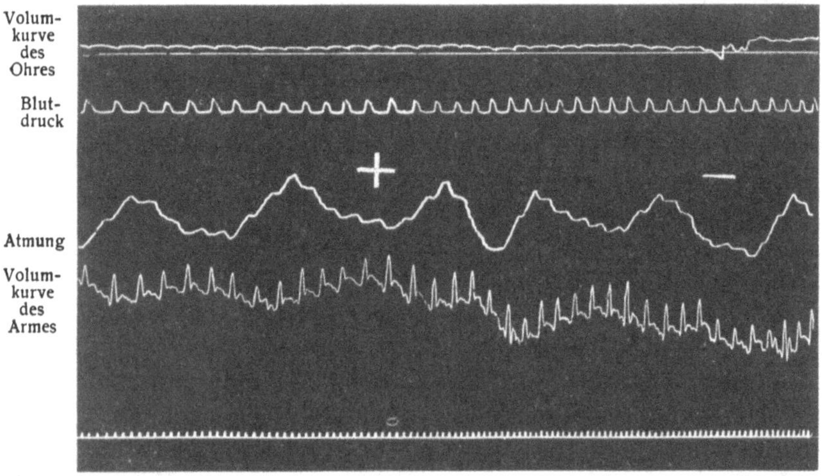

Fig. 66. Reaktion einer Hebephrenen (A. E.) auf geistige Arbeit. Von + bis — wird die Rechenaufgabe 7 × 13 richtig gelöst. (Aufgezeichnet 11. X. 13.)

sich ihr Zustand, sie wurde verwirrt, äußerte leichte paranoide Ideen und beging sinnlose Handlungen. Zurzeit ist sie weinerlicher Stimmung, ohne einen Grund dafür angeben zu können.

Bei dem +-Zeichen in Fig. 66 wurde eine Multiplikationsaufgabe gegeben, bei — wurde dieselbe richtig beantwortet. Unter dem Einfluß der geistigen Arbeit kontrahieren sich die Armgefäße, aber die Volumsenkung ist wenig ausgiebig. Die Blutdruckkurve steigt etwas an. Die Kurve des Ohres bleibt ziemlich unverändert. Die Respirationsoszillationen treten schon an der Ruhekurve dieser Versuchsperson etwas deutlicher hervor; worauf dieselben zu beziehen sind, ob auf einen verminderten Tonus des Gefäßsystemes oder auf die depressive Stimmung, ist schwer zu entscheiden, weil die Pulsform weder eine Hypertonie noch eine Parese der Gefäße sicher erkennen läßt.

Weiterhin führe ich in Fig. 67 die Kurven eines Kranken an, der sich zur Zeit der Untersuchung in leichter Erregung befand und besonders zu impulsiven Handlungen neigte.

Es ist der 19jährige Anton K., dessen Krankheit vor nicht ganz 2 Jahren begann. Er veränderte sich in seinem Charakter, wurde streitsüchtig und tat seine Arbeit nicht mehr. Später wurde er immer stumpfer und gleichgültiger und ist auch in der Anstalt zu keiner Beschäftigung zu bewegen. Während der Untersuchung führte er fortwährende stereotype Bewegungen mit dem nicht im Plethysmographen liegenden Arm aus und verhielt sich auch sonst unruhig. Als er nach vergeblichem Zureden schließlich energisch zur Ruhe verwiesen wurde, stand er plötzlich auf und konnte noch eben festgehalten werden, weil er sonst die Apparate mit sich fortgerissen hätte. Fig. 67 stellt ein Stück der „Ruhekurve" dar, welche ich von diesem Kranken noch hatte aufnehmen können. Die Kurve des Ohres ist durch eine Bewegung entstellt.

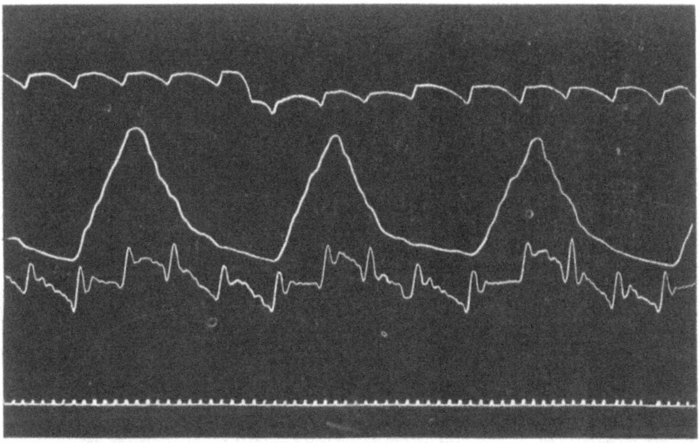

Fig. 67. Kurven eines erregten Hebephrenen (A. K.). (Aufgezeichnet 30. V. 13.)

Man sieht hier deutliche Respirationsoszillationen, welche aber nicht den gewöhnlichen Typus zeigen, sondern mit der Atmungskurve gleichsinnig verlaufen. Die Pulsform des Armplethysmogrammes läßt auf Gefäßhypertonie schließen, die hohen Pulse des Ohrplethysmogrammes sind wahrscheinlich hauptsächlich durch erhöhten Blutdruck und Pulsdruck bedingt. Die Respirationsoszillationen und die Hypertonie des Gefäßsystemes sind als Zeichen der Erregung aufzufassen.

An letzter Stelle sei noch auf Fig. 10 verwiesen, die von einem 36jährigen Kranken, August N., aufgenommen ist. Derselbe bot mehrere Jahre hindurch das Bild der neurasthenisch-hypochondrischen Depression dar, bis sich vor kurzem läppisches Wesen, Grimassieren, Stereotypien und Gesichtshalluzinationen einstellten und die wahre Natur des Leidens verrieten. Das Plethysmogramm dieses Kranken läßt hinsichtlich der Pulsform keine sicheren Abweichungen von der Norm erkennen.

β) Katatonie.

Bei den katatonischen Kranken, welche ich untersuchte, fand ich in Übereinstimmung mit anderen Autoren stets sichere Zeichen von Gefäßspasmus. Dieser Befund steht in anscheinendem Gegensatz zu dem psychischen Zustandsbild und läßt sich zunächst schwer durch dasselbe erklären. Denn bei der psychischen Leere des Katatonikers hätte man viel eher eine Angioparese, eventuell verbunden mit Respirationsoszillationen, erwarten sollen. Aber das Gegenteil ist der Fall: Je gehemmter die Kranken sind, desto ausgesprochener ist der Gefäßspasmus. Bevor wir das Zustandekommen dieses auffallenden Befundes weiter aufzuklären versuchen, führen wir uns einige Kurvenbeispiele vor Augen. Bezüglich der Technik ist zu erwähnen, daß

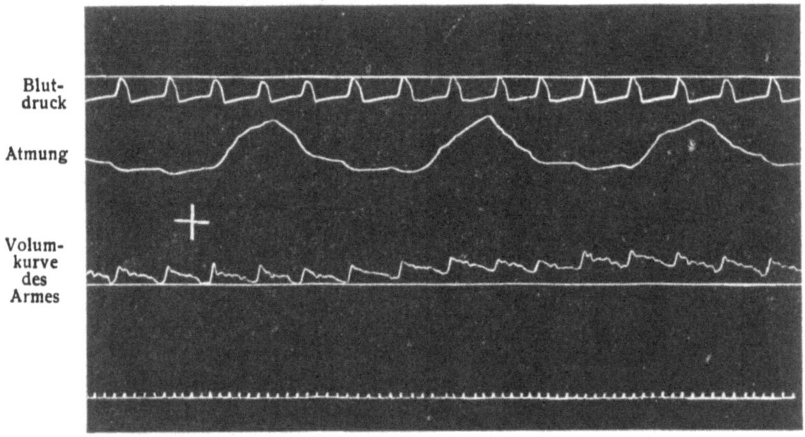

Fig. 68. Reaktion eines Katatonikers (G. J.) auf intellektuelle Lust. Bei + wird eine Zigarre angeboten, unmittelbar nach Ende der Figur greift Versuchsperson nach ihr und steckt sie ein. (Aufgezeichnet 26. IV. 13.)

Katatoniker oft schwer zu veranlassen sind, daß sie die Augen schließen. Es mußte dann bei geöffneten Augen untersucht werden, wobei die Versuchsperson vor sich hinstarrte.

Fig. 68 ist von dem 29jährigen Katoniker Gottfried J. aufgenommen. Derselbe wurde 1903 wegen Diebstahls bestraft, 1904 erhielt er Zuchthaus wegen Verleitung zum Meineid. Während er diese letztere Strafe verbüßte, traten bei ihm religiöse Wahnideen und Tobsuchtsanfälle auf, derentwegen er in die Prov.-Heilanstalt zu Bonn überführt wurde. Der Kranke bietet nun seit vielen Jahren das typische Bild des Katatonikers dar. Er bleibt stundenlang bewegungslos auf einem Platze stehen, grimassiert, zeigt, mit Zeiten wechselnd, die Symptome des Vorbeiredens, der Echolalie, Echopraxie und Katalepsie, sowie das von A. Westphal beschriebene Symptom der katatonischen Pupillenstarre. Der Gesichtsausdruck ist leer, mitunter zeigt sich ein blödes Lächeln.

Von + an in Fig. 68 wurde dem Kranken eine Zigarre dargeboten und gesagt, daß er dieselbe nachher als Belohnung erhalten werde. Unmittelbar nach dem Ende der Figur greift er spontan und unaufgefordert nach ihr und steckt sie ein; dabei wurde natürlich die Registrierung gestört. Unter dem Einfluß des hier gegebenen Lustreizes steigt das Armvolumen ganz allmählich etwas an und ebenfalls etwas die Blutdruckkurve. Die Pulsform ist spastisch.

Fig. 69 zeigt die Kurven des 22jährigen Kranken Anton Br.

Die Krankheit dieses jungen Mannes begann Anfang des Jahres 1913 mit einem ausgesprochen melancholischen Zustandsbild nebst Versündigungsideen. Für die Annahme einer Katatonie war damals kein Anhaltspunkt ge-

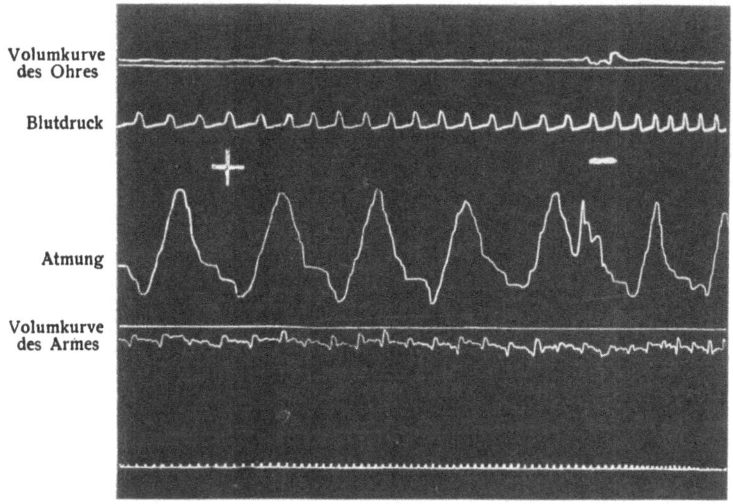

Fig. 69. Reaktion eines Katatonikers (A. Br.) auf geistige Arbeit. Von + bis − wird die Rechenaufgabe 6 × 14 richtig gelöst. (Aufgezeichnet 26. XI. 13.)

geben. Im April 1913 trat eine vorübergehende Besserung ein, die im Mai und Juni weitere Fortschritte machte. Im Juli klagte der Kranke dann wiederum über „innere Unruhe" und hörte nun auch Stimmen. Seitdem ist er vorwiegend gehemmt, zeitweise auch erregt und verbigeriert dann. Eine Zeitlang verweigerte er die Nahrungsaufnahme.

Von + bis − wurde in Fig. 69 die Rechenaufgabe 6 × 14 richtig gelöst. Unter dem Einfluß der geistigen Arbeit sinkt das Armplethysmogramm langsam etwas. Die Blutdruckkurve steigt ein wenig an. Das Ohrplethysmogramm bleibt nahezu unverändert. Die niedrige Pulshöhe des Armplethysmogrammes und die kleinen Erhebungen des katakroten Schenkels sind auch hier Zeichen von Gefäßspasmus.

Fig. 70 stellt ebenso wie Fig. 68 die Reaktion eines Katatonikers auf intellektuelle Lust dar. Hier trat aber das Lustgefühl spontan auf.

Die Versuchsperson ist der 31 Jahre alte Konrad W. Derselbe besuchte das Gymnasium bis Obertertia, von wo ab er dann versagte. Die Krankheit äußerte sich zuerst, als er noch zu Hause war, in streitsüchtigem, gelegentlich aggressivem Wesen. Zeitweise äußerte er Selbstmordgedanken und verweigerte die Nahrung. In der Anstalt führte er hin und wieder wirre Reden, er habe Schlangen im Kopf. Sonst ist er jetzt fast dauernd stuporös. Zur Zeit der Untersuchung befindet sich die Muskulatur im Zustand der wächsernen Biegsamkeit, und es besteht ausgesprochene Katalepsie.

Bei *L* in Fig. 70 trat in den Gesichtszügen des Kranken ein Lächeln auf, für welches der Grund wegen des mutazistischen Verhaltens nicht ermittelt werden konnte. Schon vor dem Lächeln beginnen alle drei Kurven anzusteigen, sowohl das Arm- und Ohrplethysmogramm, wie

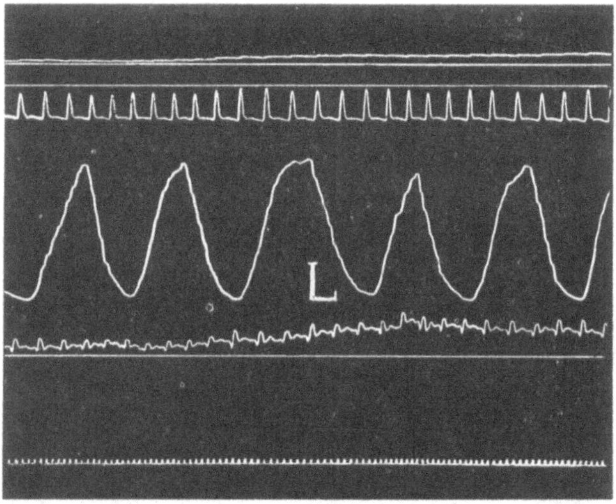

Fig. 70. Intellektuelle Lust bei einem Katatoniker (K. W.). Bei *L* spontan blödes Lächeln.

auch die Blutdruckkurve. Die im Vergleich zum Blutdruck wohl etwas geringfügige Reaktion des Armvolumens und die Pulsform des letzteren zeigen, daß sich die Gefäße auch in diesem Falle in spastischem Zustande befinden. Das Lustgefühl kommt hier in den vasomotorischen Kurven also früher zum Ausdruck als in der mimischen Innervation der Gesichtsmuskulatur.

An letzter Stelle führe ich noch in Fig. 71 das Bild eines besonders schweren Gefäßspasmus bei einer stupurösen Kranken an.

Es ist die 33jährige Frau Maria F., deren Krankheit vor etwa 8 Jahren allmählich begann. Die Krankheit äußerte sich anfangs in niedergedrückter Stimmung, Schlaflosigkeit, Sinnestäuschungen und Verfolgungsideen. In der Folgezeit stellte sich zunehmende gemütliche Verblödung ein, die Stimmung war dabei wechselnd. Seit einer Reihe von Jahren bietet die Kranke stuporöses Verhalten dar, welches mitunter von Erregungszuständen unterbrochen wird. Zurzeit lassen sich die Symptome der Flexibilitas cerea und Katalepsie nachweisen, sowie die katatonische Pupillenstarre. Es besteht außerdem Unreinlichkeit mit Kot und Urin.

In Fig. 71 wurde bei dem +-Zeichen zu der Kranken eindringlich gesagt, ob sie nicht traurig sei, daß sie nicht zu Hause sein könne. Sogleich hiernach sieht man eine wellenförmige Blutdrucksteigerung, wie eine solche auch wohl sonst gelegentlich ohne Reizeinwirkung bei der Kranken auftrat. Später steigen dann aber die Volum- und Blutdruckkurve deutlich an, und zwar die letztere sehr erheblich. Es ist nämlich für die Beurteilung zu wissen von Wichtigkeit, daß die Blutdruckkurve unter sinkendem Manschettendruck selbst an ihrer höchsten Stelle, an der Stelle des diastolischen Blutdruckes, nicht eine solche Höhe erreichte, wie die fortlaufende Blutdruckkurve am Ende der vorliegenden Abbildung. Die Blutdruckkurve unter sinkendem Druck ließ also auch an der Brachialarterie einen hochgradigen Spasmus erkennen. Ob die Veränderungen in Fig. 71 der Ausdruck der beabsichtigten intellektuellen Unlust sind, vermag ich nicht sicher zu entscheiden,

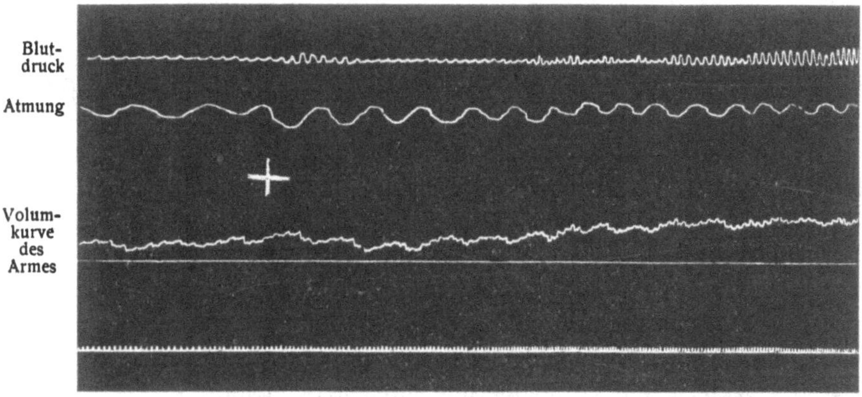

Fig. 71. Katatonische Kranke (M. F.) im Stupor. Bei + intellektuelle Unlust. (Aufgezeichnet 20. V. 13. Verkleinert auf $^9/_{10}$ des Originals.)

da die Kranke keine Auskunft gab. Wenn ich mich aber nicht täuschte, so waren die Augen der Kranken gegen Ende der Figur sogar etwas feucht. Die Atemkurve nimmt gegen Ende der Abbildung ein etwas höheres Niveau ein. Daß die Kranke bezüglich ihrer Stimmung nicht ganz apathisch war, ist vielleicht auch aus den Respirationsoszillationen des Plethysmogrammes zu erschließen.

Aus der eben beschriebenen Figur und noch bestimmter aus Fig. 70 ersieht man, daß selbst die Katatoniker mit ihrer fortschreitenden affektiven Verblödung doch noch Gefühlstöne besitzen, welche in den vasomotorischen Kurven zum Ausdruck kommen. Die Gefühlstöne sind aber abgeschwächt, und es fehlt ihnen der Einfluß, den sie normalerweise auf das Denken und Handeln ausüben. Daß auch an den hinsichtlich ihrer Intensität herabgesetzten Gefühlstönen Schwankungen nach der lust- und unlustbetonten Seite hin auftreten, zeigen die häufigen Stimmungsanomalien im Verlauf der Dementia praecox.

Die anderen Kurven, die ich bei Katatonikern aufgenommen habe, zeigen ähnlich wie die, welche ich soeben mitgeteilt habe, zweifellose Merkmale von Gefäßspasmus. Dabei geht die Stärke des Gefäßspasmus, wie bereits bemerkt, bis zu einem gewissen Grade der psychischen Hemmung parallel: Die schwersten Grade von Gefäßspasmus finden sich bei Stuporösen, während bei solchen Kranken, welche nur mäßig gehemmt sind, auch der Spasmus geringer ist. Ebenso wie bei der Kranken, von der Fig. 71 aufgenommen ist, ließ noch bei zwei anderen Kranken die außerordentlich geringe Höhe der Blutdruckkurve unter sinkendem Druck erkennen, daß sich auch die Brachialarterie in hochgradigem Spasmus befand. Es fragt sich nun, wie der katatonische Gefäßspasmus zu erklären ist.

Außer am Gefäßsystem finden sich bei der Katatonie auch Spannungszustände an der willkürlich innervierten Muskulatur, wo sie unter dem Namen der Flexibilitas cerea bekannt sind, und ferner an der Muskulatur der Iris, wo sie von A. Westphal als katatonische Pupillenstörungen beschrieben worden sind. E. Küppers, welcher das Plethysmogramm Dementia praecox-Kranker untersuchte, konstatierte, daß die körperlichen Erscheinungen der Dementia praecox bzw. Katatonie eine weitgehende Übereinstimmung mit den physiologischen Begleiterscheinungen des Zustandes der „gespannten Erwartung“ zeigen. Lehmann beobachtete nämlich, daß das Plethysmogramm normaler Versuchspersonen mitunter auffallende Abweichungen von der Norm darbietet, indem das Armvolumen vermindert und die Pulshöhe reduziert war. Er erklärte diese Veränderung mit einem Zustand der gespannten Erwartung, welcher sich in begreiflicher Weise mancher Versuchspersonen bemächtigt, wenn sie sich der Untersuchung unterziehen. Die Reaktionsweise von Versuchspersonen, die sich in einem solchen abnormen psychischen Zustand befinden, ist gleichfalls verändert. Ist die Spannung sehr stark, dann ruft nach Lehmann ein äußerer Reiz meist nur Veränderungen der Pulsfrequenz hervor, während das Volumen und die Pulshöhe unverändert bleiben. Ist die Spannung weniger hochgradig, dann steigt das Volumen auf einen Reiz meist vorübergehend an.

Derartige Beobachtungen an normalen Versuchspersonen machte auch Küppers, und er stellt, wie gesagt, diese Befunde in Parallele zu dem Gefäßspasmus der Katatoniker. Hieran anknüpfend erörtert Küppers verschiedene Theorien, wie der Gefäßspasmus der Katatoniker möglicherweise zu erklären sei. Er nimmt unter anderem an, daß der Zustand der gespannten Erwartung sowohl auf andere psychische Inhalte als auch auf die Zentren der Atmungs- und Gefäßinnervation einen hemmenden Einfluß ausübe, und daß sich in einem solchen

Zustand auch die katatonischen Kranken befinden, die das Symptom des Gefäßspasmus darbieten. Hiernach würde es sich also, so meint Küppers, bei der Katatonie nicht um Ausfallserscheinungen, etwa in Zusammenhang mit der gemütlichen Verblödung, handeln, sondern um einen dauernd aktiven, nach außen wirksamen Vorgang. Das letztere gelte auch für die Muskelspannungen des Katatonikers.

Dieser letzteren Schlußfolgerung von Küppers, daß die katatonischen Symptome nicht eine Folgeerscheinung der gemütlichen Verblödung sein könnten, möchte ich zunächst nicht ohne weiteres zustimmen. Man muß sich nämlich folgendes vergegenwärtigen. Nach unseren obigen Ausführungen ist die affektive Verblödung des Katatonikers möglicherweise als die Ursache für die Hemmung des Gedankenablaufes anzusehen. Es läßt sich nun wohl nicht leugnen, daß der normale Zustand der gespannten Erwartung, mit welchem Küppers den Zustand des Katatonikers vergleicht, ebenfalls, sofern er nicht etwa mit affektiver Erregung einhergeht, mit einer Hemmung des übrigen Gedankenablaufes verbunden ist. Den Zustand der gespannten Erwartung kann man vielleicht dahin kennzeichnen, daß sich die Aufmerksamkeit auf unmittelbar bevorstehende Erlebnisse konzentriert, wobei diese Erlebnisse nicht schon im voraus bekannt zu sein brauchen. Wenn man ein kommendes Erlebnis, z. B. eine Sinneswahrnehmung erwartet, so ist man gewissermaßen vorbereitet, dieselbe möglichst schnell aufzufassen und gegebenenfalls prompt auf sie zu reagieren. Diese letztere Aufgabe wird in der Weise ausgeführt, daß sich die sensorischen und motorischen Zentren der Hirnrinde in einem dauernden Zustand der Bereitschaft, der Spannung, befinden. Ein solcher Spannungszustand, welcher in einem vermehrten Tonus jener Zentren besteht, findet sich nun auch bei der Katatonie, doch hat er hier offenbar eine andere Ursache. Da die höheren psychischen Funktionen bei der Katatonie infolge der Affektverblödung erlahmen, so konzentriert sich anscheinend die noch vorhandene psychische Aktivität auf die niederen Funktionen der Hirnrinde, und in der Tat hat man in den katatonischen Symptomen der Echopraxie, Echolalie und Befehlsautomatie Erscheinungen vor sich, welche den automatischen Funktionen der Hirnrinde nahestehen. Die Ähnlichkeit zwischen den körperlichen Erscheinungen der gespannten Erwartung und dem Spannungszustand der Katatoniker wäre also hiernach eigentlich kaum mehr als eine symptomatische, die Ursache der Erscheinungen ist in beiden Fällen, wie auch wohl Küppers nicht anders angenommen hat, eine grundverschiedene.

Die Spannungserscheinungen der Katatonie könnte man auch in Analogie zu einer bekannten Erscheinung aus dem Gebiete der Neurologie setzen. Wenn die Pyramidenbahnen lädiert sind, dann kommt es zu einer Steigerung der Sehnenreflexe, und an der Muskulatur der gelähmten Extremitäten treten Spasmen auf. Dies besagt, daß die Muskelzentren des Rückenmarks, wenn sie dem Einfluß der Hirnrinde entzogen sind und größere Selbständigkeit besitzen, in einen Zustand der Hypertonie geraten. Ähnliches läßt sich vielleicht auch von den Zentren der Hirnrinde denken, wenn die höheren psychischen Funktionen erlahmen und ihr Einfluß auf die motorischen und sensorischen Rindenzentren mehr und mehr fortfällt. Auch die motorischen Zentren der Hirnrinde geraten, wenn sie größere Selbständigkeit erlangen, anscheinend in einen Zustand der Hypertonie; sie werden ebenfalls „spastisch gelähmt." Freilich sind die Folgeerscheinungen hier anderer Art, als bei einer Läsion der Pyramidenbahnen. Wenn der Einfluß der höheren psychischen Funktionen auf die motorischen Zentren der Hirnrinde erlahmt, dann ist nicht eine Steigerung der Sehnenreflexe im Sinne der Pyramidenbahnerkrankung zu erwarten, sondern es entsteht ein Spannungszustand, der, da er von den psychomotorischen Zentren ausgeht, ungefähr einer willkürlichen tonischen Innervation der Muskulatur entsprechen muß.

In ähnlicher Weise könnte man die Spasmen am Gefäßsystem zu erklären versuchen, indem alle diejenigen Neuronen, welche normalerweise in direkter Abhängigkeit von den höheren Bewußtseinsvorgängen stehen, bei einem Erlahmen dieser letzteren größere Selbständigkeit erlangen und hypertonisch werden.[1]

Das häufige Ausbleiben der Volumreaktionen bei der Katatonie (s. die Tabelle auf Seite 145) ist wohl teils auf den Gefäßspasmus, teils auf die abgeschwächte Energie des Vorstellungsablaufes zu beziehen. Über die Häufigkeit der psychasthenischen Reaktion gibt die Tabelle kein klares Bild, weil ich die geistige Arbeit nur an drei Versuchspersonen untersuchen konnte. Bei sensorieller Unlust trat jedoch bei Katatonikern die psychasthenische Reaktion häufiger auf, als bei Hebephrenen, und seltener, als bei der Dementia paranoides.

γ) Dementia paranoides.

Die Dementia paranoides ist gleichfalls, wenn auch nicht in so deutlicher Weise, wie die Hebephrenie und Katatonie, von einer Herabsetzung des Affektes begleitet. Entsprechend der geringeren Herabsetzung des Affektes kommt es hier nicht zu einer ausgeprägten Hemmung des Gedankenablaufes, sondern die Gedankenassoziation wird

[1] Dieser Zustand tritt nicht plötzlich, sondern allmählich ein. Im Beginn der Dementia praecox fehlen Zeichen von Gefäßspasmus, und bei vorübergehenden Zuständen von Bewußtseinstrübung findet sich Gefäßparese.

nur in andere Richtungen gedrängt. Der Intellekt, welcher auf die Anregung durch den Affekt teilweise verzichten muß, sucht gleichsam nach einem Ersatz hierfür und findet diesen z. B. in der Weise, daß er sein Augenmerk auf die Außenwelt, auf die Sinneswahrnehmungen richtet. So achten diese Kranken sehr genau auf ihre Umgebung, denken über Dinge, die dem Gesunden gleichgültig sind, eingehend nach und bringen sie in engere Beziehungen zu ihrer Person. Besonders reichlichen Stoff erhalten sie hierbei durch die halluzinatorische Tätigkeit ihrer Sinneszentren. In solcher Weise ist ein Teil der Bedingungen gegeben, unter denen Eigenbeziehungs- und Verfolgungsideen auftreten.

Die Hemmung des Gedankenablaufes, welche bei der Katatonie sehr in den Vordergrund tritt, und zu welcher wir die spastischen Erscheinungen des Gefäßsystemes in bestimmte Beziehung brachten, ist also bei der Dementia paranoides geringer oder überhaupt nicht unmittelbar zu beobachten. Dementsprechend sind auch die spastischen Erscheinungen am Gefäßsystem geringer. Bei dem Kranken in Fig. 17, welcher ein leicht euphorisches Wesen und eine gewisse Gesprächigkeit zur Schau trug, waren Spasmen überhaupt nicht nachzuweisen. Bei den anderen fünf Kranken, die ich untersuchte, waren aber stets sichere Zeichen von Gefäßspasmus bzw. Gefäßhypertonie vorhanden. Ich lasse einige Abbildungen hier folgen.

Fig. 72 stammt von einem 45jährigen Paranoiker, Konrad N., der auf der Schule gut gelernt hat und von Beruf Schneider ist. Seit ungefähr 6 Jahren

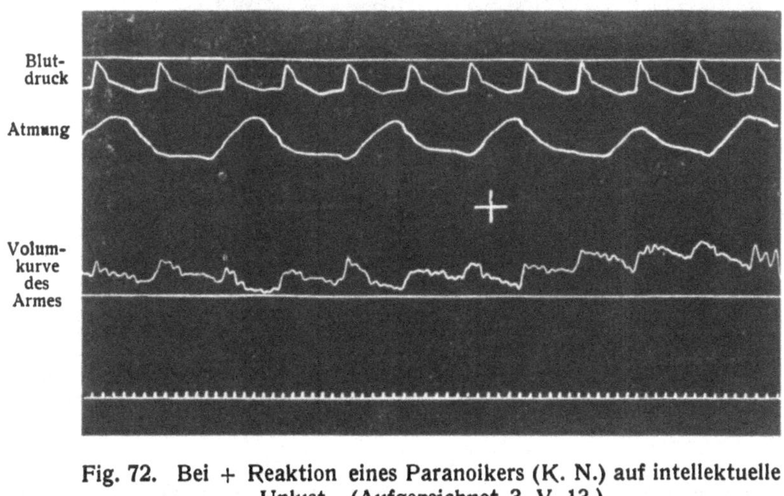

Fig. 72. Bei + Reaktion eines Paranoikers (K. N.) auf intellektuelle Unlust. (Aufgezeichnet 3. V. 13.)

bildete sich bei ihm ein System von Verfolgungsideen aus. Er glaubt, daß ihn der Bäckermeister, bei welchem er vor 6 Jahren wohnte, und mit dem er sich durch gegenseitige „Fopperei und Stichelei“ überworfen hatte, an eine „Gesellschaft der schwarzen Hand“, an eine „elektrische Foltermeuchelmordgesellschaft“ ausgeliefert habe. Von dieser feindlichen Gesellschaft wähnt er sich auf abenteuerlichste Weise durch elektrische Ströme, Spiegelapparate und dergleichen mehr verfolgt; als Grund der Verfolgung gibt er eine Erbschaft an, die ihm zustehe, und welche seine Feinde ihm mißgönnten. — Es handelt sich also hier um sogenannte physikalische Verfolgungsideen, in denen Sinnestäuschungen anscheinend eine große Rolle spielen. Auch die Intelligenz läßt bei diesem Kranken Defekte erkennen.

Fig. 72 zeigt eine Reaktion auf intellektuelle Unlust; bei + wurde der Kranke an die infame Verfolgung erinnert, deren Opfer er zu sein glaubt. Hierauf steigt das Armvolumen etwas an, der Blutdruck ebenfalls ein wenig. Die Pulsform des Plethysmogrammes, die niedrige Pulshöhe und die zahlreichen Erhebungen im katakroten Schenkel weisen auf Angiospasmus hin; desgleichen die systolische Nebenwelle, welche an der Blutdruckkurve hoch oben am Pulsgipfel sitzt. Der Anstieg des Armvolumens ist trotz der geringen Blutdrucksteigerung in diesem Falle ziemlich ausgiebig.

Die folgende Fig. 73 ist von einem 32jährigen Manne, Wilhelm G., aufgenommen, dessen Krankheit vor etwa 4 Jahren begann. Derselbe hatte damals das Gefühl, als ob alle Leute auf der Straße ihn kannten. Er fühlte sich

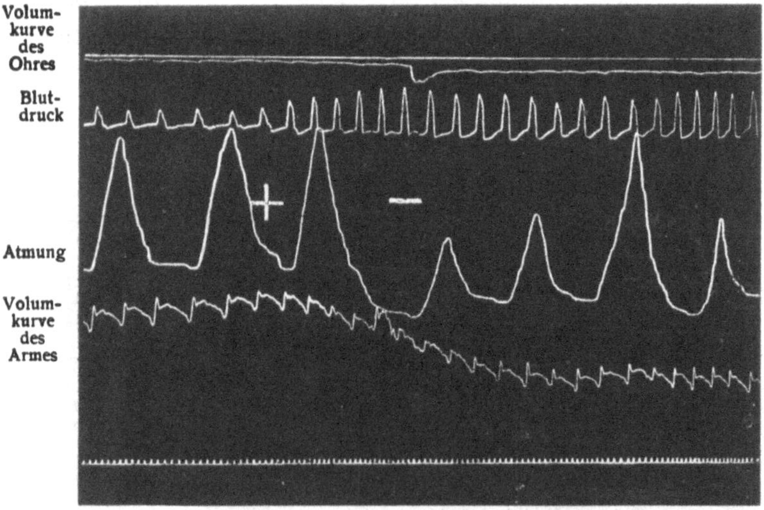

Fig. 73. Reaktion eines an Dementia paranoides leidenden Kranken (W. G.) auf geistige Arbeit. Von + bis – wird die Rechenaufgabe 3 × 24 richtig gelöst. (Aufgezeichnet 29. X. 13.)

dann auch von den Passanten belästigt, man streckte ihm die Zunge heraus, Offiziere machten Front vor ihm und zeigten ihm ihre Lippen, womit sie ihm sagen wollten, daß er mit dem Fürsten von Schaumburg-Lippe verwandt sei. Schließlich intriguierte man gegen ihn und sagte ihm nach, er sei ein „warmer Bruder“. — Sinnestäuschungen scheinen also hier im ganzen keine besonders hervorstechende Rolle gespielt zu haben. In der Zeit, da die Untersuchung vorgenommen wurde, machte sich bei dem Kranken Sprachverwirrtheit bemerkbar, welche schon bald darauf einen beträchtlichen Grad erreichte.

In Fig. 73 wurde von + bis — die Rechenaufgabe 3 × 24 richtig gelöst. Hierbei zeigen sowohl das Arm- wie auch das Ohrplethysmogramm eine Senkung; sehr auffallend ist dabei die außerordentlich starke Steigerung des Blutdruckes, die noch längere Zeit nachher anhält. Eine ähnlich starke Blutdrucksteigerung fand ich, ohne eine Erklärung dafür geben zu können, auch in anderen Reaktionen dieser Versuchsperson, aber hauptsächlich bei geistiger Arbeit. Die Form der Pulswelle und der hohe Sitz der systolischen Nebenwelle an der Blutdruckkurve weisen auch hier wiederum auf Gefäßhypertonie hin.

Weiterhin sei noch Fig. 74 angeführt, welche von dem 37jährigen Paranoiker Werner S. aufgenommen ist. Dieser Kranke hört seit einer Reihe von

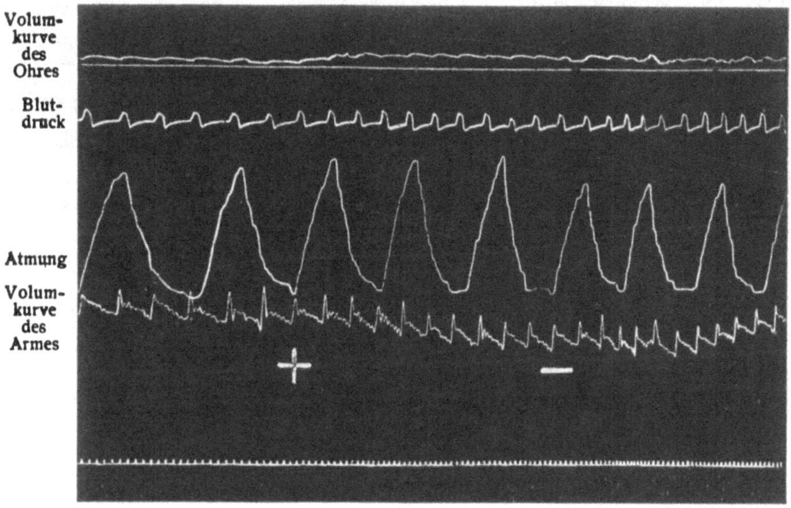

Fig. 74. Reaktion eines an Dementia paranoides leidenden Kranken (W. S.) auf sensorielle Unlust. Von + bis — Nadelstich in die Haut des Armes. (Aufgezeichnet 27. XI. 13.)

Jahren Stimmen, welche elektrisch übertragen werden. Er selbst nennt es „Gedankentelegraphie" und sieht darin eine Schikane. Daneben äußert er Größenideen und glaubt, daß er eine hervorragende Stellung bekleiden soll. Anamnestisch ist hier starker Alkoholabusus hervorzuheben.

Von + bis — wird in Fig. 74 sensorielle Unlust durch einen Nadelstich ausgelöst. Dabei sinkt das Armplethysmogramm ein wenig. Die Blutdruckkurve und das Ohrplethysmogramm steigen an. Auch hier finden sich dieselben Kennzeichen für Gefäßhypertonie wie in Fig. 73.

Endlich gebe ich noch eine Kurve wieder, in welcher möglicherweise der Einfluß von Sinnestäuschungen zum Ausdruck kommt.

Es ist die 41jährige verheiratete Kranke, Gertrud N.[1], welche sich seit etwa einem Jahre von Teufeln verfolgt und belästigt glaubt; sie sieht und hört dieselben.

Im Verlauf der Fig. 75 bewegte die Kranke plötzlich den Kopf und schien die Aufmerksamkeit auf irgendetwas zu richten. Durch mein Befragen nach dem Ende der Abbildung konnte ich allerdings nicht ganz klar erfahren, ob es sich wirklich um Sinnestäuschungen handelte. Bei + trat eine Veränderung in den Kurven ein. Die Blutdruckkurve steigt hier an und bleibt bis zum Ende der Figur auf dem höheren Niveau. Das Plethysmogramm, welches bis zu dem +-Zeichen leicht anstieg, verharrt zunächst auf demselben Niveau und sinkt dann langsam. Die Pulshöhe des Plethysmogrammes ist bei dieser Kranken ziemlich hoch, was teils daher kommen mag, daß die Gefäßhypertonie noch nicht sehr ausgebildet ist, teils aber auch wahrscheinlich auf eine Blutdrucksteigerung infolge von augenblicklicher Erregung zurückzuführen ist; auf Erregung deuten auch die deutlichen Respirationsoszillationen hin, welche nicht in allen Kurvenabschnitten dieser Sitzung so stark hervortreten.

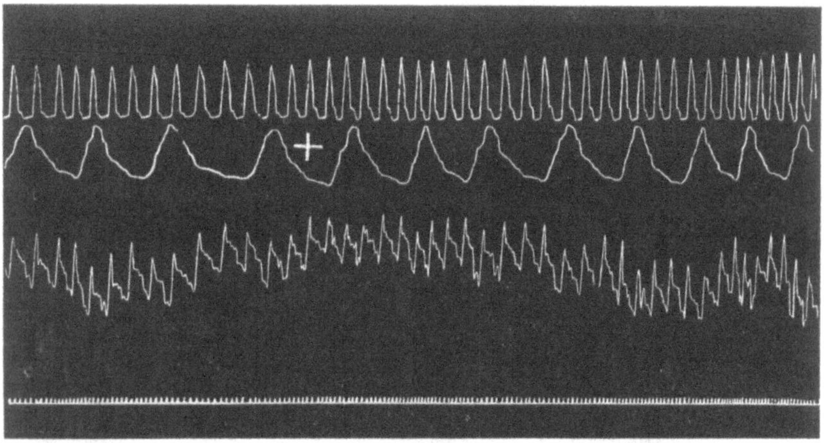

Fig. 75. „Ruhekurve" einer an Dementia paranoides leidenden Kranken. Von + ab Einfluß von Sinnestäuschungen? (Aufgezeichnet 18. VI. 13.)

Das relativ häufige Vorkommen der psychasthenischen Reaktion bei der Dementia paranoides muß nicht notwendigerweise auf eine Schädigung der Vasokonstriktoren bezogen werden, sondern ist möglicherweise, wie bei der Hebephrenie, durch die abgeschwächte Energie und Zerfahrenheit des Gedankenablaufes bedingt, indem derselbe allenfalls noch das Herz, aber nicht mehr die Gefäße zu innervieren vermag.

Die Mayerschen Bluddruckwellen treten bei dem Gefäßspasmus der Katatoniker an der Blutdruckkurve mitunter deutlicher als normal hervor, bei der Hebephrenie und Dementia paranoides waren sie in der Regel nur schwach ausgebildet. Die Respirationsoszillationen des

[1] Eine Reaktion dieser Kranken auf intellektuelle Unlust ist in Fig. 4 meiner vorläufigen Mitteilung im Neurol. Centralbl. 1914, Nr. 2 enthalten.

Plethysmogrammes waren bei allen drei Untergruppen der Dementia praecox oft, aber nicht immer, stärker ausgebildet, als unter normalen Verhältnissen.

Von den Autoren, welche das Sphygmogramm Dementia praecox-Kranker untersuchten, hebt Cazzamalli den Gefäßspasmus, besonders bei Katatonikern, hervor; die Pulshöhe findet er reduziert, die systolische Nebenwelle oft mit dem Pulsgipfel verschmolzen. Verringerte Pulshöhe und leichte Akzentuation der systolischen Nebenwelle konstatieren auch Lugiato und Lavizzari. Bumke und Kehrer fanden, daß im katatonischen Stupor die Volum-, Puls- und Atmungsreaktionen auf sensorielle Reize ausbleiben. Sie wollen dieses Symptom zur Differentialdiagnose zwischen katatonischen und anderen Stuporen verwenden, da z. B. im hysterischen Stupor die Volumsenkung trotz Fehlens von Schmerzäußerungen doch auftritt. Ebenso wie am Plethysmogramm wird die Reaktion auf schmerzhafte Reize bei der Dementia praecox auch an den Pupillen oft vermißt, wie die Untersuchungen von Bumke, Hübner, Sioli und anderen zeigen. Es fehlt auch häufig die das normale Seelenleben begleitende Pupillenunruhe.

Was den Blutdruck anbetrifft, so hat P. Weber hierüber genauere Untersuchungen angestellt. Er teilt die von ihm untersuchten Kranken in drei Gruppen, ruhige, erregte und stuporöse Kranke, ein. Bei den ruhigen Kranken findet Weber für den systolischen und diastolischen Blutdruck niedrige Werte, ebenso für die Pulszahl. Bei den erregten Kranken liegen die Pulszahlen auch noch tief; die Blutdruckwerte sind nur wenig nach oben gerückt. Die tiefsten Pulszahlen und Blutdruckwerte finden sich bei Stuporösen. Im allgemeinen zeigen also nach Weber die Dementia praecox-Kranken niedrige Werte für Pulszahl, Blutdruck und Pulsdruck.

Für die Ätiologie der Dementia praecox vermag ich aus den vasomotorischen Kurven dieser Kranken keine besonderen Hinweise zu entnehmen. Wenn es richtig ist, daß die Herabsetzung des Affektes, die affektive Verblödung, die Hauptrolle in der Entstehung der Krankheitssymptome spielt, dann könnte man in Weiterbildung der Hypothese, die wir über den Ursprung des manisch-depressiven Irreseins aufstellten, vermuten, daß der Dementia praecox ein degenerativer Prozeß an den sensiblen Herznerven zugrunde liegt. Die differentialdiagnostische Schwierigkeit, welche die Unterscheidung des manisch-depressiven Irreseins von der Dementia praecox im Krankheitsbeginn so oft bereitet, legt in der Tat den Gedanken nahe, daß zwischen den ursächlichen Faktoren dieser beiden Krankheiten ähnlich enge Beziehungen bestehen, wie zwischen den Prozessen der einfachen Entzündung und der Entzündung, welche in Degeneration ausgeht.

e) *Neurasthenie, Hysterie.*

Für die klinische Beurteilung der Neurasthenie und Hysterie ist es, wie A. Cramer hervorgehoben hat, von Wichtigkeit, daß man untersucht, wie weit endogene und wie weit exogene Faktoren in diesen Krankheitsbildern eine Rolle spielen. Auf die Wichtigkeit dieser Unterscheidung scheint auch die plethysmographische Untersuchung hinzuweisen. Man muß freilich berücksichtigen, daß endogene Neurastheniker, welche sich in ärztliche Behandlung begeben, oft eine exogene Ursache ihres Leidens angeben, welche in Wirklichkeit die Krankheit nur ausgelöst oder verschlimmert hat. Der Einfluß exogener Faktoren ist also leicht zu vermuten, die ausschlaggebende Bedeutung derselben aber in praxi unter Umständen schwer nachzuweisen. In manchen

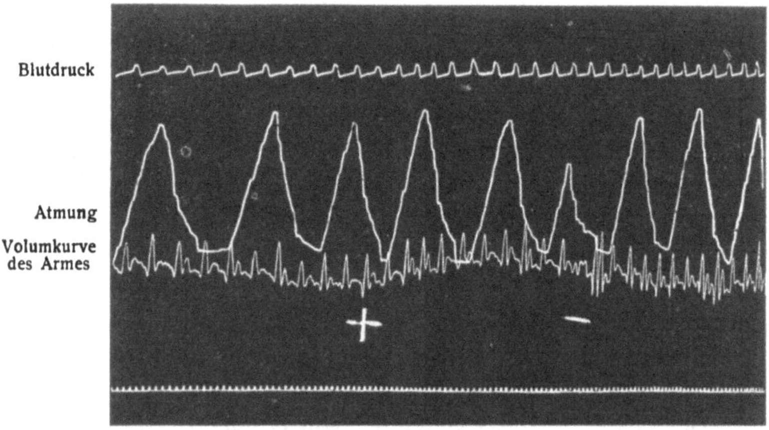

Fig. 76. Reaktion eines Neurasthenikers (E. P.) auf geistige Arbeit. Von + bis – wird die Rechenaufgabe 3 × 19 richtig gelöst. (Aufgezeichnet 22. III. 14.)

Fällen lassen sich nun, wie ich glaube, durch das Plethysmogramm Anhaltspunkte gewinnen, daß exogene Momente eine wesentliche Rolle spielen. Fig. 76 ist das Beispiel eines Neurasthenikers, welcher sein Leiden auf eine Gehirnerschütterung bezieht.

Es ist der 37 Jahre alte Gefängnisaufseher Ernst P., welcher vor einem Jahre bei einem Gefangenentransport einen Unfall erlitt, indem er mit dem Eisenbahnwagen, in welchem er sich während des Rangierens noch befand, gegen einen Prellbock hart auffuhr. Durch diesen Stoß wurde er zu Boden geschleudert und soll 2—3 Minuten bewußtlos gewesen sein. Am Hinterkopf hatte er eine dicke Beule, Erbrechen trat nicht auf, aber Übelkeit. Seit diesem Unfall klagt er über große Müdigkeit, besonders in den Beinen beim Gehen, ferner über Schwindel, Flimmern vor den Augen, schlechten Schlaf und Schmerzen in der rechten Seite, auf die er bei dem Unfall fiel. Die neurologische Untersuchung ergibt keine wesentlichen Abweichungen von der

Norm, zu erwähnen ist nur eine allgemeine Hypalgesie gegen Nadelstiche. Sehr deutliche Veränderungen zeigt dagegen die Untersuchung der Vasomotoren.

Fig. 76, welche von diesem Manne aufgenommen ist, stellt eine Reaktion auf geistige Arbeit dar. Unter dem Einfluß der psychischen Tätigkeit steigt sowohl die Blutdruck- als auch die Volumkurve des Armes an. Der Anstieg ist, besonders auch an der Blutdruckkurve, nur gering. Die starke Unregelmäßigkeit der Pulshöhe des Plethysmogrammes und die große Deutlichkeit der dikroten Welle — die Kurve ist mit der kleinen Steigröhre des Plethysmographen aufgenommen — weisen auf ausgesprochene Gefäßparese hin.

Ein ähnliches Bild, wie hier, war auch bei den anderen Reaktionen dieses Kranken auf geistige Arbeit und sogar bei Reaktionen auf sensorielle Unlust zu beobachten. Es handelt sich also hier um einen Fall mit sehr ausgesprochener psychasthenischer Reaktionsweise. Ähnliche, wenn auch nicht ganz so ausgesprochene Reaktionsstörungen fand ich noch in zwei anderen Fällen nach einer Commotio cerebri.

Daß ein Kopftrauma zu Innervationsstörungen der Vasokonstriktoren führen kann, ist nach dem bisher Gesagten nicht zu verwundern. Die kortikale Innervation des Gefäßsystemes, insbesondere der Vasokonstriktoren, ist sehr empfindlich gegen die verschiedensten Schädlichkeiten. Sie erlahmt bei der physiologischen und der durch pathologische Umstände veranlaßten Ermüdung, sie wird ferner geschädigt durch Gifte und infektiöse Stoffe, welche in den Organismus eindringen. Als eine weitere Schädlichkeit stellt sich nunmehr auch das Kopftrauma heraus. Bei der Commotio cerebri bestätigt sich ferner auch die Erfahrung, welche wir bei dem Studium der Alkoholwirkung machten, daß nämlich diejenigen Bahnen des Gehirnes, welche das eigentliche Substrat der psychophysiologischen Vorgänge sind, widerstandsfähiger sind und sich früher restituieren, als die Innervation des Kreislaufes.

Eine psychasthenische Reaktion von einer Hysterischen war in Fig. 24 zu sehen. Die betreffende Kranke litt neben den nervösen Erscheinungen an Chlorose, welche möglicherweise die psychasthenische Reaktionsweise mitverursacht hat. Seit der Zeit, wo sie die hysterische Abasie hatte (s. die Krankheitsgeschichte auf Seite 83), hat sich die Kranke körperlich wesentlich gekräftigt, womit auch die hysterischen Erscheinungen in den Hintergrund traten. Wie die genannte Abbildung zeigt, ist trotzdem die Funktion der Vasokonstriktoren noch keineswegs normal, und die Pulsform weist noch auf Gefäßhypertonie hin.

Es liegt außerordentlich nahe, in den Fällen von Neurasthenie und Hysterie, in denen Anomalien an den vasomotorischen Kurven nachzuweisen sind, wiederum an einen engeren Zusammenhang zwischen dem psychischen Zustand dieser Kranken und der Störung der Kreislaufinnervation zu denken, wie wir dies weiter oben dargelegt haben. Eins der Hauptsymptome der Neurasthenie und Hysterie ist die gesteigerte psychische Erregbarkeit. In den Fällen nun, in denen die Vasokonstriktoren mangelhaft funktionieren, entlädt sich das Gehirn der bei dem psychophysiologischen Geschehen freiwerdenden Energie langsamer als unter normalen Verhältnissen. Auf diese Weise kommt es zu einem vermehrten Gehalt des Gehirnes an aktueller Energie, der hier allerdings keinen so hohen Grad erreicht, wie etwa bei dem Alkoholdelirium. Da, wo Erschöpfung, eine Infektion oder Intoxikation oder, wie in dem Beispiel der Fig. 76, ein Kopftrauma eine ätiologische Rolle in dem Krankheitsbild der Neurasthenie und Hysterie spielt, ist fernerhin zu bedenken, daß dieselbe Schädlichkeit, welche die Gefäßinnervation traf, auch diejenigen Bahnen der Hirnrinde in Mitleidenschaft gezogen hat, welche dem psychischen Geschehen unmittelbar dienen. Diese letztere Schädigung äußert sich in Ermüdungserscheinungen auf psychischem Gebiet; Ermüdungserscheinungen, zusammen mit den durch die Vasokonstriktorenstörung hervorgerufenen Reizsymptomen, charakterisieren das Krankheitsbild der Neurasthenie.

Der Tremor, den wir schon bei dem Alkoholdeliranten als Ausdruck der gesteigerten Erregung der motorischen Rindenzentren auffaßten, findet sich in geringerem Grade auch bei Neurasthenischen und Hysterischen. Eine nicht ungewöhnliche Kompensation für die Dysfunktion der Vasokonstriktoren stellt bei Neurasthenischen und Hysterischen die beschleunigte Herztätigkeit, die Tachykardie, dar.

In der Regel sind die Störungen der Kreislaufinnervation bei der Neurasthenie und Hysterie geringer, als in den oben angeführten zwei Beispielen, oder es sind derartige Störungen überhaupt nicht nachzuweisen. Eine Störung vermißte ich namentlich auch in manchen Fällen, welche nach ihrer Entstehung vorwiegend endogener Natur waren. Da, wo die Kreislaufinnervation intakt ist, ist zu erwägen, in welcher anderen Weise die Energieentladung oder Energieerzeugung des Gehirnes gestört ist.

Die Mayerschen Undulationen und die Respirationsoszillationen zeigen bei Neurasthenikern mit annähernd normaler Reaktionsweise und Pulsform ein der Norm entsprechendes Verhalten.

f) Epilepsie.

Bei den fünf Epileptikern, welche ich untersuchte, forschte ich nach, ob die Dauer der Krankheit einen Einfluß auf das Verhalten der Pulskurven hätte. Dabei stellte sich heraus, daß zwei Kranke, welche seit neun bzw. zehn Jahren ihre Anfälle hatten — im einen Falle handelte es sich um traumatische Epilepsie, im anderen um Petit Mal-Anfälle —, sehr ausgesprochene Zeichen von Gefäßspasmus darboten.

Bei dem Kranken der Fig. 47 (Seite 133), welcher seit etwa 8 Jahren an Anfällen leidet, ist die Pulsform leicht spastisch, bei einem Kranken, der seit 4 Jahren Anfälle hatte, war sie annähernd normal. Weiterhin untersuchte ich einen 21jährigen Kranken, welcher seit etwa 5 Jahren an epileptischen Anfällen litt, während eines Dämmerzustandes. Das Armplethysmogramm bot zu dieser Zeit deutliche Respirationsoszillationen dar, und in manchen Kurvenabschnitten trat die dikrote Welle stärker hervor. Es lagen also Symptome von Gefäßparese vor, wie sie auch dem psychischen Bild des Dämmerzustandes entsprechen. Nach Ablauf des Dämmerzustandes war das Plethysmogramm leicht spastisch.

Die psychasthenische Reaktion war, wie aus der Tabelle auf Seite 145 hervorgeht, bei den fünf von mir untersuchten Kranken im ganzen sehr häufig. Hinsichtlich der wechselseitigen Beziehungen zwischen den epileptischen Krampfanfällen und der Innervation des Gefäßsystemes könnte man vermuten, daß die heftige Energieentladung des Gehirnes, welche in den Krampfanfällen vor sich geht, auch die Vasokonstriktoren sehr stark in Anspruch nimmt und jedesmal eine Schädigung derselben zurückläßt. Wenn wir auch noch nicht die Ursache kennen, welche die plötzliche Energieüberhäufung des Gehirnes veranlaßt, so scheint es doch, daß jede vermehrte Ansammlung aktueller Energie im Gehirn das Auftreten der Anfälle begünstigt. In dieser Hinsicht ist bekannt, daß Affekte mitunter epileptische Anfälle auszulösen vermögen, desgleichen auch der Genuß von Alkohol, dessen energieanhäufende Wirkung wir ja beschrieben haben.

Die Mayerschen Wellen und Respirationsoszillationen boten bei den Epileptikern, abgesehen von den Kurven mit stärkerem Gefäßspasmus, im allgemeinen keine wesentliche Abweichung von der Norm dar.

g) *Imbezillität.*

Von den vier Kranken mit angeborenem Schwachsinn, welche ich einer Untersuchung unterzog, bot ein hochgradig Imbeziller ausgesprochen psychasthenische Reaktionsweise bei ziemlich normaler Pulsform dar. Bei einem leichteren Grad von Imbezillität — die Versuchsperson war Krankenpfleger — war die psychasthenische Reaktionsweise in leichterem Grade vorhanden; das gleiche gilt von einem Schwachsinnigen, welcher zugleich an hypochondrischer Neurasthenie litt. Bei dem Imbezillen, von welchem Fig. 19, Seite 69, aufgenommen ist, fand sich Gefäßspasmus. Die Mayerschen Wellen fand ich bei angeboren Schwachsinnigen in ziemlich geringer Ausbildung vor, die Respirationsoszillationen boten nichts Besonderes dar.

h) *Zur praktischen Verwendbarkeit der plethysmographischen Methode.*

Nachdem wir die Befunde kennen gelernt haben, welche bei einzelnen Krankheitsbildern an den vasomotorischen Kurven zu erheben sind, entsteht die Frage, in welcher Weise die hier behandelte Untersuchungsmethode praktisch für die Sicherstellung der klinischen Diagnose verwendet werden kann. Bei der Deutung der vasomotorischen Kurven haben wir uns hauptsächlich von symptomatologischen Gesichtspunkten leiten lassen, nur beim manisch-depressiven Irresein glaubten wir auf die Ätiologie eingehen zu müssen.

Der Umstand, daß die vasomotorischen Kurven hauptsächlich symptomatologisch zu deuten sind, weist schon darauf hin, daß in ihrer Verwendung zur Differentialdiagnose Vorsicht am Platze ist. Dazu kommt noch als weiterer ungünstiger Faktor hinzu, daß die psychische Hemmung bei der Dementia praecox ebenso wie psychische Erregung mit Gefäßspasmus einhergeht. Man vergleiche z. B. Fig. 65, Seite 172, mit Fig. 74, Seite 187; charakteristische Unterschiede zwischen der Taboparalytikerin und dem Dementia paranoides-Kranken sind an diesen Kurven nicht zu erkennen. Die verschiedene Häufigkeit, mit welcher die psychasthenische Reaktion bei den einzelnen Krankheiten auftritt, ist ebenfalls im einzelnen Falle schlecht als diagnostisches Merkmal zu verwerten.

Wohl läßt sich im gegebenen Falle allgemein entscheiden, ob eine Versuchsperson normal oder pathologisch reagiert, und in diesem Sinne kann, worauf bereits Kehrer hingewiesen hat, die plethysmographische Methode bei der Begutachtung Unfallkranker und strafrechtlich Verfolgter verwandt werden. Herr Kollege Sioli hatte die Freundlichkeit, mir einen strafrechtlich Verfolgten zur Untersuchung zu überweisen, bei welchem es fraglich war, ob es sich um einen Katatoniker handelte. Der Betreffende trug ein eigentümlich gehemmtes und gleichgültiges Wesen zur Schau, welches aber auch möglicherweise simuliert sein konnte. Ein früherer Begutachter, ein erfahrener Psychiater, hatte sich für die Diagnose Katatonie entschieden. Der zu Untersuchende reagierte nun sehr lebhaft auf psychische Reize, außerdem ließ sich in den Kurven eine gewisse Erregung feststellen, die sich schon unmittelbar in einer Pulsbeschleunigung kundgab. Ein Katatoniker hätte nicht in so lebhafter Weise reagiert. Die Untersuchung der vasomotorischen Reaktionen sprach hier also gegen Katatonie, und die scheinbare Gleichgültigkeit bestand in Wirklichkeit nicht. Die Erregung, in welcher sich Unfallkranke bei der Untersuchung befinden, erschwerte mir öfters die Beurteilung, wie weit abnorme Reaktionen durch die Erregung verursacht waren. Besonders störend waren auch Zitterbewegungen des Armes. Es ist auch zu berücksichtigen, daß andere Schädlichkeiten, als der Unfall, auf die Innervation des Gefäßsystemes eingewirkt haben können. Unter diesen Schädlichkeiten kommt vor allem der chronische Alkoholismus in Betracht. Zweifelhaft ist noch, wie weit Infektionskrankheiten eine dauernde Schädigung der Vasokonstriktoren zurücklassen können. Das Vorkommen der psychasthenischen Reaktion bei sonst gesunden Individuen weist ferner darauf hin, daß sich das Gehirn unter Umständen an eine dauernde Schädigung der Vasokonstriktoren gewöhnen kann, und es ist also nicht angängig, in jedem Falle aus einer Schädigung der Gefäßinnervation auf das Vorhandensein subjektiver Krankheitsbeschwerden und eine entsprechende Erwerbsbeschränkung zu schließen.

Immerhin dürfte die Untersuchung der vasomotorischen Kurven, wenn es sich um traumatische Neurasthenie oder Hysterie handelt, besonders in der ersten Zeit nach erlittenem Unfall eine wichtige objektive Stütze für die Beurteilung des Falles liefern, namentlich dann, wenn ein Kopftrauma vorausging. Hervorzuheben ist noch, daß sich hysterische Sensibilitätsstörungen in der Regel nicht in einer Störung der Kreislaufreaktion äußern, nur bei einer bestimmten Art traumatisch Gelähmter soll sich nach Gaspero eine solche Störung vorfinden.

Schlußbetrachtung. Zur Theorie der Gefühle.

Wenn das bisher Gesagte in seinen wesentlichen Punkten zutrifft, dann bestehen zwischen den Bewußtseinsvorgängen und ihren körperlichen Begleiterscheinungen sehr enge wechselseitige Beziehungen. Die Bedeutung der vasomotorischen Begleiterscheinungen liegt nicht nur darin, daß dem Gehirn, sobald es in lebhaftere Tätigkeit tritt, größere Blutmengen zugeführt werden und die Hirngefäße sich erweitern, sondern die Funktion der Gefäßinnervation hat noch einen viel unmittelbareren Einfluß auf den Ablauf des psychischen Geschehens. A. Lehmann hat das Gehirn mit einem Dampfkessel und die körperlichen Begleiterscheinungen der Bewußtseinsvorgänge mit Sicherheitsventilen verglichen; diese Sicherheitsventile werden, so sagt Lehmann, in um so größerer Zahl geöffnet, je stärker die Leistungsfähigkeit des Gehirnes in Anspruch genommen wird. Wollte man diesen Vergleich auf das Gebiet der Pathologie ausdehnen, so müßte man fortfahren: Je nachdem jene Sicherheitsventile stärker oder schwächer gespannt sind, ist — bei sonst gleichbleibenden Bedingungen — die Spannung in dem Dampfkessel, im Gehirn, größer oder geringer. Die Sicherheitsventile sind nun um so stärker gespannt, je schlechter die Ausdrucksbewegungen der Bewußtseinsvorgänge funktionieren. Eine solche mangelhafte Funktion, ein teilweises Versagen der körperlichen Begleiterscheinungen der seelischen Vorgänge, ist in der von uns oft erwähnten Funktionsschwäche der Vasokonstriktoren gegeben. Wenn sich die im Gehirn freiwerdende Energie nicht mehr in normaler Weise durch die Vasokonstriktoren entladen kann, dann sammelt sie sich im Gehirn an, resp. sucht nach einem anderen Ausweg, und es kommt zu den mannigfachen Erscheinungen psychischer Erregung. Bei der Statuierung dieses kausalen Zusammenhanges zwischen der kortikalen Störung der Kreislaufinnervation und den psychischen Störungen handelt es sich um nichts anderes als um eine Bestätigung des Gesetzes von der Erhaltung der Energie an den psychophysiologischen Vorgängen der Hirnrinde.

Die Innervationsstörung der Vasokonstriktoren und die eventuell weiter hinzukommende Störung der Herzinnervation konnte sehr verschiedene Ursachen haben. Sie konnte unter physiologischen Verhältnissen ein Ermüdungssymptom sein. Unter pathologischen Verhältnissen konnte sie weiterhin durch Gifte verursacht sein, welche im Blute kreisen. Bei der progressiven Paralyse mußte der Entzündungs- und Degenerationsprozeß der Hirnrinde für die oft sehr erhebliche Innervationsstörung des Kreislaufes verantwortlich gemacht werden usw. Überall da, wo unter pathologischen Verhältnissen eine stärkere Erregung der gesamten Hirnrinde vorhanden war, konnte — oft neben toxischen Einwirkungen — auch die stärkere Inanspruchnahme und hierdurch bedingte Ermüdung dazu beitragen, die psychophysiologische Innervation des Kreislaufes zu stören. So kam es vielfach zu einer automatischen Steigerung der Krankheitserscheinungen: Die Erregung der Hirnrinde wurde durch die Innervationsschwäche des Gefäßsystemes hervorgerufen oder, wie beim manisch-depressiven Irresein, durch dieselbe gesteigert und steigerte ihrerseits wiederum durch Ermüdung die Parese der Vasokonstriktoren. Trat die Innervationsstörung des Gefäßsystemes ziemlich schnell ein, so daß das Gehirn seinen Stoffverbrauch den veränderten Verhältnissen nicht anpassen konnte, so suchte die im Gehirn sich ansammelnde aktuelle Energie einen Ausweg durch andere Bahnen, und als solche kamen unter anderem die motorischen Bahnen der willkürlichen Körpermuskulatur in Betracht. Bei weiterer Zunahme ergriff die Erregung schließlich auch die Sinneszentren, und es kam zu Sinnestäuschungen.

Hier ist also eine allgemeine Entstehungsbedingung für Sinnestäuschungen gegeben. Es ist dies aber wohl nicht die einzige. In den Zuständen, die wir eben im Auge hatten, war nämlich die assoziative Tätigkeit der Hirnrinde gesteigert, und es wurde durch sie die Erregung auf die Sinneszentren übertragen. Es gibt aber noch andere Zustände, in denen die assoziative Tätigkeit der Hirnrinde herabgesetzt ist, und die hier auftretenden Sinnestäuschungen können schwerlich auf die eben beschriebene Weise zustande kommen.

Eine herabgesetzte assoziative Tätigkeit der höheren psychischen Funktionen findet sich unter anderem bei den Sinnestäuschungen der Dementia praecox, ferner unter physiologischen Bedingungen bei den hypnagogen Halluzinationen und den Träumen. Bei der Katatonie könnte man die Halluzinationen möglicherweise so zu erklären versuchen, daß sich die Sinneszentren, ähnlich wie die motorischen Rindenzentren, infolge der psychischen Hemmung in einem Zustand der Hypertonie, der selbständigen gesteigerten Tätigkeit, befänden. Ob die hypnagogen Halluzinationen und Träume, bei welchen die höheren assoziativen Funktionen ebenfalls herabgesetzt sind, den Sinnestäuschungen bei der Katatonie an die Seite zu stellen sind, bleibt einstweilen dahingestellt.

Weiterhin dürfte es sodann von Interesse sein, wie sich unsere Untersuchungsergebnisse zu der Gefühlstheorie Wundts verhalten. Von Bedeutung sind hierfür vielleicht besonders die Beziehungen, welche sich zwischen Blutdruck und Pulshöhe herausgestellt haben. Wundt und seine Schule unterscheiden bekanntlich drei Gefühlspaare oder Paare von Gefühlsrichtungen: Lust und Unlust, Spannung und Lösung, Erregung und Beruhigung. Für jedes dieser Gefühle schreibt Wundt dem Puls folgende Veränderungen zu:

Lust: Verlangsamter und verstärkter Puls;
Unlust: Beschleunigter und geschwächter Puls;
Spannung: Verlangsamter und geschwächter Puls;
Lösung: Beschleunigter und verstärkter Puls;
Erregung: Verstärkter Puls;
Beruhigung: Geschwächter Puls.

Bei Lust, Lösung und Erregung wird also der Puls verstärkt, d. h. höher, bei Unlust, Spannung und Beruhigung ist er geschwächt.

Nach unseren früheren Darlegungen ist jeder Übergang von einer schwächeren zu einer stärkeren psychischen, und zwar insbesondere affektiven Tätigkeit normalerweise von einer Zunahme des Blutdruckes begleitet. Ist die Blutdrucksteigerung nicht allzu stark, dann steigt der systolische Blutdruck stärker an als der diastolische; die hierdurch bedingte Zunahme des Pulsdruckes hat eine Zunahme der Pulshöhe zur Folge. Ist die Blutdrucksteigerung sehr erheblich, wie es besonders häufig unter pathologischen Bedingungen der Fall ist, dann steigt der diastolische Blutdruck stärker an als der systolische. Hierdurch kommt es zu einer Abnahme des Pulsdruckes und damit auch der Pulshöhe.

Die entgegengesetzten Veränderungen des Pulses treten auf, wenn es sich um den Übergang von einer intensiveren psychischen, insbesondere affektiven Tätigkeit zu einer schwächeren handelt: War die Blutdrucksteigerung nicht allzu erheblich, so nimmt bei dem Übergang zu der schwächeren Tätigkeit der systolische Blutdruck stärker ab als der diastolische. Hierdurch wird der Pulsdruck und mit ihm die Pulshöhe kleiner. War die Blutdrucksteigerung sehr stark, so nimmt bei einem Nachlassen derselben der diastolische Blutdruck stärker ab als der systolische, wobei der Pulsdruck und die Pulshöhe größer werden.

Wenn man diese Ergebnisse auf die Pulshöhenveränderungen, welche Wundt den Gefühlen zuschreibt, anwendet, so hat man zu berücksichtigen, daß den Gefühlen der Lösung und Beruhigung die Gefühle der Spannung und Erregung vorausgehen müssen, daß es sich also bei Lösung und Beruhigung um den Übergang von einer stärkeren zu einer schwächeren psychischen Tätigkeit handelt. Bei den anderen Gefühlen, so auch bei Lust und Unlust, findet dagegen ein Übergang von Ruhe zu intensiverer Tätigkeit statt. Hiernach ergibt sich folgende Zusammenstellung:

Zunahme des Pulsdruckes und der Pulshöhe	Stärkere Zunahme des systolischen als des diastolischen Blutdruckes: Lust, Erregung.
	Stärkere Abnahme des diastolischen als des systolischen Blutdruckes: Lösung.
Abnahme des Pulsdruckes und der Pulshöhe	Stärkere Abnahme des systolischen als des diastolischen Blutdruckes: Beruhigung.
	Stärkere Zunahme des diastolischen als des systolischen Blutdruckes: Unlust, Spannung.

Aus dieser Zusammenstellung geht zunächst hervor, daß die gleiche Veränderung der Pulshöhe ganz verschiedene Ursachen haben kann. Sodann erhellt weiter daraus, daß die Gefühle der Lust und Unlust hinsichtlich der Blutdruckveränderungen nicht in dem Sinne gegensätzlicher Natur sind, wie Spannung und Lösung, Erregung und Beruhigung, sondern daß vielmehr die Veränderungen der Pulshöhe eine scheinbare Gegensätzlichkeit jener Gefühle vortäuschen.[1]

[1] Die Pulshöhe wird außer durch den Pulsdruck auch durch den Kontraktionszustand der Gefäße bestimmt. Diese letztere Beeinflussung kommt aber hauptsächlich bei den pathologischen Dauerzuständen in Betracht und ist für die Veränderungen der Pulshöhe durch kurzdauernde psychische Vorgänge weniger ausschlaggebend.

Wie wir schon in der Einleitung im Anschluß an die Besprechung der sphygmographischen Untersuchungen auseinandersetzten, handelt es sich bei den Gefühlen der Beruhigung und Lösung um die Rückkehr von einer lebhafteren psychischen Tätigkeit zum Zustand der Ruhe. Die mit dieser Rückkehr verbundenen Pulsveränderungen müßten aber nach physiologischen Gesetzen ganz ebenso auftreten, auch wenn jene Gefühle nicht vorhanden wären. Es ist deshalb nicht ohne weiteres zulässig, diese Gefühle in kausale Beziehung zu den betreffenden Veränderungen des Pulses zu bringen oder gar aus den Pulsveränderungen auf jene Gefühle zu schließen.

Ähnlich wie mit der Pulshöhe verhält es sich mit der Pulsfrequenz. Wie aus den Lehmannschen Messungen der Pulslänge hervorgeht, nimmt die Pulsfrequenz bei geistiger Arbeit dann ab, wenn die Gefäße sich kontrahieren. Diese Pulsverlangsamung ist wahrscheinlich physiologisch bedingt und auf den vermehrten Widerstand zu beziehen, welcher dem Herzen durch die Gefäßkontraktion in der Körperperipherie entgegengesetzt wird. Das Herz wird dieser erhöhten Anforderung in der Weise gerecht, daß es langsamer, dafür aber um so kräftiger schlägt. Zweitens nimmt die Pulsfrequenz dann ab, wenn der Blutdruck, d. h. die Herzarbeit im ganzen, geringer wird. Umgekehrt nimmt die Pulsfrequenz zu, erstens wenn sich die peripheren Gefäße kontrahieren, aber der Blutdruck gleichzeitig stark ansteigt, das Herz also sehr intensive Arbeit leistet (so namentlich bei heftiger Unlust), und zweitens dann, wenn der Blutdruck ansteigt ohne wesentliche Veränderung der peripheren Gefäße oder aber mit Erweiterung derselben (so bei der primären Elevation der Volumkurve).

Diese Regeln finden sich in dem oben mitgeteilten Schema Wundts unter gleichzeitiger Berücksichtigung des über die Pulshöhe Gesagten nicht durchgehends bestätigt. Am meisten fehlt die Übereinstimmung bei der Lust und bei der Spannung. Besser würde für die Pulsfrequenz das Schema von Alechsieff[1] zutreffen, welches in einigen Punkten von dem Schema Wundts abweicht. Aber auch nach Alechsieff soll der Puls bei der Lust auffallenderweise verlangsamt sein.

Ebenso wie zwischen Wundt und Alechsieff bestehen auch zwischen den Ergebnissen anderer Untersucher, welche über die Gefühlstheorie Wundts arbeiteten, manche Differenzen, die nicht durch die verschiedene Untersuchungstechnik erklärt werden können. Die von Wundt angenommenen Begleiterscheinungen der Gefühle stehen also noch keineswegs unumstritten fest. Eine eigene Beobachtung, welche dem Schema Wundts widerspricht, stellte Fig. 40 dar, wo die

[1] Die Grundformen der Gefühle. Wundts Psychol. Studien 3, 1907, S. 156.

sensorielle Unlust, wenigstens im Beginn der Volumsenkung, mit ausgesprochener Pulsverlangsamung statt mit Pulsbeschleunigung einherging. Man könnte einwenden, daß dort vielleicht mehr die Aufmerksamkeitskonzentration als die Unlust zum Ausdruck kam, zumal die Versuchsperson sich ziemlich gleichgültig dem Reiz gegenüber verhielt. Aber wie ich oben ausführte, ist wahrscheinlich überhaupt jede psychisch bedingte Gefäßkontraktion der Ausdruck einer verstärkten Aufmerksamkeitskonzentration. Die Unlust geht mit Aufmerksamkeitskonzentration einher, äußert sich aber ihrem Wesen nach in einer verstärkten Innervation des Herzens.

Die Gesetzmäßigkeit der Puls- und Atmungsveränderungen, welche Wundt seinen drei Gefühlspaaren zuschreibt, läßt also noch manches zu wünschen übrig. Entweder kann dies daran liegen, daß die körperlichen Begleiterscheinungen der psychischen Vorgänge sehr inkonstant sind, oder aber daran, daß es derartig abgrenzbare Gefühle überhaupt nicht gibt. Was den letzteren Punkt anbelangt, so wird gerade von denjenigen, welche sich mit der Gefühlstheorie Wundts näher beschäftigt haben, wie Brahn, Gent und Alechsieff, die Schwierigkeit anerkannt, welche es bereitet, die Gefühle der Erregung und Beruhigung in möglichst reiner Form auszulösen. Andere Autoren, welche sich gegen die Gefühlstheorie Wundts ausgesprochen haben, heben hervor, daß es noch mehr Gefühlsrichtungen als die von Wundt aufgezählten gibt. So könnte man auch z. B. dem Tätigkeitsgefühl, welches nach Gent allerdings die Resultante aus Spannung und Erregung darstellen soll, ein Trägheitsgefühl entgegenstellen. Vor allen Dingen aber ist meines Erachtens auch zu berücksichtigen, daß die Pathologie bisher nur eine Lust- und Unlustpsychose kennt und ferner eine Psychose, bei welcher der Affekt herabgesetzt ist, nämlich die Dementia praecox. Oder sollte etwa noch eine Spannungs- und Lösungs-, eine Erregungs- und Beruhigungspsychose entdeckt werden?

Auch wir sind deshalb der Ansicht, daß bis jetzt nur die Existenz von Lust und Unlust als echten Gefühlen, nicht nur als Bewußtseinszuständen, feststeht. Da die Aufmerksamkeitsanspannung mit einer Kontraktion der peripheren Gefäße einhergeht, so könnte man in Erwägung ziehen, ob es etwa sensible Gefäßnerven gibt, welche die Kontraktion der peripheren Gefäße perzipieren und ihre Empfindungen dem Bewußtsein als Spannungsgefühl übermitteln. Eine solche Annahme ist indessen zurzeit noch hypothetischer als die oben diskutierte Frage, ob die sensiblen Herznerven an der Erzeugung von Lust- und Unlustgefühlen beteiligt sind.

Die Erregung wird man dagegen in erster Linie als einen Zustand des Bewußtseins auffassen müssen, welcher jede intensivere psychische Tätigkeit begleitet und symptomatisch bei vielen Psychosen auftritt. Die Erregung entsteht in der Weise, daß sich ein größeres Quantum aktueller Energie im Gehirn ansammelt. In dieser Hinsicht vertraten wir die Anschauung, daß die Funktionsstörung der Vasokonstriktoren eine häufige Ursache der verlangsamten oder unvollkommenen Energieentladung des Gehirnes darstellt. Auch schon innerhalb der normalen Grenzen scheint die Funktionstüchtigkeit der Vasokonstriktoren von Einfluß auf die psychische Individualität, auf die Verschiedenheiten des Temperamentes, zu sein. Es ist vielleicht kein Zufall, daß Menschen mit ruhigem Temperament sehr oft blasse Gesichtsfarbe, solche mit lebhaftem Temperament frische Gesichtsfarbe haben.[1] Im ersteren Falle könnte man aus dem stärkeren Tonus der Gefäße, welcher die blasse Gesichtsfarbe hervorruft, schließen, daß die Vasokonstriktoren hier besser funktionieren und demgemäß eher imstande sind, die freiwerdende Energie aus dem Gehirn zu entladen, während sich im letzteren Falle die Energieentladung mehr auf andere Ausdrucksbewegungen verteilt.

Das, was man unter Erregung im allgemeinen versteht, dürfte aber andererseits niemals ausschließlich ein allgemeiner Bewußtseinszustand, verursacht durch stärkere Energieanhäufung im Gehirn, sein, sondern stets noch eine affektive Komponente im engeren Sinne mit sich vereinigen. Wenn sich nämlich aktuelle Energie im Gehirn ansammelt, dann geht die Erregung auch auf die das Herz innervierenden Bahnen über, und die intensivere Herztätigkeit löst nach dem früher Gesagten durch Vermittlung der sensiblen Herznerven Gefühlstöne und Affekte aus oder verstärkt die bereits vorhandenen.

So bestehen zwischen dem Gehirn als dem Organ des Bewußtseins einerseits und dem Herzen und Gefäßsystem andererseits sehr enge wechselseitige Beziehungen, die wir im Vorstehenden zu entschleiern versuchten. Die energetischen Beziehungen, welche zwischen dem psychischen Geschehen und seinen Ausdrucksbewegungen stattfinden, könnten die Anregung zu erkenntnistheoretisch-philosophischen Betrachtungen geben. Indessen würden wir damit den Rahmen dieser medizinisch-naturwissenschaftlichen Abhandlung überschreiten.

[1] Diese Verallgemeinerung gilt natürlich nur mit Einschränkung, weil noch andere Faktoren, so besonders die Beschaffenheit der Haut, die Hautfarbe beeinflussen.

Literaturverzeichnis.

N. Alechsieff, Die Grundformen der Gefühle. Wundts Psychol. Studien 3, 1907, S. 156.

W. Alter, Über das Verhalten des Blutdrucks bei gewissen psychopathischen Zuständen. Jahrb. f. Psychiatrie 25, 1905, S. 70.

J. R. Angell and S. Lennan, The organic effects of agreeable and disagreeable stimuli. Psychol. Rev. 3, 1896, S. 371.

F. Apelt, Blut- und Pulsdruckmessungen bei einigen internen und nervösen Leiden. 34. Wandervers. d. südwestd. Neurol. u. Irrenärzte. 1909.

Arndt, Über den melancholischen Angstanfall. Vortrag auf d. Naturforschervers. zu Leipzig 1872. Ref. Allgem. Zeitschr. f. Psychiatrie 30, 1874, S. 88.

H. Berger, Zur Lehre von der Blutzirkulation in der Schädelhöhle des Menschen, namentlich unter dem Einfluß von Medikamenten. Jena 1901.

— Körperliche Äußerungen psychischer Zustände. 2 Bde. Jena 1904 u. 1907.

— Demonstration von Gehirnvolumkurven. 11. Versamml. mitteld. Psych. u. Neurol. 1905. Ref. Neurol. Centralbl. 1905, S. 1072.

— Experimentelle Untersuchungen über die Einwirkung von Gehirnblutungen, Gehirnembolien, epileptischen Anfällen und Gehirnerschütterungen auf die Blutzirkulation im Gehirn. Monatsschr. f. Psych. u. Neurol. 31, 1912, S. 399.

W. Bethge, Der Einfluß geistiger Arbeit auf den Körper unter besonderer Berücksichtigung der Ermüdungserscheinungen. Samml. zwangl. Abh. aus d. Geb. d. Nerven- u. Geisteskr. 9, 1912, H. 3.

K. Beynar, Über die Veränderungen des Blutkreislaufs im Gehirn bei akuter Alkoholvergiftung. Obosrenije psichiatri 1899, Nr. 9. Ref. Neurol. Centralbl. 1900, S. 513.

H. Bickel, Über die auskultatorische Methode der Blutdruckmessung mit besonderer Berücksichtigung des diastolischen Druckes. Zeitschr. f. experim. Pathol. u. Therapie 5, 1909, S. 544.

— Zur Pathogenese der im Krieg auftretenden psychischen Störungen. Neurol. Centralbl. 1915, Nr. 4.

A. Binet et J. Courtier, Circulation capillaire de la main dans ses rapports avec la respiration et les actes psychiques. L'année psychol. 2, 1896, S. 87.

— — Les changements de forme du pouls capillaire aux différentes heures de la journée. L'année psychol. 3, 1897, S. 10.

— — Les effets du travail musculaire sur la circulation capillaire. L'année psychol. 3, 1897, S. 30.

— — Effets du travail intellectuel sur la circulation capillaire. L'année psychol. 3, 1897, S. 42.

— — Influence de la vie émotionelle sur le coeur, la respiration et la circulation capillaire. L'année psychol. 3, 1897, S. 65.

A. Binet et P. Sollier, Recherches sur le pouls cérébral. Arch. de physiol. 27, 1895, S. 719.

A. Binet et N. Vaschide, Influence du travail intellectuel, des émotions et du travail physique sur la pression du sang. L'année psychol. 3, 1897, S. 127.

L. P. Boggs, An experimental study of the physiological accompaniments of feeling. Psychol. Rev. 11, 1904, S. 223.

F. G. Bonser, A study of the relations between mental activity and the circulation of the blood. Psychol. Rev. 10, 1903, S. 120.

M. Brahn, Experimentelle Beiträge zur Gefühlslehre. Wundts Philos. Studien 18, 1903, S. 127.

E. Breiger, Plethysmographische Untersuchungen an Nervenkranken. Zeitschr. f. d. ges. Neurol. u. Psych. Orig. 17, 1913, S. 413.

W. Broadbent, Die Anomalien des Blutdrucks und ihre Behandlung. 66. Jahresvers. der Brit. Med. Assoc. Ref. Wiener medizin. Presse 39, 1898, S. 1358.

K. Brodmann, Plethysmographische Studien am Menschen. Untersuchungen über das Volumen des Gehirnes und Vorderarmes im Schlaf. Journ. f. Psychol. u. Neurol. 1, 1903, S. 10.

L. C. Bruce and H. de Maine Alexander, Some observations on the various physical changes occuring during the acute and subacute stages of melancholia. Journ. of Ment. Science 46, 1900, S. 725.

C. E. Brush and R. Fayerweather, Observations on the changes in blood-pressure during normal sleep. Americ. Journ. of Physiol. 5, 1901, S. 199.

O. Bumke, Über die Pupillenstörungen bei der Dementia praecox. Münch. med. Woch. 57, 1910, S. 2688.

— und Kehrer, Plethysmograph. Untersuchungen an Geisteskranken. 35. Wanderversammlung der südwestd. Neurol. und Irrenärzte. Arch. f. Psychiatrie 47, 1910, S. 945.

F. Cazzamalli, Contributo allo studio della „dementia praecox". Ricerche sfigmomanometriche e sfigmografiche. Rivist. sperim. di Freniatria 39, 1912, fasc. I.

J. Citron, Zur Pathologie der psychophysiologischen Blutverschiebung. Deutsche med. Woch. 37, 1911, S. 1781.

M. Craig, Blood-pressure in the insane. Lancet 76, 1898, I, S. 1742.

— On blood-pressure in the insane. The Brit. med Journ. 1900, II, S. 824.

A. Cramer, Über das Verhalten des Blutdrucks während der Angst der Melancholischen. Münch. med. Woch. 39, 1892, S. 83.

H. Curschmann, Über artefizielle Drucksteigerungen des Liquor cerebrospinalis als Hilfsmittel bei der Lumbalpunktion. Therapie d. Gegenwart, 1907.

— Untersuchungen über das funktionelle Verhalten der Gefäße bei trophischen und vasomotorischen Neurosen. Münch. med. Woch. 54, 1907, S. 2519.

E. B. Delabarre, L'influence de l'attention sur les mouvements respiratoires. Revue philos. 33, 1892, S. 639.

R. Mac Dougall, The physical characteristics of attention. Psychol. Rev. 3, 1896, S. 178.

G. Dumas, Recherches expérimentales sur la joie et la tristesse. Revue philos. 41 u. 42, 1896.

H. Ehret, Über Blutdruck und dessen auskultatorische Bestimmungsmethode. Münch. med. Woch. 56, 1909, S. 959.

— Bestimmung des diastolischen Blutdrucks durch Palpation der Arteria cubitalis. Münch. med. Woch. 58, 1911, S. 243.

J. Erlanger and E. G. Testerling, Respiratory waves of blood-pressure, with an investigation of a method for making continuous blood-pressure records in man. Journ. of Experim. Med. 15, 1912, S. 370. Ref. Deutsche med. Woch. 1912, S. 1995.

W. Ettinger, Auskultatorische Methode der Blutdruckbestimmung und ihr praktischer Wert. Wiener klin. Woch. 20, 1907, S. 992.

B. Fantus und R. Staehelin, Das Verhalten des Blutdrucks beim Menschen während der Erholung von Muskelarbeit, nebst Bemerkungen über den Uskoffschen Sphygmotonometer. Zeitschr. f. klin. Med. 70, 1910, S. 444.

B. Fellner, Neuerung zur Messung des systolischen und diastolischen Blutdrucks. Verhandl. d. Kongr. f. innere Med. 24, 1907, S. 404.

W. Frankfurther und A. Hirschfeld, Über den Einfluß der Arbeitsintensität auf die Größe der Blutverschiebung bei geistiger Arbeit. Arch. f. Physiol. 1909, S. 407.

— — Über den Einfluß einiger Narkotika und Anaesthetika auf die Blutzirkulation des Gehirnes. Arch. f. Physiol. 1910, S. 515.

— — Über den Einfluß der Musik auf das Plethysmogramm. Arch. f. Physiol. 1912, S. 215.

H. Full, Versuche über die automatischen Bewegungen der Arterien. Zeitschr. f. Biol. 61, 1913, S. 287.

H. di Gaspero, Hysterische Lähmungen. Berlin, J. Springer, 1912.

E. Gellhorn und H. Lewin, Veränderungen des Blutdrucks bei psychischen Vorgängen an gesunden und kranken Menschen. Arch. f. Physiol. 1913, S. 225.

W. Gent, Volumpulskurven bei Gefühlen und Affekten. Wundts Philos. Studien 18, 1903, S. 715.

D. Greenlees, Observations with the sphygmograph on asylum patients. Journ. of Mental Science 32, 1887, S. 472.

F. M. Groedel, Beobachtungen über den Einfluß der Respiration auf Blutdruck und Herzgröße. Zeitschr. f. klin. Med. 70, 1910, S. 47.

L. Hallion and Ch. Comte, Recherches sur la circulation capillaire chez l'homme à l'aide d'un nouvel appareil pléthysmographique. Arch. de physiol. 26, 1894, S. 381.

L. Haskovec, Über den Blutdruck bei einigen Nerven- und Geisteskranken. Wiener med. Woch. 55, 1905.

E. Hering, Über den Einfluß der Atmung auf den Kreislauf. Über Atembewegungen des Gefäßsystemes. Sitzungsber. d. Wiener Akad. d. Wiss. 60, 1869, 2. Abt., S. 829.

H. Herzog, Über vasomotorisch-trophische Störungen bei Dementia praecox. Dissert. Würzburg, 1911.

L. Hill, Arterial pressure in man while sleeping, resting, working, bathing. Journ. of Physiol. 22, 1898, Proceed. of the physiol. society, S. 26.

N. Hirschberg, Über die Beziehungen psychischer Zustände zum Kreislauf und zur Atmung. Plethysmographische Untersuchungen an Geisteskranken. Petersb. med. Woch. 28, 1903, S. 11.

W. Holzmann, Blutdruck bei Alkoholberauschten. Arch. f. Psychiatrie 45, 1909, S. 92.

A. H. Hübner, Untersuchungen über die Erweiterung der Pupillen auf psychische und sensible Reize. Arch. f. Psychiatrie 41, 1906, S. 1016.

M. Kelchner, Die Abhängigkeit der Atem- und Pulsveränderung vom Reiz und vom Gefühl. Arch. f. d. ges. Psychol. 5, 1905, S. 1.

Fr. Kiesow, Versuche mit Mossos Sphygmomanometer über die durch psychische Erregungen hervorgerufenen Veränderungen des Blutdrucks beim Menschen. Wundts Philos. Studien 11, 1895, S. 41.

Ph. Knoll, Über periodische Atmungs- und Blutdruckschwankungen. Sitzungsber. d. Wiener Akad. d. Wiss. 92, 1885, 3. Abt., S. 439.

— Über die Druckschwankungen in der Cerebrospinalflüssigkeit und den Wechsel in der Blutfülle des zentralen Nervensystems. Sitzungsber. d. Wiener Akad. d. Wiss. 93, 1886, 3. Abt., S. 217.

S. Kornfeld, Über den Einfluß physischer und psychischer Arbeit auf den Blutdruck. Wiener medizin. Blätter 22, 1899, Nr. 30—32.

— Über die Beziehungen von Blutkreislauf und Atmung zur geistigen Arbeit. Festschrift der k. k. techn. Hochschule in Brünn 1899. Ref. Neurol. Centralbl. 1900, S. 571.

R. v. Krafft-Ebing, Die Melancholie. Eine klinische Studie. Erlangen, 1874.

E. Küppers, Plethysmographische Untersuchungen an Dementia praecox-Kranken. Zeitschr. f. d. ges. Neurol. u. Psych. Orig. 16, 1913, S. 517.

G. Lang und S. Manswetowa, Zur Methodik der Blutdruckmessung nach v. Recklinghausen und Korotkoff. Deutsch. Arch. f. klin. Med. 94, 1908, S. 441.

A. Lehmann, Die körperlichen Äußerungen psychischer Zustände. 3 Bde. Leipzig 1899, 1901 und 1905.

H. Lewin, Beschreibung eines Apparates zur gleichzeitigen Registrierung des menschlichen Blutdrucks und des Volumens. Zentralbl. f. Physiol. 27, 1913, S. 321.

G. Lewtschenko, Über die Veränderungen der Gehirnzirkulation während des durch Morphium und Chloralhydrat hervorgebrachten Schlafes. Dissert. St. Petersburg 1899. Ref. Neurol. Centralbl. 1900, S. 116.

W. P. Lombard and W. B. Pillsbury, A new form of piston recorder and some of the changes of the volume of the finger which it records. Americ. Journ. of Physiol. 3, 1900, S. 186.

— — Secondary rhythms of the normal human heart. Americ. Journ. of Physiol. 3, 1900, S. 201.

L. Lugiato e G. B. Lavizzari, La funzione circolatoria nei dementi precoci. Ricerche sfigmomanometriche e sfigmografiche. Giorn. di psich. clinic. e tecnica manicom. 38, 1910.

G. Martius, Über die Lehre von der Beeinflussung des Pulses und der Atmung durch psychische Reize. Martius' Beiträge zur Psychol. u. Philos. 1, 1905, S. 411.

E. Masing, Über das Verhalten des Blutdrucks des jungen und des bejahrten Menschen bei Muskelarbeit. Deutsch. Arch. f. klin. Med. 74, 1902, S. 253.

S. Mayer, Über spontane Blutdruckschwankungen. Sitzungsber. der Wiener Akad. d. Wiss. 74, 1876, 3. Abt., S. 281.

P. Mentz, Die Wirkung akustischer Sinnesreize auf Puls und Atmung. Wundts Philos. Studien 11, 1895, S. 61, 371 u. 563f.

O. B. Meyer, Über rhythmische Spontankontraktionen von Arterien. Zeitschr. f. Biol. 61, 1913, S. 275.

C. Minnemann, Atmung und Puls bei aktuellen Affekten. Martius' Beiträge zur Psychol. u. Philos. 1, 1905, S. 514.

Morgenthaler, Blutdruckmessungen bei Geisteskranken. Allgem. Zeitschr. f. Psychiatrie 67, 1910, S. 1.

A. Mosso, Die Diagnostik des Pulses in bezug auf die lokalen Veränderungen desselben. Leipzig 1879.

— Über den Kreislauf des Blutes im Gehirn. Leipzig 1881.

— Die Furcht. Leipzig 1889.

— Die Temperatur des Gehirns. Leipzig 1894.

— Sphygmomanomètre pour mesurer la pression du sang chez l'homme. Arch. ital. de biologie 23, 1895, S. 177.

L. R. Müller und W. Glaser, Über die Innervation der Gefäße. Deutsche Zeitschr. f. Nervenheilk. 46, 1913, S. 325.

O. Müller und R. Siebeck, Über die Vasomotoren des Gehirnes. Zeitschr. f. experim. Pathol. u. Therapie 4, 1907, S. 57.

O. Müller und E. Veiel, Beiträge zur Kreislaufphysiologie des Menschen, besonders zur Lehre von der Blutverteilung. Volkmannsche Samml. klin. Vorträge, Innere Med., 1910, S. 641 u. 1911, S. 51.

R. Müller, Zur Kritik der Verwendbarkeit der plethysmographischen Kurve für psychologische Fragen. Zeitschr. f. Psychol. u. Physiol. d. Sinnesorg. 30, 1902, S. 340.

Noetel, Die Innervation des Herzens und ihre Beziehung zu den melancholischen Angstanfällen. Vortrag auf d. Versamml. d. psychiatr. Vereins zu Berlin am 15. Juni 1874. Ref. Allgem. Zeitschr. f. Psychiatrie 1875, S. 603.

L. Patrizi, Primi esperimenti intorno all' influenza de la musica sulla circulazione del sangue nel cervello umano. Arch. di psichiatr. 17, 1896, S. 390.

Fr. Pick, Über Beeinflussung der ausströmenden Blutmenge durch die Gefäßweite ändernde Mittel. Arch. f. experim. Pathol. u. Pharmak. 42, 1899, S. 399.

Alex. Pilcz, Über einige Ergebnisse von Blutdruckmessungen bei Geisteskranken. Wiener klin. Woch. 13, 1900, S. 276.

— Die periodischen Geistesstörungen. Jena 1901.

M. Plungian, Über die Wirkung atmosphärischer Einflüsse auf den Blutdruck. Dissert. Basel 1913. Ref. Deutsche med. Woch. 1914, S. 816.

K. Raff, Blutdruckmessungen bei Alkoholikern und funktionellen Neurosen. Deutsch. Arch. f. klin. Med. 112, 1913, S. 209.

H. v. Recklinghausen, Unblutige Blutdruckmessung. Arch. f. experim. Pathol. u. Pharmak. 55, 1906, S. 375.

Fr. Rehwoldt, Über respiratorische Affektsymptome. Wundts Psychol. Studien 7, 1912, S. 141.

Reiner und Schnitzler, Beitrag zur Kenntnis der Blutzirkulation im Gehirn. Arch. f. experim. Pathol. u. Pharmak. 38, 1897, S. 249.

M. Resnikow und S. Dawidenkow, Beiträge zur Plethysmographie des menschlichen Gehirnes. Zeitschr. f. d. ges. Neurol. u. Psych. Orig. 4, 1911, S. 129.

v. Romberg und O. Müller, Über Bedeutung und Technik der plethysmographischen Funktionsprüfung gesunder und kranker Arterien. Zeitschr. f. klin. Med. 75, 1912, S. 93.

C. S. Roy and C. S. Sherrington, On the regulation of the blood-supply of the brain. Journ. of Physiol. 11, 1890, S. 85.

H. Sahli, Über das absolute Sphygmogramm und seine klinische Bedeutung, nebst kritischen Bemerkungen über einige neuere sphygmomanometrische Arbeiten. Deutsch. Arch. f. klin. Med. 81, 1904, S. 493.

G. Saiz, Einige plethysmographische Untersuchungen bei affektiven Psychosen. Monatsschr. f. Psych. u. Neurol. 21, 1907, S. 492.

P. Schrumpf und B. Zabel, Über die auskultatorische Blutdruckmessung. Münch. medizin. Wochenschr. 56, 1909, S. 704.

J. F. Shepard, Organic changes and feeling. Americ. Journ. of Psychol. 17, 1906, S. 522.

A. Simons, Plethysmographische Untersuchungen der Gefäßreflexe bei Nervenkranken. Arch. f. Physiol. 1910, S. 559 u. Suppl.-Band 1910, S. 429.

F. Sioli, Über die A. Westphalschen Pupillenstörungen bei Katatonie und die Pupillenunruhe und sensible Reaktion bei Dementia praecox. Neurol. Centralbl. 26, 1910, S. 520.

H. C. Stevens, The plethysmographic evidence for the tridimensional theory of feeling. Americ. Journ. of Psychol. 14, 1903, S. 13.

— A plethysmographic study of attention. Americ. Journ. of Psychol. 16, 1905, S. 409.

J. Strasburger, Ein Verfahren zur Messung des diastolischen Blutdrucks und seine Bedeutung für die Klinik. Zeitschr. f. klin. Med. 54, 1904, S. 385.

— Über Blutdruck, Gefäßtonus und Herzarbeit bei Wasserbädern verschiedener Temperatur und bei kohlensäurehaltigen Solbädern. Deutsch. Arch. f. klin. Med. 82, 1905, S. 459.

H. Strauß, Über Blutdruckmessungen im Dienste der Diagnostik traumatischer Neurasthenien und Hysterien. Neurol. Centralbl. 20, 1901, S. 106.

H. Stursberg, Über das Verhalten des systolischen und diastolischen Blutdrucks nach Körperarbeit mit besonderer Berücksichtigung seiner Bedeutung für die Funktionsprüfung des Herzens. Deutsch. Arch. f. klin. Med. 90, 1907, S. 548.

— Ein Apparat zur graphischen Blutdruckbestimmung. Münch. med. Wochenschr. 56, 1909, S. 562.

— Plethysmographische Untersuchungen bei Raynaudscher Krankheit. Vortrag in d. Niederrhein. Gesellsch. f. Natur- u. Heilk. 21. Febr. 1910. Ref. Deutsch. med. Woch. 1910, S. 1511.

— Über den Einfluß von Kältereizen auf den Liquordruck und die Gehirngefäße. Arch. f. experim. Pathol. u. Pharmak. 65, 1911, S. 164.

— Untersuchungen über Art und Ursache der Gefäßreflexstörungen bei Syringomyelie. Deutsch. Arch. f. klin. Med. 101, 1911, S. 609.

Thomsen, Demonstration von Blutdruckkurven. 36. Wandervers. d. südwestd. Neurol. u. Irrenärzte 1911. Ref. Arch. f. Psych. 1912. S. 332.

L. Uskoff, Der Sphygmotonograph. Zeitschr. f. klin. Med. 66, 1908, S. 90.

R. Vogt, Plethysmographische Untersuchungen bei Geisteskranken. Centralbl. f. Nervenheilk. u. Psychiatrie 25, 1902, S. 665.

E. Weber, Über eine neue Methode zur Untersuchung der Druckschwankungen in der Bauchhöhle. Zentralbl. f. Physiol. 20, 1906, S. 329.

— Das Verhältnis von Bewegungsvorstellung zu Bewegung bei ihren körperlichen Allgemeinwirkungen. Monatsschr. f. Psych. u. Neurol. 1906.

— Einwirkung der Hirnrinde auf Blutdruck und Organvolumen. Arch. f. Physiol. 1906, S. 495.

— Neue Beobachtungen über Volumschwankungen des menschlichen Gehirnes bei bestimmten Einwirkungen. Monatsschr. f. Psych. u. Neurol. 22, 1907, S. 218.

— Die Ursachen der Blutverschiebungen im Körper bei verschiedenen psychischen Vorgängen. Arch. f. Physiol. 1907, S. 293.

— Über Gegensätze im vasomotorischen Verhalten der äußeren Teile des Kopfes und der des übrigen Körpers bei Mensch und Tier. Arch. f. Physiol. 1908, S. 189.

— Physiologische Parallelversuche an Mensch und Tier. Münch. med. Woch. 55, 1908, S. 889.

— Die Wirkung des Alkohols und einiger Analgetika auf die Hirngefäße. Arch. f. Physiol. 1909, S. 348.

— Über willkürlich verschiedene Innervation beider Körperseiten. Arch. f. Physiol. 1909, S. 359.

— Die Beeinflussung der Blutverschiebungen bei psychischen Vorgängen durch Ermüdung. Arch. f. Physiol. 1909, S. 367.

— Der Einfluß psychischer Vorgänge auf den Körper, insbesondere auf die Blutverteilung. Berlin, J. Springer, 1910.

E. Weber, Ein automatischer Regulationsmechanismus der Empfindungsstärke. Arch. f. Physiol. 1910, S. 451.

— Plethysmographische Untersuchungen bei körperlicher Arbeit. Münch. med. Woch. 1910, S. 1891.

— Versuche über die Bedeutung der Atmungsschreibung bei plethysmographischen Untersuchungen. Arch. f. Physiol. 1911, S. 401.

— Zur fortlaufenden Registrierung der Schwankungen des menschlichen Blutdrucks. Die Änderung des Blutdrucks durch Bewegungsvorstellung. Arch. f. Physiol. 1913, S. 205.

P. Weber, Blutdruckmessungen bei Kranken mit manisch-depressivem Irresein und Dementia praecox. Arch. f. Psychiatrie 47, 1910, S. 391.

A. Westphal, Über ein im katatonischen Stupor beobachtetes Pupillenphänomen sowie Bemerkungen über die Pupillenstarre bei Hysterie. Deutsch. med. Woch. 33, 1907, S. 1080.

— Weitere Beobachtungen über im katatonischen Stupor beobachtete Pupillenphänomene, nebst einem Erklärungsversuch der „katatonischen Pupillenstarre". Deutsch. med. Woch. 35, 1909, S. 1001.

Wiechowsky, Über den Einfluß der Analgetika auf die intrakranielle Blutzirkulation. Arch. f. experim. Pathol. u. Pharmak. 48, 1902, S. 376.

E. D. Wiersma, Der Einfluß von Bewußtseinsstörungen auf den Puls und auf die Atmung. Zeitschr. f. d. ges. Psych. u. Neurol. Orig. 19, 1913, S. 1.

O. B. Wolff, Beobachtungen über den Puls bei Geisteskranken. Allgem. Zeitschr. f. Psychiatrie 24—26, 1867—1869.

Th. Ziehen, Sphygmographische Untersuchungen an Geisteskranken. Jena, G. Fischer, 1887.

— Zur Lehre von der Aufmerksamkeit. Monatsschr. f. Psych. u. Neurol. 24, 1908, S. 173.

P. Zoneff und E. Meumann, Über Begleiterscheinungen psychischer Vorgänge ın Atmung und Puls. Wundts Philos. Studien 18, 1903, S. 1.

Druck von Metzger & Wittig in Leipzig.

MIX
Papier | Fördert gute Waldnutzung
FSC® C083411

Zeitfracht Medien GmbH
Ferdinand-Jühlke-Straße 7
99095 Erfurt, Deutschland
produktsicherheit@kolibri360.de